新编护理技术操作常规

主编　孙玉　米兰　时芬　王敏　冯慧　杜飞

U0345988

天津出版传媒集团

天津科学技术出版社

图书在版编目（CIP）数据

新编护理技术操作常规 / 孙玉等主编. -- 天津：
天津科学技术出版社，2023.7
ISBN 978-7-5742-1392-0

Ⅰ．①新… Ⅱ．①孙… Ⅲ．①护理－技术操作规程
Ⅳ．①R472-65

中国国家版本馆CIP数据核字(2023)第127327号

新编护理技术操作常规
XINBIAN HULI JISHU CAOZUO CHANGGUI
责任编辑：梁　旭

出　　版：　天津出版传媒集团
　　　　　　天津科学技术出版社
地　　址：天津市和平区西康路35号
邮　　编：300051
电　　话：（022）23332369（编辑部）
网　　址：www.tjkjcbs.com.cn
发　　行：新华书店经销
印　　刷：天津印艺通制版印刷股份有限公司

开本 787×1092　1/16　印张 23.25　字数 484 000
2023年7月第1版第1次印刷
定价：70.00元

编委会名单

主　编

孙　玉　枣庄市立医院

米　兰　枣庄市山亭区人民医院

时　芬　枣庄市立医院

王　敏　枣庄市妇幼保健院

冯　慧　枣庄市立医院

杜　飞　枣庄市薛城区陶庄镇中心卫生院

副主编

孙寻玥　山东中医药大学第二附属医院

高玲花　山东中医药大学第二附属医院

刘　璐　山东中医药大学第二附属医院

杨　青　山东国欣颐养集团枣庄中心医院

田　慧　山东国欣颐养集团枣庄中心医院

杨翠翠　山东国欣颐养集团枣庄中心医院

刘子玉　山东国欣颐养集团枣庄中心医院

郑艳伟　山东国欣颐养集团枣庄中心医院

目　录

第一章　急诊科疾病护理技术操作常规

第一节　急性左心衰的护理技术操作常规

一、病人取坐位，双腿下垂，减少静脉回流。

二、吸氧：湿化瓶内加 50%酒精或其他制剂，降低肺泡泡沫表面的张力，使泡沫破裂液化，以利呼吸道通畅。

三、测血压、脉搏、呼吸，做心电图，按常规进行心电监测。

四、严重气急、烦躁不安者，遵医嘱使用吗啡。

五、遵医嘱使用快速利尿剂，并观察利尿剂效果，记录 24 小时出入液量。

六、使用洋地黄者要注意观察病情及毒性反应，如厌食、恶心、呕吐、腹泻和各种心律失常等，如有上述反应，立即报告医生，立即停药或减量。

七、心理护理：以高质量的护理取得病人的信任，做好病人和家属的安慰和解释工作，给病人以心理支持，以利于早日康复。

八、健康教育：向病人及其家属讲解疾病的相关知识、治疗护理要点及相关注意事项及自我保健常识。

第二节　呼吸衰竭护理技术操作常规

一、严密观察病情变化，注意神志、呼吸、心率、血压的变化。按常规进行心电监测。

二、持续低流量吸氧，吸氧浓度 1~2 升/分钟，可减轻对呼吸的抑制，有效地改善缺氧状况。

三、保持呼吸道通畅：使头偏向一侧，协助病人翻身拍背，促进痰液排出，并备好吸痰器。

四、慎用镇静剂，如病情需要则应密切观察呼吸的深度、频率、节律、次数，发现异常及时报告。

五、人工呼吸机的使用。

六、做好重病护理记录。

七、心理护理与健康教育：注意与病人及其家属的沟通，及时解释和说明病情，缓解病人及其家属的紧张和焦虑情绪，使其以愉快的心态配合治疗和护理。向病人及其家属讲解疾病的相关知识、治疗护理要点及相关注意事项等。

第三节　休克护理技术操作常规

一、取仰卧中凹位，心源性休克者酌情半卧位。

二、注意保暖。

三、给予氧气吸入，保持呼吸道通畅。

四、严密观察神志、瞳孔、体温、脉搏、呼吸、血压的变化，做好重病护理记录，按常规进行心电监测。

五、开放静脉通道1~2条，必要时可采用中心静脉置管输液。并遵医嘱给药。

六、严密观察病情变化，准确记录24小时出入液量，严重休克者应留置尿管。

七、心理护理与健康教育：注意与病人及其家属的沟通，及时解释和说明病情，缓解病人及其家属的紧张和焦虑情绪，使基以愉快的心态配合治疗和护理。向病人及其家属说明疾病相关知识、治疗护理要点及相关注意事项等。

第四节　急性有机磷中毒护理技术操作常规

一、病人安置：迅速安置病人于抢救室内，脱去污染衣物，注意保暖，污染的皮肤用肥皂水彻底清洗，眼部污染用2%碳酸氢钠溶液冲洗，防止毒物持续吸收，同时立即通知医生。

二、呼吸管理：病人头偏向一侧，及时清除和吸引呼吸道的分泌物和呕吐物，以保持呼吸道通畅。给予氧气吸入。若呼吸困难、微弱或停止，应立即行气管插管。

三、立即洗胃：洗胃要求及时洗、反复洗、彻底洗，可用生理盐水、温开水或2%~4%碳酸氢钠溶液（温度25~38℃为宜）每次300~500ml，反复清洗。若敌百虫中毒禁用碳酸氢钠溶液洗胃，以免变成毒性更强的敌敌畏。洗胃的时间和灌洗的量不受限制，直至清亮无味为止。

四、立即开放静脉通道，遵医嘱迅速使用阿托品（或长托宁）和解磷啶，应与洗胃同时进行。

五、密切观察呼吸、脉搏、瞳孔的变化，要警惕阿托品过量引起阿托品中毒。症状如：面色潮红，脉率超过120次/分钟，瞳孔散大，皮肤干燥，烦躁不安。一旦出现上述情况立即报告医生。体温升高时，应行降温处理。

六、心理护理与健康教育：注意与病人及其家属的沟通，及时解释和说明病情，缓解病人及其家属的紧张和焦虑情绪，使其以愉快的心态配合治疗和护理。向病人及其家属讲解疾病的相关知识、治疗护理要点及相关注意事项等。

第五节　一氧化碳中毒护理技术操作常规

一、迅速将病人搬离中毒环境，移至空气流通处，松开衣带领口，注意保暖。

二、高流量氧气吸入，保持呼吸道通畅。清除口、鼻、咽部分泌物，若出现呼吸抑制及时行气管插管。

三、严密观察病情变化，特别是瞳孔、呼吸、血压及脉搏的变化，发现问题及时通知医生进行处理。

四、及时送高压氧舱进行治疗。

五、做好健康教育。本病预防最重要，应反复进行宣传教育。

六、心理护理与健康教育：注意与病人及其家属的沟通，及时解释和说明病情，缓解病人及其家属的紧张和焦虑情绪，使其以愉快的心态配合治疗和护理。向病人及其家属讲解疾病的相关知识、治疗护理要点及相关注意事项等。

第六节　急性心梗护理技术操作常规

一、绝对卧床休息，保持安静，立即高流量吸氧。

二、测血压、脉搏，建立静脉通道，并做好重病护理记录。

三、做心电图检查，按常规进行心电监护。

四、止痛：遵医嘱给予杜冷丁，并做好必要的生化检查。

五、密切观察病人的心律变化，如发现室性期前收缩、窦性心动过缓、房室传导阻滞等心律失常，立即通知医生，并备好可达龙、阿托品等药物。

六、保持大便通畅，必要时服腹泻剂。

七、心理护理与健康教育：注意与病人及其家属的沟通，及时解释和说明病情，缓解病人及其家属的紧张和焦虑情绪，使其以愉快的心态配合治疗和护理。向病人及其家属讲解疾病相关知识、治疗护理要点及相关注意事项等。

第七节　脑出血护理技术操作常规

一、保持呼吸道通畅：使病人头偏向一侧，及时吸引呼吸道分泌物及呕吐物，困难者给予氧气吸入，必要时行气管切开。

二、密切观察并记录病人的神志、瞳孔、体温、脉搏、呼吸、血压的变化，以及排泄物、呕吐物的颜色，次数及量，及时发现颅高压、脑水肿并及时与医生联系。

三、注意皮肤的清洁，定时翻身、按摩，防止压疮发生。

四、加强口腔护理，预防口腔并发症。

五、昏迷病人应行鼻饲，以维持机体所需要的热量与营养，增加抵抗力。

六、心理护理与健康教育：注意与病人及其家属的沟通，及时解释和说明病情，缓解病人及其家属的紧张和焦虑情绪，使其以愉快的心态配合治疗和护理。向病人及其家属讲解疾病的相关知识、治疗护理要点及相关注意事项等。

第八节　镇静安眠药中毒的护理技术操作常规

一、洗胃：根据病情给予口服洗胃或插胃管洗胃。

二、病情观察：定时测量生命体征，观察意识状态、瞳孔大小、对光反射、角膜反射，若瞳孔散大、血压下降、呼吸变浅或不规则，应及时报告医生，及时处理。

三、保持呼吸道通畅，头偏向一侧，吸净呼吸道分泌物。必要时行气管插管或气管切开。

四、氧气吸入。

五、心理护理，不宜让病人单独留在病房，防止再度自杀。

六、心理护理与健康教育：注意与病人及其家属的沟通，及时解释和说明病情，缓解病人及其家属的紧张和焦虑情绪，使其以愉快的心态配合治疗和护理。向病人及其家属讲解疾病的相关知识、治疗护理要点及相关注意事项等。

第九节　危重病人护理技术操作常规

一、根据病人病情取相应的体位。

二、头偏向一侧，保持呼吸道通畅。给予氧气吸入。

三、建立留置针静脉通道 (1~2 条)，并保持输液通畅。

四、立即通知相关专业的医生进行诊疗。

五、严格遵守"三查七对"制度，准确执行各项医嘱。

六、常规导尿，并保持尿管通畅。

七、加强巡视，密切观察生命体征及病情变化，发现异常，及时报告，及时处理。

八、建立危重病人护理记录单，及时、准确、规范地做好各项护理记录。

九、加强基础护理，预防并发症的发生。

十、心理护理与健康教育：注意与病人及其家属的沟通，及时解释和说明病情，缓解病人及其家属的紧张和焦虑情绪，使其以愉快的心态配合治疗和护理。向病人及其家属讲解疾病的相关知识、治疗护理要点及相关注意事项等。

第十节　心脏、呼吸骤停护理技术操作常规

一、根据病人突然发生意识丧失及大动脉搏动消失，或根据心电图示波器上显示出心脏骤停的心律表现，确定病人发生了心脏骤停后，应立即呼唤其他医务人员，同时即刻开放气道，实施人工呼吸和心脏按压。

二、迅速建立静脉通道，至少开放两条静脉，遵医嘱给予复苏药物。

三、立即气管插管，呼吸机辅助呼吸。

四、使用"心肺复苏机"行胸外心脏按压。

五、执行口头医嘱应复述一遍，查对无误后方可应用。药物随用随记。

六、按常规进行心电监测，并随时记录病人的意识状态、心率、心律、血压、呼吸、脉搏、出入液量、血气分析结果等。

七、头置冰帽或冰袋，以保护脑组织。

八、向病人家属交代病情，讲解抢救措施实施的目的并听取他们的意见。

九、如病人意识恢复，要给予情感支持和心理护理，避免因焦虑、恐惧而加重病情。

（王敏）

第二章 重症监护病房 (ICU)、操作常规 (CCU) 护理技术

重症监护病房 (Icu) 是一个集具有抢救危重病人经验的专业人员和现代化的监测与治疗为一体的单元。应用现代化的仪器设备监护病人，加强对危重病人的集中治疗及护理，从而减少死亡率，提高治愈率。

ICU 因收治对象和脏器监护特点不同，分为：综合 ICU (是全院性 ICU，即 GICU)；专科 ICU，如冠心病监护病房 (CCU)、心脏外科监护病房 (CSICU)、神经外科监护病房 (NSICU)、新生儿监护病房 (NICU)、儿科监护病房 (PICU)、呼吸内科监护病房 (RICU)、肾脏科监护病房 (KICU)、烧伤科及器官移植监护室等；部分综合 ICU 介于专科 ICU 与综合 ICU 之间，其病人来自多个邻近学科，如外科 ICU (SICU)、急诊科 ICU (EICU)、麻醉后恢复室 (PACU) 及内科系统 ICU 等。

一、 监护室设备

1.一般设备：有条件的医院床头设有各种常用气体的管道装置，如氧气、负压吸引装置、压缩空气、麻醉气体等。床头墙面设有多插头电源板、悬空输液架、血压表、听诊器、冰帽、电源照明设备、心脏按压板、简易呼吸囊、抢救车及开口器、拉舌钳等急救物品。

2.特殊设备：心电监护系统 (分中心监护仪和床边监护仪两部分，可监测心电、心律、心率、血压、呼吸、体温、呼气末二氧化碳分压等)，呼吸机 (有创和无创)、麻醉机、心电图机、微量泵、输液泵、空肠营养泵、降温仪、振肺排痰机、床边血滤机、床边 X 光机等。有条件的可配备血气分析仪，血、尿常规分析仪、电子计算机、B 型超声波、动脉内气囊反搏器等。

3.抢救设备：包括起搏器、除颤仪以及各种抢救器械包，如静脉切开包、床旁开胸包、深静脉穿刺包、气管切开包、漂浮导管检查装置、双气囊三腔管等。

4.抢救药物 (表 2-1)。

二、 收治病人范围

(1) 心肌梗死、持续性或不稳定性心绞痛、Ⅲ°房室传导阻滞、严重心律失常者。

(2) 各种类型休克、循环衰竭、弥散性血管内凝血 (DIC) 者。

(3) 呼吸功能衰竭，成人呼吸窘迫综合征 (ARDS)、急性肺水肿、肺梗死、慢性阻塞性肺疾患 (COPD)、重症肌无力者。

(4) 肝、肾功能衰竭、消化道大出血者。

(5) 严重创伤、重大手术治疗者。

表 2-1　抢救药物

类别	药名
心脏类	异丙肾上腺素、盐酸肾上腺素、阿托品、西地兰、利多卡因、异搏定、可达龙、心律平等
升压类	肾上腺素、阿拉明、多巴胺等
镇静止痛剂	异丙嗪、杜冷丁、安定、吗啡、苯巴比妥钠、咪唑安定、异丙酚等
利尿脱水类	甘露醇、速尿等
呼吸兴奋类	洛贝林、尼可刹米、回苏灵、利他灵等
激素类	地塞米松、氢化可的松等
碱性类	乳酸钠、碳酸氢钠、三羟甲基甲烷(THAM)等
血管扩张类	硝普钠、酚妥拉明、罂粟碱、潘生丁等
止血类	止血敏、抗血纤溶芳酸、安络血、维生素 K、脑垂体后叶素等
抗凝血类	肝素、尿激酶等
钙剂类	氯化钙、10%葡萄糖酸钙等
气管解痉类	氨茶碱、麻黄素等

(6) 急性严重中毒者。

(7) 严重代谢障碍者。

(8) 严重复合感染者。

(9) 器官移植术后者。

(10) 心、肺、脑进一步复苏者，即 CPCR 者。

三、 ICU 病室管理

1.住院时间：住入 Icu 的病人，平均住院时间为 3~5 天，病情复杂者 2 周以上。

2.陪伴：ICU 原则上取消陪伴。如因病情需要与家属商谈，应很快与家属取得联系，可让家属留下电话、地址或在病室外等候。探视时间为每天下午，每次 10 分钟~30 分钟为宜。

3.床位数与人员编制：国内 ICU 护士与病床数之比为 2.5:1~3:1；床位数设置：综合性大医院 ICU 床位应占总床位数的 10%~20%，一般医院 ICU 床位占全院床位总数的 3%~5 %。

4.对 ICu 病室护理人员的要求：ICU 收治的多为跨专科病人，以多系统功能损害最为多见。因此，要求护理人员做到：

(1) 对病人要有高度的责任心，勤于钻研，操作敏捷，工作耐心、细致，善于发现问题。

(2) 具有多学科医疗护理基本知识。

(3) 熟练掌握各种复杂仪器的使用。

(4) 具有临床监护参数的分析能力。

(5) 具有较好的心理素质和身体素质。

(6) 处理问题沉着、果断、迅速。

(7) 具有团队协作精神，能主动协调各种关系。

（8）有一定的心理学知识，善于人际交流和沟通。

四、ICU 监护内容

1.循环系统的监测：

（1）意识状态：如发现病人意识模糊，多提示脑部供血不良；如突然意识丧失，多提示心源性脑缺血综合征。

（2）皮肤色泽的观察：如发现外周皮肤出现花色斑纹，多提示微循环灌注不足。

（3）体温：多分为中心体温（由直肠或口腔测得）和末梢体温（由四肢末梢测得）。

正常情况下，中心与末梢温差小于 3℃，如两者温差大于 4℃，多提示微循环灌注不足。一般每 4 小时监测 1 次，必要时每半小时监测 1 次（如低温麻醉和体外循环下手术的病人）。

（4）尿量：在无肾功能损害的情况下，如每小时尿量小于：30ml，多提示循环血容量不足。

（5）心电监护：多采用连续示波方式，常选择 II 导联进行监护。严密观察室性心律失常，如频发室性早搏、多源性室性早搏、RonT 现象、严重的传导阻滞等，一旦出现，须立即作紧急处理，并迅速通知医师。

（6）血压：是由血流和全身血管阻力共同维持的。一旦血压下降，必须注意心输出量和全身微循环状况两方面因素，综合分析，配合医师正确处理。

（7）中心静脉压（CVP）：正常值为：$5cmH_2O \sim 12cmH_2O$，如 CVP 小于 $5cmH_2O$，多示血容量不足，多见于机械通气、胸腔负压下降、回心量降低；如 CVP 大于 $12cmH_2O$，见于血容量增加，示右心功能不全。

（8）肺毛细血管嵌入压（PCWP）：正常值为：8mmHg~12mmHg。

2.呼吸系统的监测：

（1）呼吸的频率。

（2）呼吸节律及深浅幅度，两肺呼吸音是否清晰，有无啰音。

（3）面色：缺氧时发绀、CO_2 潴留时面色潮红。同时观察有无鼻翼扇动，呼吸三凹征等。

（4）血气分析：根据测定 pH、PaO_2、$PaCO_2$、BE 等血气分析指标，随时调节吸氧浓度。

（5）机械辅助呼吸时，密切观察呼吸机的功能情况，如压力、潮气量、呼吸比值是否与病人的呼吸协调，结合血气分析随时加以调整，并加强呼吸道的护理。

3.肾功能与水、电解质监测：

（1）记录 24 小时出入量（观察每小时尿量），必要时测尿比重。

（2）监测血肌酐、尿素氮、血浆渗透压、尿渗透压。

（3）测定血钾、血钠、血氯、血钙、血镁等电解质，并严密观察高钾、低钾、高钠、低钠、低钙的临床表现。

五、 CCU 病室管理

1.收治病人范围：

(1) 确诊的或疑有急性心肌梗死者。

(2) 各种病因引起的严重心律失常，需要进行监护以明确诊断及治疗者。

(3) 不稳定型心绞痛者。

(4) 不论已确诊或怀疑心肌梗死并发显著的心律失常或持续性、复发性胸痛者。

(5) 心血管急症者，例如：急性肺水肿或夹层动脉瘤。

(6) 抗心律失常药物的疗效观察者。

(7) 冠心病监护室住院医生认为在此可以得到适当治疗的其他病例。

(8) 行 PTCA 术后患者。

2.住院时间：住入 CCU 的病人，平均住院时间为 3~5 天，病情复杂者 2 周以上。

3.陪伴：CCU 原则上取消陪伴，如因病情需要与家属商谈.应很快与家属取得联系，可让家属留下电话、地址或在病室外等候。探视时间为每天下午 4：00~6：0。

4.床位数与人员编制：CCU 护士与病床数之比为 2:1~3:1；床位数一般按医院总床位数的 1%~2%来设置，波动范围在 4~5 张之间较为适宜。

5.对 CCU 病室护理人员的要求：

(1) 应在有 2~3 年的心血管科临床工作经历的护士中选拔，并经 CCU 专门培训 3 个月~6 个月，确认已能胜任此项工作方可独立上班。

(2) 对病人有高度的责任心，勤于钻研，操作敏捷，工作耐心、细致，善于发现问题。

(3) 自觉遵守各项规章制度，任何情况下均能坚守工作岗位。

(4) 应具备一定的自学能力，不断充实专业理论知识和有关的基础知识。

(5) 爱护 CCU 内的一切医疗护理设备。

(6) 熟练掌握各种复杂仪器的使用。

(7) 具有临床监护参数的分析能力。

(8) 具有多学科护理基本知识。

(9) 具有较好的心理和身体素质。

六、CCU 监护内容

循环系统的监护：

(1) 意识状态：如发现病人意识模糊，多提示脑部供血不良；如突然意识丧失，多提示心源性脑缺血综合征。

(2) 皮肤色泽的观察：如发现外周皮肤出现花色斑纹，多提示微循环灌注不足。

(3) 体温：分为中心体温（由直肠或口腔测得）和末梢体温（由四肢末梢测得）。

正常情况下，中心与末梢温差小于 3℃，如两者温差大于 4℃.多提示微循环灌注不足。一般每 4 小时监测 1 次，必要时每半小时测 1 次。

（4）尿量：在无肾功能损害的情况下，如每小时尿量小于 30mL，多提示循环血容量不足。

（5）心电监护：多采用连续示波方式，常选择Ⅱ导联进行监护。严密观察室性心律失常，如频发室早搏、多源性室早搏、RonT 现象、严重的传导阻滞等，一旦出现，须立即作紧急处理，并迅速通知医师。

（6）血压：是由血流和全身血管阻力共同维持的。一旦血压下降，必须注意心输出量和全身微循环状况两方面因素，综合分析，配合医师正确处理。

（7）中心静脉压（CVP）：正常值为：$5cmH_2O$~$12cmH_2O$ 如 CVP 小于 $5cmH_2O$，多提示血容量不足，多见于机械通气、胸腔负压下降、回心血量降低。如 CVP 大于 $12cmH_2O$，见于血容量增加，示右心功能不全。

（8）肺毛细血管嵌入压（PCWP）：正常值为：8mmHg~12mmHg。

七、 机械通气应用监护

1.目的：

（1）维护适当的通气量，使肺泡通气量满足机体需要。

（2）改善气体交换功能，维护有效的气体交换。

（3）减少呼吸肌做功。

（4）纠正低氧血症或高碳酸血症。

2.常用方式：

（1）控制通气（CMV）适用于麻醉及自主呼吸消失的患者。

（2）辅助通气（AMV）有一定自主呼吸的条件下应用。

（3）同步间隙指令通气（SIMV）适用于有部分自主呼吸病人或脱机前应用。

（4）辅助/控制通气（A/CMV）是以辅助为主，控制为辅的通气模式，A/CMV是目前临床上最常用的通气支持方式之一。

（5）呼气末正压（PEEP）适用于急性呼吸窘迫综合征（ARDS）、新生儿透明膜病、左心衰竭和肺水肿、阻塞性睡眠呼吸障碍综合征及用一般通气模式不能纠正的低氧血症和肺不张患者。

（6）持续气道正压（CPAP）在患者自主呼吸状态下，适用于阻塞性睡眠呼吸障碍综合征、轻症或恢复期 ARDS，脱离呼吸机前使用。

（7）压力支持通气（PSV）适用于有主动呼吸能力的患者，主要用于撤机过程中。

（8）压力控制呼吸（PCV）适用于小儿、肺水肿、ARDS 患者，可以减轻对呼吸系统影响，减少气压伤的发生。

3.呼吸机基本参数调节：

（1）呼吸频率：成人为 10 次/分~20 次/分，儿童高于成人。

（2）潮气量：成人一般为 7ml/kg~15ml/kg。

（3）吸/呼比值（I/E）：一般为 1:1.5~1:2.0，预设 I/E 应综合考虑通气对患者血流动力学和自主呼吸的影响。

（4）吸入氧浓度（FiO_2）：正常为 40%~60%，60%以上适宜短时间应用。

4.护理：

（1）向清醒患者做好解释，使其配合，对烦躁患者应约束四肢，必要时应用镇静剂，防止导管脱出。

（2）妥善固定气管插管或套管，严防脱出、移位，一旦出现应立即重建人工气道，并同时给面罩加压给氧，保证供氧。

（3）接呼吸机后应立即观察呼吸机的通气情况：

①胸廓起伏是否对称。

②双肺呼吸音是否清晰、对称。

③观察指（趾）甲、末梢是否转红润。

④血氧饱和度是否逐渐上升。

（4）保持呼吸道通畅，及时清除呼吸道分泌物，肺部听诊有痰鸣，音时应及时吸痰，吸痰前给予纯氧1分钟~3分钟，翻身叩背，对痰液黏稠者，气道内注入5ml~10ml生理盐水，以冲洗气道。吸痰过程中严密观察有无心律失常、严重缺氧等情况，协助医生处理。

（5）注意气源、电源有无异常情况，如气源、电源突然中断，应立即将呼吸机管道与患者分离。用呼吸囊控制呼吸，以免窒息。

（6）根据不同的呼吸模式选择合适的参数值，动脉血气结果是监测呼吸机疗效的重要指标。

（7）严格无菌操作，防止感染，呼吸机管道定时更换，使用完毕彻底消毒后备用或应用一次性呼吸机管道。

（8）呼吸机管道内冷凝水需及时倾倒处理。

（9）观察有无并发症发生，如通气过度、通气不足、循环功能障碍、气道损伤、呼吸道感染、呼吸机相关性肺炎等。

（10）脱机训练应安排在白天人多时，由专人负责，脱机后30分钟应做动脉血气分析。呼吸机依赖者白天间断脱机，夜间进行机械通气，保证患者休息。逐渐延长脱机时间，直至完全脱机。

（11）撤机指标：

①一般情况稳定，神志恢复，原发病已达到有效控制。

②呼吸次数小于35次/分，自主呼吸潮气量大于等于400ml。

③血气分析 PaO_2 大于60mmHg， $PaCO_2$ 小于50mmHg，pH值基本正常。

④肺功能：肺活量达10ml/kg~15ml/kg以上，最大吸气压大于 $20cmH_2O$ 。

八、循环系统监护

1.直接动脉压监测：

（1）严防动脉内血栓形成：

①以肝素液或无菌生理盐水持续冲洗测压管道。

②管道内如有血块堵时应予以回抽，切勿将血块推入，以防动脉栓塞发生。

③动脉内置管时间不宜过久，患者循环功能稳定后即可拔除。

④防止管道漏液，各接头应连接紧密，压力袋内肝素液及时更换，三通管道保持通畅。

（2）保持测压管道通畅：

①妥善固定导管针、延长管，防止受压、扭曲。

②使用中的三通管开关保持在正确的方向。

（3）严格执行无菌技术操作：

①穿刺部位更换敷料 1~3 天 1 次，并用无菌透明膜覆盖，防止污染。

②从测压管内抽血化验时，导管接头处应严密消毒。

（4）防止气栓发生：在调试零点、取血等操作过程中防止气体进入动脉内造成栓塞。

（5）防止穿刺针及测压管脱落，应妥善固定。当患者躁动时，适当约束，应防止自行滑脱。

（6）并发症监护：

①远端肢体缺血：密切观察指、趾端的皮肤颜色及温度，如苍白、发凉及疼痛等异常，应立即予以拔除，固定置管肢体时勿包扎过紧。

②局部出血、血肿：拔管后应压迫止血，穿刺置管者压迫止血时间在 5 分钟以上，切开置管者压迫止血时间在 10 分钟以上，并用宽胶布加压覆盖，必要时局部用绷带加压包扎。

③感染：监测体温每 4 小时测 1 次，每日查血象，患者出现寒战、高热，及时寻找感染源，必要时取创面物培养或血培养明确诊断，置管时间一般不超过 7 日。

2.中心静脉压监测（CVP）

（1）测压管道通畅，防止回血堵塞或管道扭曲、受压等。

（2）CVP 测量的间隔时间视病情而定，直至平稳。

（3）改变体位后，测压前应重新调试零点，与右心房同一水平线，使测量参数准确。

（4）测压时应先排尽测压管中的气泡，防止空气进入造成气栓，影响 CVP 值的准确。

（5）每次测压后应及时将三通转向生理盐水转入通路，作持续点滴。应用监护仪连续测定 cVP 时，应采用持续冲洗装置以保持测压管道的通畅。

（6）一般不宜在测压的静脉通路输液及应用血管活性药物及其他急救药物或含钾溶液。防止测压时中断药物的输入或测压后药物快速输入体内，引起血压或心律变化，甚至危及生命。

（7）CVP 测量时应在患者平静状态下进行，测量时暂停 PEEP 的应用。

（8）观察测压管的液面波动，以判断管道是否通畅。

（9）严格无菌技术操作，穿刺部位更换无菌敷料 3 天 1 次，并每日更换测压管道。

九、急性呼吸窘迫综合征监护

急性呼吸窘迫综合征（ARDS）是指在急性因素的作用下，以呼吸窘迫、不易纠正的顽固性低氧血症为主要特征的急性呼吸衰竭。主要是由于严重感染（包括肺部感染）、败血症、休克、外伤、肺栓塞、急性胰腺炎、肺挫伤、DIC、中毒、器官移植等引起弥漫性肺损伤，肺泡萎缩、肺不张、毛细血管渗出增多导致肺水肿。

临床分为初期、进展期和末期。初期表现为呼吸加快，有窘迫感。进展期表现为明显呼吸困难、发绀、呼吸道分泌物增多、肺部听诊出现哕音、意识障碍、体温增高，末期表现为深昏迷、心律失常、心率变慢乃至停止。

1.呼吸功能的监测：

（1）动脉血氧分压（PaO_2）：$PaCO_2$）。是评价呼吸功能的基本指标。当吸入空气时 PaO_2 低于 60mmHg 则为呼吸衰竭，需及时采取处理措施。

（2）肺泡一动脉血氧分压差 [P（A—a）O_2]：P（A—a）O_2 值增大时.则提示与通气/血流比值失调、弥漫性功能障碍或肺内分流增大有关。

2.临床监护：

（1）生命体征监测：

①呼吸：A.呼吸频率大于 28 次/分时，常为病情加重的信号。B.呼吸节律和呼吸形态。C.呼吸肌疲劳，表现为呼吸浅速，三凹征出现，或胸腹式交替呼吸。D.膈肌衰竭，出现反常呼吸。E.中枢性呼吸抑制，表现为呼吸浅、慢、不规则或呼吸停顿。

②心率和心律：A.心率增快，常见于低氧血症、高碳酸血症。

B.心率减慢，见于低氧血症，当 PaO_2 小于等于 25mmHg 时，可发生房室传导阻滞或猝死。

③血压：A.血压升高，见于急性二氧化碳潴留。当 $PaCO_2$ 上升 l0mmHg，血压上升、脉压差增大。B.血压下降，见于严重的低氧血症。

④意识状态：急性缺氧可致患者兴奋、烦躁、头痛、意识障碍；急性 CO_2 潴留患者可表现为头痛、嗜睡甚至昏迷。

（2）皮肤黏膜色泽：ARDS 患者由于缺氧，表现皮肤苍白，口唇及指（趾）甲发绀，而 CO_2 潴留时，患者可表现为皮肤潮红、多汗、结膜充血等。

（3）使用机械通气按机械通气护理常规。

（4）气管切开者按气管切开护理常规。

（5）准确记录出入量。

十、急性呼吸衰竭监护

急性呼吸衰竭是指由肺的通气和/或换气功能障碍，导致缺氧伴或不伴二氧化碳潴留，而产生一系列生理功能紊乱及代谢障碍的临床综合征。主要是由于慢性支气管炎、肺部疾病急性发作、急性肺部感染、神经系统疾病、肌肉骨骼疾病、呼吸机机械障碍等原因而引起的。

临床表现为呼吸衰竭的基础疾病表现、低氧血症、高碳酸血症、并发症等。

1.保持气道通畅：

（1）意识不清、舌后坠者托起下颌角，尽快清除气道分泌物，以减轻气道梗阻症状。

（2）尽快清除气道深部分泌物，采用吸痰管经鼻腔插入至出现咳嗽反射时将痰吸出。

（3）分泌物黏稠、术后肺不张者，必要时在吸氧下行纤维支气管镜吸痰，并用少量液体冲洗。

（4）气道阻塞及缺氧仍无改善，应尽快建立人工气道，行经口气管插管、经鼻气管插管或气管切开术。

（5）气道内充分湿化。

（6）气管痉挛者可遵医嘱给予氨茶碱、舒喘灵等解痉药物。

2.氧疗的监护：

（1）低浓度氧疗适用于慢性呼吸衰竭急性发作患者，给氧浓度 25%~35%，使氧分压维持在 55~75mmHg，采用单、双侧鼻导管，鼻塞或面罩吸氧。如缺氧仍未改善可行机械呼吸。

（2）高浓度氧疗适用于无 CO_2 潴留的严重通气/血流比例失调者。长时间吸氧时，吸氧浓度不超过 60%。

（3）观察氧疗效果，注意神志、呼吸频率、节律、皮肤黏膜颜色、血氧饱和度和血气分析等。

3.机械通气监护：按机械通气护理常规。

4.病情观察：

（1）观察呼吸频率、节律、幅度的变化。

（2）注意神志、血压、心率、血氧饱和度的变化，如出现烦躁、兴奋、谵妄、心率加快、血压升高、血氧饱和度下降，及时协助处理。

（3）及时抽取血气分析，以了解呼吸衰竭的类型、程度、酸碱平衡失调的情况。

（4）注意水、电解质的监测，随时观察心电图变化，及时留取血标本检查电解质情况，防止高血钾、高血钠、高血氯及脱水引起容量不足的情况发生。

5.营养支持：给予静脉补充营养及鼻饲流质，能进食者给予流质和半流质，每次进食量不超过 200ml。

十一、急性心力衰竭监护

急性心力衰竭是指心肌遭受急性损害或心脏的负荷突然增加，使心排血量在短期内急剧下降，甚至丧失排血功能导致组织器官灌注不足和急性淤血的综合征，主要是由于急性广泛性心肌梗死、高血压危象、严重的心律失常、输血、输液速度过快等原因引起。以急性左心衰竭最为常见。

临床以阵发性呼吸困难、端坐呼吸、肺水肿等为主要特征。

1.无创监护：

（1）持续心电监护（ECG），观察心率、心律变化。

（2）末梢氧饱和度监测（SpO_2）

2.有创监护：中心静脉压监测（CVP），正常值为 $5cmH_2O$~$12cmH_2O$，当 CVP 高于 $12cmH_2O$，提示为右心衰竭或全心衰竭。

3.一般护理：

（1）急性发作时绝对卧床休息，取端坐位，双下肢下垂，以减少回心血量。

（2）给予维生素含量较多的蔬菜和水量，严格限制钠盐摄入。

（3）给予高流量吸氧 6L/分~8L/分，湿化瓶内盛 30%~50%酒精。

4.病情观察：

（1）观察患者心率、心律、血压、氧饱和度变化。

（2）注意呼吸频率、节律，如突然出现端坐呼吸、咳粉红色泡沫痰、呼吸窘迫则提示为急性肺水肿，及时协助处理。

5.药物护理：

（1）遵医嘱给予吗啡 3mg~5mg 稀释后缓慢静脉注入。

（2）应用强心甙时观察药物的疗效及副作用。

（3）应用利尿剂时准确记录 24 小时出入量，并观察尿量、颜色及性质，测量尿比重，防止低血钾。

（4）应用血管扩张剂时应从小剂量开始逐渐加大剂量，并观察心率、心律、血压等变化，防止血压骤降。

十二、急性肝功能衰竭监护

急性肝功能衰竭是指多种原因导致肝功能急性衰竭的综合征，可在急性、慢性肝炎.中毒，其他系统器官功能衰竭等过程中发生，预后凶险。病死率高。主要是由于严重的病毒感染、毒素作用、药物中毒、代谢异常、肝胆手术后等引起。

临床以肝性脑病，黄疸，出血，肝臭等为主要特征。

1.临床监测：

（1）绝对卧床休息，对神志不清、躁动者应用床栏保护，专人护理。

（2）密切观察患者生命体征、神志变化，注意有无肝性脑病前驱症状，及时协助医生处理。

（3）保持胃肠减压通畅、有效，观察引流液的量、颜色及性质。

（4）保持静脉输液通畅，防止穿刺部位出血。

（5）准确记录出入量。

2.支持疗法：

（1）给予营养丰富、清淡、可口的饮食，如进食少或不能进食者，静脉补充营养，注意维持电解质和酸碱平衡。

（2）根据病情给予输新鲜血，以补充多种凝血因子和血小板，防止出血；输注白蛋白、血浆以提高血浆胶体渗透压。

3.并发症护理：

（1）肝性脑病：

①通便、导泻，以清除肠腔内毒物，减少细菌和氨的产生。

②遵医嘱应用抑制肠道细菌的药物，如新霉素、甲硝唑等。

③选用降氨药物谷氨酸钠，根据血钠浓度和 pH 值调整药物用量。

④应用支链氨基酸，以纠正与芳香族氨基酸的比例失调。

（2）脑水肿、脑疝：

①床头抬高 15°~30°。

②脱水治疗，首选 20%甘露醇。

③限制水的摄入量，每日输入量不超过 1 500mL。

（3）预防感染：

①遵医嘱应用有效抗生素，并注意观察药物作用及副作用。

②严格执行无菌操作。

（4）出血监护：

①严密观察有无出血倾向，如皮肤、黏膜的出血，鼻衄、呕血、便血或颅内出血等，及时补充凝血因子，输新鲜血、血浆等。

②监测 DIC 指标，出凝血时间，血小板等。

十三、急性肾功能衰竭监护

急性肾功能衰竭是指各种原因使肾脏排泄氮质代谢产物能力急剧下降，导致氮质代谢产物在体内迅速潴留，形成氮质血症和水、电解质代谢紊乱。主要是由于肾前性如低血容量，肾性如肾实质病变、肾小管坏死，肾后性如输尿管梗阻等引起。

临床分为少尿期、多尿期及恢复期。少尿期：成人 24 小时尿量持续少于 400mL 或每小时尿量不足 17mL。少尿期：易发生水潴留、电解质紊乱，代谢性酸中毒、氮质血症。多尿期：成人 24 小时尿量超过 2500mL。多尿期易发生水、电解质紊乱。恢复期：尿量减少逐渐恢复正常。

1.原发病的监护：密切观察病情，注意生命体征及心肺功能变化。

2.水、电解质平衡监护：

（1）观察神志，注意有无意识障碍，若出现头痛、呕吐、烦躁，则提示脑水肿。

（2）每日监测血钾、钠、氯及血气分析，随时了解电解质的动态变化，防止高血钾，必要时测血钙、血磷、血镁浓度。

（3）遵医嘱严格控制入量，准确记录出入量，尤其是每小时尿量、尿比重。

（4）定时测尿素氮、肌酐、尿素氮/肌酐比率，如尿素氮每日大于 11mmol/L，为高分解代谢，宜及早透析。多尿期尿素氮持续下降，提示预后不良。

3.严密监测血压及水肿消退情况。

4.饮食护理：

（1）合理营养，蛋白质应限制在 0.6g/kg/日，透析开始后增加到 1g/kg/日，并限制钠、钾的摄入，补充适量维生素。

（2）严格记录摄取膳食的量，限制外来食品。

5.感染监护：

（1）密切观察体温变化。

（2）有创伤性治疗伤口，观察有无红、肿、热、痛，并定时换药。

（3）保持口腔皮肤清洁，防止并发症发生。

（4）留置尿管者保持其通畅，定期更换尿袋，会阴冲洗每日 2 次。

（5）气管切开者按气管切开护理常规。

（孙玉 米兰 刘子玉 郑艳伟）

第三章 内科护理技术操作常规

第一节 内科一般技术操作常规

1.患者入病室后，根据病情由值班护士指定床位。危重者安置在抢救室或监护室，并及时通知医生。

2.病室应当保持清洁、整齐、舒适，室内空气应当保持新鲜，光线要充足，最好有空调装置，保持室温恒定。

3.危重患者、行特殊检查和治疗的患者需要绝对卧床休息，根据病情需要可分别采取平卧位、半卧位、坐位、头低脚高位、膝胸卧位等。病情轻者可适当活动。

4.新入院患者，应即测血压、脉搏、体温、呼吸、体重。病情稳定患者每日测体温、脉搏、呼吸各1次，体温超过37.5℃以上或危重患者，每日测3次，体温较高或波动较大者，随时测量。

5.严密观察患者的生命体征，如血压、呼吸、瞳孔、神志、心率等变化以及其他的临床表现，同时还要注意观察分泌物、排泄物、治疗效果及药物的不良反应等，如果发现异常，应当立即通知医师。

6.饮食按医嘱执行，向患者宣传饮食在治疗疾病恢复健康过程中的作用。在执行治疗膳食原则的前提下帮助患者选择可口的食物，鼓励患者按需要进食。重危患者喂饮或鼻饲。

7.及时准确地执行医嘱。

8.入院24小时内留取大、小便标本，并做好其他标本的采集。且及时送验。

9.认真执行交接班制度，做到书面交班和床头交班相结合，交班内容简明扼要，语句通顺并应用医学术语，字迹端正。

10.按病情要求做好生活护理、基础护理及各类专科护理。

11.对于长期卧床、消瘦、脱水、营养不良以及昏迷者应当做好皮肤护理，防止褥疮发生。

12.根据病情需要，准确记录出入量。

13.根据内科各专科特点备好抢救物品，如气管插管、机械呼吸器、张口器、心电图机、电除颤器、双气囊三腔管、氧气、静脉穿刺针、呼吸兴奋药、抗心律失常药、强心药、升压药、止血药等，并积极参加抢救工作。

14.了解患者心理需求，给予心理支持，做好耐心细致的解释工作，严格执行保护性医疗制度，并向患者宣传精神因素在治疗疾病恢复健康过程中的重要性，帮助患者克服各种不良情绪的影响，引导患者以乐观主义精神对待病情，以便更好地配合治疗，能早日得以恢复健康。

第二节　呼吸系统护理技术操作常规

一、呼吸系统一般护理

1.恢复期可下床适当活动，危重患者应绝对卧床休息。

2.给高蛋白、高热量、多维生素易消化饮食。高热和危重患者，可给流质或半流质饮食。

3.严密观察病情。随时注意体温、脉搏、呼吸、血压、神志等生命体征的变化。有否感染性疾病所致全身毒性反应，如畏寒、发热、乏力、食欲减退、体重减轻、衰竭等，以及本系统疾病的局部表现如咳嗽、咳痰、咯血、哮喘、胸痛等。

4.若系金黄色葡萄球菌、铜绿假单胞菌所致感染性疾病，应进行呼吸道隔离。有条件时将同一种致病菌感染的患者集中一室，或住单人房间。

5.当患者需进行支气管造影、纤维支气管镜窥视、胸腔穿刺、胸腔测压抽气、胸膜活检等检查时应做好术前准备、术中配合、术后护理。

6.呼吸困难者应给予氧气吸入。护士必须掌握给氧的方法（如持续或间歇给氧和给氧的流量）。

7.结合临床，了解肺功能检查和血气分析的临床意义。发现异常及时通知医生。

8.呼吸衰竭患者如出现兴奋、烦躁、谵妄时应慎用镇静药，禁用吗啡和地西泮等巴比妥类药，以防抑制呼吸中枢。

9.留取痰液、脓液、血液标本时按常规操作。取样要新鲜，送检要及时，标本容器要清洁干燥。

10.病室空气要流通，每日定时通风，但避免对流。

11.高热、咯血患者护理参考有关章节。

12.做好卫生宣教工作，积极宣传预防呼吸系统疾病的措施。指导患者进行体育锻炼，阐明吸烟对人体的危害，劝告患者注意保暖预防感冒。

13.备好一切抢救物品和药物。

二、急、慢性支气管炎护理

急性支气管炎是由感染、物理、化学因素刺激或过敏反应等引起的气管支气管黏膜的急性炎症。常见于寒冷季节或气候突变时，也可由急性上呼吸道感染迁延而来。

慢性支气管炎是指气管、支气管黏膜及其周围组织的慢性非特异性炎症，以慢性反复发作的咳嗽、咳痰或伴有喘息为临床特征。

按呼吸系统疾病一般护理常规。

（一）一般护理

1.保持室内清洁、空气流通及适宜的温度、湿度。

2.鼓励病员多饮水，每日饮水量不少于 2 000mL。给营养丰富的食品，避免刺激性食物及饮料。

（二）对症处理

1.急性期发热按发热护理常规执行。

2.对咳嗽剧烈者可给止咳药。痰液黏稠不易咳出时，可给蒸气、超声雾化吸入，轻拍病人背部或指导病人变动体位等，协助病人排痰。

（三）健康教育

1.对慢性支气管炎经常发作者，在冬、春季可给支气管炎菌苗、核酪等预防注射，增加机体的免疫力。

2.慢性支气管炎病人，平时应加强耐寒训练，学会腹式呼吸，坚持体育锻炼等，增强机体抗病能力。同时加强个人防护。

三、支气管哮喘护理

支气管哮喘是指因致敏原或其他非致敏因素引起的一种支气管反应性过度增高的疾病，表现为不同程度的可逆性气道阻塞症状。哮喘发作时气道阻塞与支气管平滑肌痉挛，气道黏膜水肿及腺体分泌增多有关。诱发或加重哮喘的因素有过敏源、感染、环境、药物、精神因素等。临床以反复发作的呼吸性呼吸困难伴哮鸣音、胸闷、咳嗽为主要特征。

按内科及本系统疾病的一般护理常规。

（一）病情观察

1.密切观察血压、脉搏、呼吸、神志、发绀和尿量等情况。

2.观察药物作用和副作用，尤其是糖皮质激素。

3.了解患者诱发哮喘的病因和过敏源，避免诱发因素。

4.密切观察哮喘发作先兆症状，如胸闷、鼻咽痒、咳嗽、打喷嚏等，应尽早采取相应措施。

（二）对症护理

1.了解患者有否其他疾病，正确应用支气管解痉剂。

2.应合理给氧、鼓励多饮水，保证每日一定的饮水量。

3.帮助痰液引流、翻身拍背、雾化吸入等。

（三）一般护理

1.饮食护理，给予营养丰富清淡饮食，多饮水，多吃水果和蔬菜。

2.给予精神安慰和心理护理。

3.半卧位，保持病室的安静和整洁。减少对患者的不良刺激。

（四）健康指导

1.居室内禁放花、草、地毯等。

2.忌食诱发患者哮喘的食物，如鱼、虾等。

3.避免刺激气体、烟雾、灰尘和油烟等。

4.避免精神紧张和剧烈运动。

5.避免受凉及上呼吸道感染。

6.寻找过敏原，避免接触过敏原。

7.戒烟。

四、支气管扩张症护理

支气管扩张症是指由于支气管及其周围肺组织的慢性炎症损坏管壁，导致支气管腔扩张和变形的慢性化脓性疾病。主要原因为支气管—肺组织感染和支气管阻塞，两者互为因果。多起病于儿童和青年。

临床以慢性咳嗽、大量脓痰和反复咯血为主要特征。

按内科及本系统疾病的一般护理常规。

（一）病情观察

1.观察痰液的颜色、性状、气味和量的变化，必要时留痰标本送检。

2.观察病情变化，有无感染与咯血。

3.观察体温变化。

4.观察有无窒息的先兆症状，及时采取措施。

5.观察各种药物作用和副作用。

（二）对症护理

1.根据病情，合理给氧。

2.体位引流：

（1）根据不同部位的病变作体位引流。

（2）引流时间每次为15分钟，鼓励患者咳嗽。引流完毕后给漱口。

（3）每日1次~2次（清晨、入睡前）作体位引流。记录引流出的痰量及性质。

（4）引流应在饭前进行，应协助拍背。

3.清除痰液，保持呼吸道通畅，可每日2次进行超声雾化吸入。

4.咯血患者按咯血护理常规：

（1）给予精神安慰，鼓励患者将血轻轻咯出。

（2）给予温凉、易消化半流质，大咯血时禁食。

（3）密切观察止血药物的作用和副作用。

（4）密切观察咯血颜色和量，并记录。

（5）保证静脉通路通畅，并正确计算每分钟滴速。

（6）大咯血患者给予患侧卧位，头侧向一边。

（7）准备好抢救物品及吸引器。

（8）必要时正确记录特护单。

（9）密切观察有无窒息的先兆症状。

（10）保证病室安静，避免噪音刺激。及时清除血污物品，保持床单整洁。

（三）一般护理

1.饮食护理：鼓励患者多进高蛋白，高维生素食物。

2.口腔护理：晨起、睡前、进食后漱口或刷牙等，减少细菌下延至呼吸道引起感染。

3.适当休息：适当下床活动，以利痰液引流。

（四）健康指导

1.注意保暖，预防上呼吸道感染。

2.注意口腔清洁，勤漱口、多刷牙，定期更换牙刷。

3.锻炼身体，增强抗病能力。

4.保持呼吸道通畅，注意引流排痰。

5.定期做痰细菌培养，尽早对症用药。

五、自发性气胸护理

自发性气胸是指在没有创伤或人为的因素下，肺组织和脏层胸膜自发破裂，空气进入胸腔所致的气胸。临床以急性胸痛、憋气、渐进性呼吸困难、干咳为主要特征。

按内科及本系统疾病的一般护理常规。

（一）病情观察

1.观察患者胸痛、咳嗽、呼吸困难的程度，及时与医生联系采取相应措施。

2.根据病情准备胸腔穿刺术、胸腔闭式引流术的物品及药物，并及时配合医生进行有关处理。

3.观察患者呼吸、脉搏、血压及面色变化。

4.胸腔闭式引流术后应观察创口有无出血、漏气、皮下气肿及胸痛情况。

（二）对症处理

1.尽量避免咳嗽，必要时给止咳剂。

2.减少活动，保持大便通畅，避免用力屏气，必要时采取相应的通便措施。

3.胸痛剧烈者，可给予相应的止痛剂。

4.胸腔闭式引流时按胸腔引流护理常规。

（三）一般护理

1.给予高蛋白饮食，适量进粗纤维食物。

2.半卧位，给予吸氧，氧流量一般在 3L/分以上。

3.卧床休息。

（四）健康指导

1.饮食护理，多进高蛋白饮食，不挑食，不偏食，适当进粗纤维素食物。

2.气胸痊愈后，1个月内避免剧烈运动，避免抬、举重物，避免屏气。

3.保持大便通畅，2天以上未解大便应采取有效措施。

4.预防上呼吸道感染，避免剧烈咳嗽。

六、胸膜炎护理

胸膜炎概括起来有两种，一种是结核性的，患者大多属这种；另一种是继发于胸部的疾病。结核性又分为干性、渗出性及结核性脓胸。

按呼吸系统疾病一般护理常规。

（一）一般护理

1.保持病室内空气流通，温、湿度适宜。

2.给予高蛋白、高维生素、高热量饮食，并鼓励病人多饮水。

3.急性期卧床休息。大量胸腔积液合并呼吸困难时，取半卧位。

（二）对症处理

1.观察体温、脉搏、呼吸，如发现口唇发紫，呼吸困难者，应给氧气吸入。

2.高热者按高热护理常规。

3.胸痛严重，可局部热敷。支气管胸膜瘘时，鼓励病人多变换体位，将胸腔积液通过咳嗽排出体外。

（三）病情观察

1.协助医师施行胸腔穿刺放液术。术前向病人做好解释工作，术中密切观察神志、面色、脉搏、呼吸的变化。

2.详细记录胸水量及其性质，送胸水作常规检查。术后严密观察24小时。

3.注意抗结核药物的毒、副作用。服用激素药物者，应注意病情有无变化。并督促病人按时按量服药。

七、传染性非典型肺炎护理

传染性非典型性肺炎（严重急性呼吸综合征，又叫SARS）是一种传染性强的呼吸系统疾病，其病原体为一种新型的冠状病毒，主要传播途径为近距离飞沫和密切接触传播。

其临床表现潜伏期一般为1~12日，多数病人在4~5日发病。起病急，以发热为首发症状，多数体温高于38℃，偶有畏寒，伴有头痛、关节痛、肌肉酸痛、腹泻，常无上呼吸道卡他症状，可伴有咳嗽、少痰，偶有血丝痰，严重者出现呼吸加速、气促，部分病人发展为ARDS或MODS。

按呼吸系统疾病一般护理常规。

（一）一般护理

1.主动热情接诊。采取严密隔离。

2.保持病室内整洁、舒适、通气，温、湿度适宜。

3.休息：卧床休息，避免劳累，根据病情选择适当体位。

4.心理护理：应宽容对待病人，支持、安慰、尽快稳定病人情绪，并给以信息传递。当病情危重时应安抚、镇静，特别要注意与病人情感交流。

5.饮食：给予高热量、高蛋白、多维生素易消化饮食，避免刺激性食物。

6.保持口腔及皮肤清洁，预防并发症发生。

7.保持呼吸道通畅，协助病人翻身拍背，促进排痰，避免剧烈咳嗽。咳嗽剧烈者给予镇咳药，咳痰者给予祛痰药。

8.病情观察：

（1）密切观察病情变化，监测症状、体温、血压、呼吸频率、皮肤色泽、SpO_2 或动脉血气分析等。若出现气促、PaO_2 小于 70mmHg 或 SpO_2 小于 93% 给予持续鼻导管或面罩吸氧。

（2）注意有无休克、ARDS、MODS、DIC 等并发症，若发生异常，及时协助医师处理。

（3）观察有无腹泻现象，注意粪便颜色和性状，若出现腹泻，应及时给予处理，并留取标本。

（4）密切观察药物的作用及其副作用。如抗病毒药、抗生素、免疫增强药、糖皮质激素等。

（5）发热者按发热护理常规，休克者按休克护理常规。

（二）重症护理

1.动态监测：

（1）监测生命体征，尤其是呼吸频率的变化，如呼吸频率大于 25 次/分，常提示有呼吸功能不全，有可能是 ARDS 先兆期的表现。

（2）观察意识状态，发绀、皮肤的温、湿度，黏膜的完整性，出血倾向，球结膜有无充血、水肿。昏迷患者应检查瞳孔大小及对光反应肌张力、腱反射及病理体征。

（3）准确记录出入量，必要时监测每小时尿量，并注意电解质尤其是血钾的变化。

（4）监测血气分析，包括动脉氧分压、血氧饱和度。

2.氧疗护理：给予高浓度吸氧，记录吸氧方式、吸氧浓度及吸氧时间，密切观察氧疗的效果。

3.机械通气护理：

（1）使用无创正压机械通气（NPPV）。模式采用持续气道正压（cPAP）的通气方式。压力水平一般为 $4\sim10cmH_2O$；吸入氧流量一般为 $5\sim8L$/分，维持血氧饱和度 93%，NPPV 应维持应用（包括睡眠时间），暂停时间不宜超过 30 分钟，直到病情缓解。其护理按无创正压机械通气护理。

（2）若患者不耐受 NPPV 或氧饱和度改善不满意，应及时进行有创正压机械通气治疗。采用压力支持通气加呼气末正压（PSV+PEEP），PEEP 水平一般为 $4cmH_2O\sim10cmH_2O$，吸气压力水平一般为 $10cmH_2O\sim20cmH_2O$。其护理按有创正压机械通气护理。

4.保持呼吸道通畅，按时翻身、拍背，及时吸痰。

5.维持体液平衡及适当营养.鼓励病人进食高蛋白、高热量、多维生素富含营养食物，按医嘱做好鼻饲或全胃肠外营养护理。

6.注意有无气胸、纵隔气肿、多器官功能障碍综合征、消化道出血、二重感染等并发症。

（三）健康教育

1.入院介绍：

（1）介绍病房环境，包括病室设施、用物的使用方法、呼叫系统的使用方法。

（2）介绍疾病知识、个人卫生要求、隔离病区的管理规定、消毒隔离制度等。

（3）患者在住院期间佩戴口罩的目的、方法及注意事项。

（4）向患者解释住院期间不开放亲友探视及陪护的意义，以取得患者的理解和合作。嘱患者住院期间不要随意离开病室，防止交叉感染。

（5）基本消毒隔离知识介绍：

①病室开窗通风，门应随时关闭，传递窗口应单向开放。

②与其他病人或医务人员接触时要佩戴口罩。

③大小便、痰液的处理方法。

④用物、污物的处理。

2.患者家属的健康指导：

（1）及时向家属宣教 SARS 防治知识，说明隔离的必要性，取得家属的合作。

（2）强调与患者有密切接触者要接受监测和隔离，医学观察 14 日后方可解除隔离。强调家庭环境和工作环境进行消毒处理的重要性。

（3）指导患者家属利用手机、短信或写信方式传递信息，增强患者战胜疾病的信心。

3.出院指导：

（1）患者出院后实施家庭医学隔离观察 2 周，每日测体温 2 次，并按时服药。如体温超过 38℃并伴有其他不适时，应及时到原治疗医院就诊。

（2）注意休息，充足睡眠，生活要有规律，注意劳逸结合并进行自我心理调整，消除紧张、恐惧情绪，防止出现情绪低落和心理疲劳。

（3）天气变化时应注意防寒保暖，少去人群密度高或不通风的场所，必要时戴口罩。

（4）加强营养，合理膳食，可适当多食高蛋白、多维生素等富有营养食物，每日饮用 1 杯~2 杯牛奶，食用肉、鱼、豆、蛋类 4 两~5 两，蔬菜最好 3 种以上，加 2 种以上水果，可搭配少量油脂，获取均衡营养。避免辛辣、刺激性食物。

（5）保持良好的卫生习惯，勤洗手，勤洗脸，勤饮水，勤通风。

（6）适当进行锻炼，通过增强体质改善各系统的功能，提高机体免疫力。

（7）出院时外周血象、肝功能等各项检查和胸部 X 片已正常者，出院后 1 周内复查 1 次；不正常者每周复查 1 次，直至正常为止。

八、肺炎护理

肺炎是指由多种病因引起的肺实质或间质内的急性渗出性炎症。按病因分类有细菌性肺炎、病毒性肺炎、支原体性肺炎、真菌性肺炎等。以细菌性肺炎为最常见，主要的病原菌有肺炎球菌，其次为葡萄球菌，肺炎杆菌。按解剖分类有大叶性肺炎、小叶性肺炎、间质性肺炎。肺炎链球菌引起的急性肺炎临床特点为突然畏寒、高热、咳嗽、胸痛、咳铁锈色痰，重者出现周围循环衰竭的征象，血压下降至 80/50mmHg 以下。

按内科及本系统疾病的一般护理常规。

（一）病情观察

1.定时测血压、体温、脉搏和呼吸。

2.观察精神症状，是否有神志模糊、昏睡和烦躁等。

3.观察有无休克早期症状，如烦躁不安、反应迟钝、尿量减少等。

4.注意痰液的色、质、量变化。

（二）对症护理

1.根据病情，合理氧疗。

2.保证静脉输液通畅、无外渗，必要时测中心静脉压了解血容量。

3.按医嘱送痰培养2次，血培养1次（用抗生素前）。

4.高热护理见高热护理常规。

5.胸痛、咳嗽、咳痰可采取对症处理。

（三）一般护理

1.饮食护理，给予高营养饮食，鼓励多饮水，病情危重高热者可给清淡易消化半流质饮食。

2.注意保暖，尽可能卧床休息。

（四）健康指导

1.锻炼身体，增强机体抵抗力。

2.季节变换时避免受凉。

3.避免过度疲劳，感冒流行时少去公共场所。

4.尽早防治上呼吸道感染。

九、肺结核护理

肺结核是指由结核分支杆菌引起的慢性传染病，可侵犯多个脏器，其中以肺结核最为多见。人体感染结核菌后不一定发病，当抵抗力降低或细胞介质的变态反应增高时，方可引起发病。

临床多呈慢性过程，表现为消瘦、低热、乏力等全身症状与咳嗽、咯血等呼吸系统表现。

按呼吸系统疾病一般护理常规。

（一）呼吸道隔离

1.保持室内适宜的温度和湿度。

2.餐具食用后煮沸10分钟后再清洗，剩余饭菜煮沸10分钟后弃去。

3.用具、便器、痰具用后消毒。

4.痰液入纸盒或纸袋，焚烧处理。

5.病室、被褥、书籍可用紫外线照射消毒或日光曝晒2小时。

（二）一般护理

1.休息：根据病情适当卧床休息。急性活动期应卧床休息，胸痛时取患侧位，病情好转后可增加活动，但应注意劳逸结合。

2.饮食：给予高蛋白、高热量、多维生素、易消化的饮食，多食水果、新鲜蔬菜等。

3.盗汗者防止受凉，保持皮肤清洁，勤换衣被，严重盗汗者应多饮水。

4.正确留取痰标本，入院后留晨痰浓缩查抗酸杆菌3次，必要时留24小时痰液送检。

（三）病情观察

1.观察患者体温、脉搏、呼吸等变化，如出现高热、咳嗽加剧，应注意有无结核播散。

2.对咯血患者，应注意有无窒息先兆表现，一旦发现应及时抢救。

3.注意肝、肾功能变化，如发现异常应及时通知医生。

4.观察抗结核药物的疗效及药物反应，一旦出现毒副反应，应立即停药，给予相应处理。

5.高热者按高热护理常规。

（四）健康教育

1.开放性肺结核患者单独使用餐具并消毒，吐痰入盂。

2.避免去公共场所。

3.加强心理咨询，帮助患者树立治疗康复信心。

4.定期复查。

十、肺脓肿护理

肺脓肿是各种病原菌引起的肺部感染，早期为化脓性炎症，继而坏死形成脓肿。临床上以高热、咳嗽，咳大量脓臭痰为特征。

（一）病情观察

1.观察体温、脉搏、呼吸、血压变化，呼吸困难、发绀者吸氧。

2.记录24小时痰量，观察痰的分层、颜色、有无咯血。及时送痰标本进行痰培养和药物敏感性试验。痰盒加盖以5%来苏水浸泡痰液。

（二）体位引流

依病变部位做好体位引流，于睡前及晨起空腹进行。嘱病人轻咳、轻呼吸.使痰由气管自动排出.记录每次引流量。高度衰竭、中毒症状明显及大咯血哲禁用（排痰不畅，可先行雾化吸入）。

（三）一般护理

1.保持室内空气流通，定期消毒。因痰有恶臭且咳重者，最好单独隔离。

2.注意口腔清洁，去垢除臭。

3.给予高蛋白、高维生素、高热量、易消化的饮食以补充营养，增加机体抵抗力。

4.急性期有高热及衰竭病人，应卧床休息，待感染控制，体温正常可适当下床活动。

（四）健康指导

1.注意休息，劳逸结合，生活规律，戒烟、酒。

2.每日开窗通风保持室内空气新鲜。少去人多的场所，预防感冒。

3.进行适当的体育锻炼。

4.加强营养，进食高蛋白、高热量、低脂肪的饮食。

5.使用正确的咳痰方法保持呼吸道通畅。

6.每日行体位引流 2~3 次，进行正确的叩背，促进痰液的排出。

十一、肺间质纤维化护理

肺间质纤维化足各种原因引起肺部分正常组织被纤维化的组织代替，失去正常的气体交换功能。活动后气促、干咳是该疾病最典型的症状。

（一）病情观察

1.监测病人的呼吸如频率、节律、深浅度。

2.病人感染分泌物增多，观察痰液的性状，给予有效的排痰，必要时雾化吸入，嘱病人饮水 1500~2000mL/天。

3.遵医嘱给予吸氧 4~6L/分，并观察病人的缺氧症状改善情况。

（二）一般护理

1.给予舒适的卧位，依病人情况半卧位或端坐位。

2.指导病人有效呼吸以及呼吸锻炼的方式。

3.如病人体温过高，给予物理降温处理。

（三）健康指导

1.休养环境要舒适安静，空气新鲜，如室温高且干燥可使用超声波加湿器。

2.根据气候的变化随时增减衣服，避免受凉，避免接触感冒或流感人员。预防上呼吸道感染。戒烟并减少被动吸烟。

3.饮食上应多食高维生素（如绿叶蔬菜、水果）、高蛋白（如瘦肉、豆可制品、蛋类）、粗纤维（如芹菜、韭菜）的食物.少食动物脂肪以及胆固醇含量高的食物（如动物的内脏）。

4.避免剧烈运动。可选择适合自己的运动.如散步、打太极拳等。

5.肾上腺皮质激素是控制此病的主要药物，用药时注意：

（1）按时按量服药，在医生的指导下减药或换药，不要自行添加或减量。

（2）服药后会有食欲增加、肥胖、兴奋等症状，无须担忧，停药后会好转。

（3）此类药物还会引起骨质疏松，应注意安全，防止骨折。

6.定期到门诊复查.如有不适反应，及时到医院就诊。

十二、支气管肺癌护理

肺癌的病因复杂，迄今尚不能确定某一致癌因子，吸烟者约占发病的75%。肺癌发病机会一般在 40 岁以后开始增长，50 岁~60 岁间上升显著，男女之比:美国为4:1。我国为 2:1~3:1。

（一）病情观察

注意观察化疗、放疗的副作用。如出现声音嘶哑、食欲不振、恶心、呕吐、头晕、白细胞减少、血小板减少等，应通知医生及时处理。白细胞减少者，应注意防止交叉感染。

（二）症状护理

1.咳嗽、胸痛可止咳镇痛；憋喘伴胸腔积液可抽胸腔积液，给氧缓解症状；咯血者保持呼吸道通畅，适当使用止血药；全身乏力，食欲不振，消瘦，恶病质可给支持疗法；化疗反应需对症处理。

2.病人咯血时执行咯血护理常规。

3.晚期病人发生胸痛时，可适当给予止痛药。

（三）一般护理

1.晚期病人需卧床休息，呼吸困难者取半坐位。

2.给高蛋白、高热量、高维生素、易消化饮食。注意食物色、香、味以增进食欲。化疗期间可给清淡饮食。

3.做好心理护理，树立战胜疾病的信心，配合化疗放疗或手术治疗。随时了解病人思想情况，严格交接班.防止发生意外。

4.做纤维支气管镜窥视和活组织检查、胸腔穿刺、胸腔积液离心沉淀脱落细胞检查时，护士应做好术前准备及术中配合工作。标本及时送检。

5.痰液脱落细胞检查时，痰液标本必须新鲜并及时送检。否则细胞溶解影响检出率。

6.静脉注射化疗药物，注意用药剂量、方法，选择适宜的血管，避免药液外渗造成组织坏死。

7.注意安全，避免自伤。

（四）健康指导

1.休养环境需要舒适、安静。戒烟及减少被动吸烟.根据气候变化及时增减衣服.避免感冒。少去公共场所，加强自我保护。

2.注意饮食搭配，科学进餐。多食新鲜水果及蔬菜，保证足够的热量、丰富的蛋白质（如瘦肉、豆制品、鸡蛋、虾等）及维生素，保持大便通畅，每日饮水不少于 1 500mL。

3.化疗后的病人应定期监测血象，如有体温升高及其他不适，应随时就诊。

4.脱发是化疗药的副作用所致，停药后会重新生成，不需担忧，短时期内可戴假发套。

5.适当地增加活动量，注意劳逸结合，松紧适度，达到自我最佳状态。

6.保持身心轻松，面对疾病要树立信心，更好地配合治疗，保持最佳的疗效。

十三、慢性阻塞性肺部疾病护理

慢性阻塞性肺部疾病（COPD）包括慢性支气管炎和肺气肿。临床上以咳、痰、喘为主要表现。

（一）病情观察

观察病情变化，如神志、呼吸深度及频率、音调、口唇和甲床的颜色。监测血氧变化。

（二）症状护理

1.卧床休息，呼吸困难时抬高床头，取半卧位或坐位。

2.持续低流量吸氧，指导患者正确留取痰标本，同时观察痰的颜色、性状、气味等。

3.排痰困难者可行雾化吸入或体位引流。

（三）一般护理

1.病室每日通风两次，每次30分钟，保持室内空气新鲜，温度、湿度适宜。

2.饮食以高热量、易消化的流食、半流食为宜，鼓励病人多饮水。

3.加强口腔护理，去垢除臭。使口腔湿润舒适。

4.指导病人有效地咳痰，学会腹式呼吸。

5.恢复期逐渐增加活动量。

（四）健康指导

1.休养环境要舒适安静，每日通风换气，保持空气新鲜。

2.根据气候的变化随时增减衣服，避免受凉，避免接触感冒人员，预防上呼吸道感染。

3.戒烟并减少被动吸烟。

4.饮食上应多食高维生素（如绿叶蔬菜、水果）、高蛋白（如瘦肉、豆制品、蛋类）、粗纤维（如芹菜、韭菜）的食物，少食动物脂肪以及胆固醇含量高的食物（如动物内脏）。

5.避免剧烈运动，可选择适合自己的运动，如散步、打太极拳等，注意劳逸结合。

6.坚持呼吸锻炼，配备家庭氧疗设施，必要时低流量吸氧。

十四、睡眠呼吸暂停综合征护理

睡眠呼吸暂停综合征是一种常见的、有一定潜在危险的睡眠呼吸紊乱，临床上以每晚睡眠7小时中发生30次以上呼吸暂停，或每小时睡眠发作5次以上呼吸暂停，或呼吸紊乱指数大于5为诊断标准。

（一）一般护理

1.减少白天的睡眠时间.注意睡眠情况，出现呼吸暂停时唤醒病人。

2.给予低流量吸氧。病情严重者予以BiPAP呼吸机辅助呼吸。

3.加强BiPAP呼吸机管理。注意面罩有无漏气，保护受压部位的皮肤。

4.控制饮食，多食水果、蔬菜。

5.加强安全保护，防止外伤。

（二）病情观察

观察呼吸频率、节律，监测血氧饱和度。

（三）健康指导

1.生活规律，戒烟、酒。

2.进行适当的体育锻炼。

3.合理膳食，坚持减肥。

4.学会并遵医嘱使用呼吸机。

十五、呼吸衰竭护理

呼吸衰竭是指各种原因引起的肺通气/换气功能严重障碍，以致在静息状态下不能维持足够的气体交换，导致缺氧，伴或不伴二氧化碳潴留，从而引起一系列生理功能和代谢紊乱的综合征。

临床分为急性与慢性两类。急性呼吸衰竭多由于溺水、电击、创伤，药物中毒等所致；慢性呼吸衰竭多继发于慢性呼吸系统疾病。

临床表现除原发病症状外，主要是缺氧和二氧化碳潴留引起多脏器功能紊乱、呼吸困难、发绀、精神神经症状，心血管系统症状等。

按内科及本系统疾病的一般护理常规。

（一）病情观察

1.密切观察神志、血压、呼吸、脉搏、体温、尿量和皮肤色泽等，观察各类药物作用和副作用（尤其是呼吸兴奋剂）。

2.密切观察动脉血气分析和各项化验指数变化。

（二）对症护理

1.保持呼吸道通畅：

（1）鼓励患者咳嗽、咳痰，更换体位和多饮水。

（2）危重患者每 2~3 小时翻身拍背一次，帮助排痰。如建立人工气道患者，应加强湿化吸痰。

（3）神志清醒者可每日 2~3 次做超声雾化，喷雾吸人，每次 10~20 分钟。

2.根据血气分析和临床情况合理给氧。

3.危重患者或使用机械通气者应做好危重病人护理记录。

4.重危患者保持床单平整、干燥，预防发生褥疮。

5.使用鼻罩或口鼻面罩加压辅助机械通气者，做好该项护理有关事项。

6.病情危重患者建立人工气道（气管插管或气管切开）应按人工气道护理要求。

7.建立人工气道接呼吸机进行机械通气时，应按机械通气护理要求。

（三）一般护理

1.饮食护理.鼓励患者多进高蛋白、高维生素食物（置胃管患者应按胃管护理要求）。

2.保持病室整洁、通风每日 2 次。

3.正确留取各项标本。

4.严格控制陪客和家属探望。

（四）健康指导

1.鼓励患者做腹式呼吸以改善通气。

2.鼓励患者尽可能下床活动。

3.预防上呼吸道感染，注意保暖，季节交换和流感季节少外出，少去公共场所。

4.劝告戒烟，如有感冒尽量就医，防止感染加重。

第三节　心血管系统疾病护理技术操作常规

一、心血管系统一般护理

（一）病情观察

1.症状观察：及时了解患者主诉，如胸闷、胸痛、心悸、气急。并进一步观察其部位、性质、持续时间.及时通知医师并采取相应措施，如吸氧、口含硝酸甘油等。

2.体征观察：定时测量脉率、脉律、心率、心律、呼吸和血压，对危重者应使用心电、呼吸、血压监护。

（二）一般护理

1.生活护理：对心功能不全、急性心肌梗死、严重心律失常、急性心肌炎患者，协助其生活起居及个人卫生。

2.休息及卧位：重症患者绝对卧床休息.病情稳定者逐渐鼓励床上活动乃至下床活动，长期卧床者每2小时更换体位。心功能不全者半卧位或端坐卧位。

3.饮食护理：宜给高维生素、易消化饮食、少量多餐，禁烟酒、咖啡、浓茶及其他刺激性食物。高血压病、冠心病、心功能不全患者应限制钠盐食物。

4.氧疗护理：非严重缺氧患者采用低流量鼻导管吸氧，即2L/分~4L/分，浓度为30%~40%；严重缺氧者6L/分~8L/分。急性肺水肿患者采用30%~50%乙醇湿化交替吸氧。肺原性心脏病患者予以间歇低流量持续吸氧，呼吸功能不全者使用面罩加压吸氧或必要时行机械通气。

5.排泄护理：鼓励长期卧床者多食蔬菜、水果及富含纤维素食物，养成每日解便习惯。对便秘患者可用手沿结肠走向轻轻揉压，连续数日未解便者可给予缓泻剂或低压温水灌肠，无效时可戴手套润滑手指后轻轻将粪便抠出。对危重患者记录24小时尿量。定时测体重。

6.药疗护理：掌握心血管常用药物的剂量、方法、作用及副作用，如应用洋地黄类药物时应准确掌握剂量。用药前后密切注意心率、心律变化；利尿剂应用中应注意尿量及电解质变化；扩血管药物应用时应定期测量血压，准确控制和调节药物的浓度与使用速度；使用抗凝药物时应注意患者有无出血现象。

7.护理人员应保持良好工作情绪，关心、体贴、鼓励患者，做好充分的解释、安慰工作，避免他人谈论任何使患者烦恼、激动的事，协助患者克服各种不利于疾病治疗的生活习惯和嗜好。

（三）急救护理

1.护理人员熟练掌握常用仪器、抢救器材及药品。

2.各抢救用物定点放置，定人保管，定量供应，定时核对，定期消毒.使其保持完好备用状态。

3.患者一旦发生晕厥，应立即就地抢救并通知医师。

4.应及时给予吸氧，建立静脉通道。

5.按医嘱准、稳、快地使用各类药物。

6.若患者出现心脏骤停，立即进行心、肺、脑复苏。

（四）健康指导

1.向患者及家属宣传有关疾病的防治与急救知识。

2.鼓励患者积极治疗各种原发病，避免各种诱因。

3.根据不同疾病指导患者掌握劳逸结合的原则，保证足够的睡眠并避免任何精神刺激。

4.根据不同疾病指导患者选择不同的治疗饮食，少食多餐，忌烟酒。

5.对安装起搏器患者应随身带好保健卡，对冠心病患者应随身备好急救药物。

6.患者应遵医嘱按时服药，定期随访。

二、冠状动脉粥样硬化性心脏病护理

冠状动脉粥样硬化性心脏病：指冠状动脉粥样硬化使血管腔阻塞导致心肌缺血、缺氧而引起的心脏病，它和冠状动脉功能性改变（痉挛）一起，统称冠状动脉性心脏病.简称冠心病，亦称缺血性心脏病。心绞痛是冠状动脉供血不足，心肌急剧的、暂时的缺血与缺氧所引起的临床综合征。

（一）病情观察

1.密切监测血压、脉搏及心电图的变化，如有异常及时报告医生。

2.心绞痛发作时病人多感到紧张、焦虑，故在护理病人时应态度镇定、和蔼，并认真听取病人主诉。积极处理，以减轻病人心理负担。必要时可遵医嘱予镇静剂。

3.发作时予硝酸甘油舌下含服或外用贴剂。但在使用中应注意硝酸甘油的副作用。并应告知病人用药后可能出现的症状，如头痛、低血压、面色潮红、眩晕等。同时贴剂应每日一换，静滴硝酸甘油速度不可过快。

（二）对症处理

1.积极控制糖尿病、高血压，减少患冠心病的可能。

2.心脏病人长期服用血小板抑制剂（如肠溶阿司匹林）应随时观察有无牙龈出血、血尿、皮下出血等出血倾向，并根据情况给予相应处理。

3.饮食宜为低盐低脂，减少动物性脂肪（猪油、肥肉、牛油等）及高胆固醇（如蛋黄、动物内脏、坚果类食品等）食物的摄取，多摄取粗纤维食物（如青菜、水果等），以减少诱发因素，同时应少食多餐，切忌暴饮暴食。

4.保持大便通畅，排便时不可过度用力。必要时遵医嘱予缓泻剂（如开塞露、通便灵、麻仁润肠丸等），甚至便前可预防性含服硝酸甘油，以减轻心脏负担，预防心绞痛的发生。

5.完善各项检查：心电图、超声心动图、冠状动脉造影、Holter 等，以明确病变的部位和程度。

（三）一般护理

1.休息：疼痛发作时应立即停止一切活动，视病情而采用坐位或卧床休息，保持安静直到胸痛消除。

2.有憋喘或呼吸困难时可给予氧气吸入（2L/分~3L/分），以改善心肌缺氧，缓解疼痛。

三、心绞痛护理

心绞痛指冠状动脉供血不足导致心肌急剧、暂时性缺血缺氧所引起的临床综合征。主要是由于冠状动脉粥样硬化所致的冠脉管腔狭窄或痉挛，或其他原因如重度主动脉狭窄或关闭不全、肥厚型心肌病等。

临床表现为阵发性的前胸压榨性疼痛感.主要位于胸背后部，可放射至心前区或左上肢，常发生于劳累或情绪激动时，持续数分钟，休息或含服硝酸酯类药物后消失。

按内科及本系统疾病的一般护理常规。

（一）病情观察

1.症状：典型心绞痛具有以下特征。

（1）部位：常见于胸骨中段或上段之后，其次为心前区，可放射至颈、咽部，左肩与左臂内侧.直至环指与小指。

（2）性质：突然发作的胸痛，常呈压榨、紧闷、窒息感，常迫使患者停止原有动作。

（3）持续时间：多在1分钟~5分钟，很少超过15分钟。

（4）诱发因素：疼痛多发生于体力劳动、情绪激动、饱餐、受寒等情况下。

（5）缓解方式：休息或含服硝酸甘油后几分钟内缓解。

2.体征：发作时患者面色苍白、冷汗、气短或有濒死恐惧感，有时可出现血压波动或心律、心率的改变。

3.掌握心绞痛患者典型的临床症状和体征后，应密切观察脉搏、血压、呼吸的变化情况；密切观察疼痛的部位、性质、范围、放射性、持续时间、诱因及缓解方式，以利于及时正确地判断、处理。在有条件的情况下应进行心电监护，无条件时，对心绞痛发作者应定期检测心电图观察其改变。

（二）对症护理

患者主要表现为疼痛时，应即刻给予休息、停止活动、舌下含服硝酸甘油，必要时给予适量镇静剂，如地西泮等，发作期可给予吸氧。

（三）一般护理

1.休息：心绞痛发作时应立即就地休息、停止活动。

2.饮食：给予高维生素、低热量、低动物脂肪、低胆固醇、适量蛋白质、易消化的清淡饮食，少量多餐，避免过饱及刺激性食物与饮料，禁烟酒.多吃蔬菜、水果。

3.保持大便通畅：见循环系统疾病护理常规。

4.心理护理：见循环系统疾病护理常规。

（四）健康指导

1.指导患者合理安排工作和生活，急性发作期间应就地休息，缓解期注意劳逸结合。

2.消除紧张、焦虑、恐惧情绪、避免各种诱发因素。

3.指导患者正确使用心绞痛发作期及预防心绞痛的药物。

4.宣传饮食保健的重要性。让患者主动配合。

5.定期随访。

四、急性心肌梗死护理

心肌梗死是指因冠状动脉血供急剧减少或中断，使相应心肌严重而持久的缺血导致心肌梗死。主要是由于冠状动脉粥样硬化，造成管径狭窄或闭塞使心肌供血不足，且有血供急剧减少或中断，使心肌严重而持久性的急性缺血，即可发生心肌梗死。

临床以持久的胸骨后剧烈疼痛、发热、白细胞计数和血清心肌酶增高及心电图ST-T的进行性改变为特点，可发生心律失常、心力衰竭或休克。

（一）病情观察

1.急性心肌梗死的早期发现：

（1）突然严重的心绞痛发作或原有心绞痛程度加重、发作频繁、时间延长或含服硝酸甘油无效并伴有胃肠道症状者，应立即通知医师。并加以严密观察。

（2）心电图检查 sT 段一时性上升或明显下降，T 波倒置或增高。

2.三大合并症观察：

（1）心律失常：

①室性早搏落在前一心搏的 T 波之上（RonT 现象）。

②频发室性早搏，每分钟超过 5 次。

③多源性早搏或室性早搏呈二联律。

以上情况有可能发展为室性心动过速或心室颤动。必须及时给予处理。

（2）心源性休克：患者早期可能出现烦躁不安、呼吸加快、脉搏细速、皮肤湿冷.继之血压下降、脉压变小。

（3）心力衰竭：心衰早期患者突然出现呼吸困难、咳嗽、心率加快、舒张早期奔马律，严重时可出现急性肺水肿，易发展为心源性休克。

（二）对症护理

1.疼痛：患者绝对卧床休息，注意保暖.并遵医嘱给予解除疼痛的药物.如硝酸异山梨酯，严重者可选用吗啡等。

2.心源性休克：应将患者头部及下肢分别抬高 30°~40°，高流量吸氧.密切观察生命体征、神志、尿量。保证静脉输液通畅.输液速度切勿过快.有条件者可通过中心静脉或肺毛细血管楔压进行监测。应做好患者的皮肤护理、口腔护理、按时翻身预防肺炎等并发症。做好 24 小时监测记录。

3.心律失常与心力衰竭护理：见各有关章节。

4.密切观察生命体征的变化，预防并发症，如乳头肌功能失调或断裂、心脏破裂、室壁瘤、栓塞等。

（三）一般护理

1.休息与环境：有条件的患者应置于单人抢救室或CCU监护病房，给予床边心电、呼吸、血压的监测，尤其在前24小时内必须连续监测，室内应配备必要的抢救设备和用物，如氧气装置、吸引装置、人工呼吸机、急救车、各种抢救器械包以及除颤器、起搏器等。急性心肌梗死患者应绝对卧床休息3天~7天，一切日常生活由护理人员帮助解决，避免不必要的翻动，并限制探视，防止情绪波动。从第二周开始，非低血压者可鼓励患者床上作四肢活动，防止下肢血栓形成。两周后可扶患者坐起，病情稳定患者可逐步离床，在室内缓步走动，对有并发症者应适当延长卧床休息时间。

2.饮食：基本按心绞痛患者饮食常规，但第一周应给予半量清淡流质或半流质饮食，伴心功能不全者应适当限制钠盐。

3.保持大便通畅：见循环系统疾病护理常规。

4.心理护理：见循环系统疾病护理常规。

（四）健康指导

1.积极治疗高血压、高脂血症、糖尿病等疾病。

2.合理调整饮食，适当控制进食量，禁忌刺激性食物及烟、酒，少吃动物脂肪及胆固醇较高的食物。

3.避免各种诱发因素，如紧张、劳累、情绪激动、便秘、感染等。

4.注意劳逸结合，当病人进入康复期后可适当进行康复锻炼，锻炼过程中应注意观察有否胸痛、心悸、呼吸困难、脉搏增快，甚至心律、血压及心电图的改变，一旦出现应停止活动，并及时就诊。

5.按医嘱服药。随身常备硝酸甘油等扩张冠状动脉的药物，并定期门诊随访。

6.指导患者及家属当病情突然变化时应采取的简易应急措施。

五、急性心功能不全护理

急性心功能不全是指由于急性心脏病变引起心排血量在短时间内显著、急骤下降，甚至丧失排血功能。导致组织器官灌注不足和急性淤血的临床综合征。

任何突发的心脏解剖或功能异常，使心排血量急骤而显著的降低和肺静脉压升高，均可发生急性左心衰。如：急性广泛性心肌梗死、急性瓣膜反流、高血压危象、缓慢性心律失常小于35次/分、快速性心律失常大于180次/分、输血输液过多过快等。临床以急性左心功能不全较为常见，表现为急性肺水肿。

按心血管系统疾病一般护理常规。

（一）一般护理

1.休息：绝对卧床休息，取端坐卧位或半卧位，两腿下垂。

2.给予高流量吸氧，6L/分~8L/分为宜，并给予30%~50%酒精湿化，必要时加压给氧。

3.心理护理：给予精神安慰，稳定情绪，避免躁动。

4.严格控制输液速度，必要时使用微量泵。

5.保持皮肤清洁，防止褥疮。

6.保持大便通畅。必要时给予缓泻剂。

7.准确记录出入量。

（二）病情观察

1.观察患者面色、神志、呼吸、心率、心律、血压、氧饱和度及尿量变化。

2.注意咳嗽发生时间、咯血性状及量。

3.观察水肿的部位、程度等。

4.监测血气分析、电解质及心电变化。

5.遵医嘱及时、准确地应用镇静剂、强心剂、利尿剂及血管扩张药物等.并观察疗效及不良反应。

（三）健康教育

1.积极治疗原发病。

2.避免情绪激动和过度劳累。

3.保证充足的睡眠，合理调节饮食。

4.保持大便通畅。

5.定期复查。

六、慢性心功能不全护理

慢性心功能不全通常称为慢性充血性心力衰竭，是指在静脉回流正常的情况下，由于原发的心脏损害引起心排血量减少，不能满足机体代谢需要，伴肺循环和（或）体循环淤血的临床病理生理综合征。主要原因是原发性心肌损害和心室负荷过重。

临床以体循环/肺循环淤血以及组织血液灌注不足为主要特征。按其发生部位和临床表现可分为左、右心功能不全和全心功能不全。

（一）病情观察

1.注意观察有无早期心衰临床表现。劳力性或夜间阵发性呼吸困难等，如发现患者心率增快、乏力、尿量减少、心尖部闻及舒张期奔马律时，应及时与医师联系。一旦出现急性肺水肿征兆，应立即准备配合抢救。

2.定时测量心率、血压、呼吸，一般为 30 分钟~60 分钟 1 次，危重患者应予连续监测。在使用血管扩张剂过程中需 15 分钟~30 分钟测血压 1 次，必要时行漂浮导管进行血液动力学变化监测。

3.输液过程中应根据患者血压、心率、呼吸情况，随时调整药物的浓度和滴速.严格控制补液滴速，每分钟 20 滴~30 滴，急性肺水肿者应控制在每分钟 15 滴~16 滴，有条件情况下可采用微量输液泵来控制滴速。

乱观察并记录 24 小时出入液量，并定期作尿比重测定。

（二）对症处理

1.呼吸道感染：注意保暖，保持室内空气新鲜，定时翻身、拍背、鼓励患者咳痰。

2.栓塞：鼓励患者作床上肢体活动或被动运动，当患者肢体远端出现肿胀时，应及时检查及早诊断处理。

3.急性肺水肿的急救配合及护理：

（1）立即通知医师，安置患者于监护室，并安慰患者。

（2）给患者半卧位或两下肢下垂坐位。

（3）30%~50%乙醇湿化吸氧（与无菌水湿化交替）。

（4）及早、准确使用镇静、强心、利尿及血管扩张剂。

（5）观察记录患者神志、面色、心率、心律、呼吸、血压、尿量、药物反应情况。

（三）一般护理

1.休息：根据心功能受损程度而定。心功能Ⅰ级，患者应适当休息，保证睡眠，注意劳逸结合。心功能Ⅱ级，应增加休息，但能起床活动。心功能Ⅲ级，限制活动，增加卧床休息时间。心功能Ⅳ级，绝对卧床休息，原则上以不出现症状为限。

2.饮食：以高维生素、低热量、少盐、少油、富有钾、镁及适量纤维素的食物，宜少量多餐避免刺激性食物。对少尿患者应根据血钾水平决定食物中含钾量。

3.吸氧：按循环系统疾病护理常规。

4.排泄：按循环系统疾病护理常规。

5.皮肤及口腔：重度水肿患者，应定时翻身，保持床单整洁、干燥，防止褥疮的发生。呼吸困难者易发生口干和口臭，应加强口腔护理。

6.心理护理：按本系统疾病护理常规。

（四）健康指导

1.按循环系统疾病护理常规。

2.加强宣传避孕和绝育的重要性。

七、心律失常护理

心律失常是指心脏冲动起源部位、频率、节律及冲动传导途径速度中任何一项异常。主要是各种器质性心血管病、药物中毒、电解质和酸碱平衡失调等因素引起，部分心律失常也可因植物神经功能紊乱所致。按心律失常发作时心率的快慢分为快速性和缓慢性两类。

临床表现为心律失常症状与病情有时不完全一致，症状的发生与活动、情绪、嗜好、药物间关系密切。可有心悸、胸闷、气急、恐慌等症状，亦可有晕厥、黑矇，心绞痛等不适。亦可无任何不适。

（一）病情观察

1.心律：当心电图或心电示波监护中发现以下任何一种心律失常，应及时与医师联系，并准备急救处理。

（1）频发室性早搏（每分钟5次以上）或室性早搏呈二联律。

（2）连续出现两个以上多源性室性早搏或反复发作的短阵室上性心动过速。

（3）室性早搏落在前一搏动的 T 波之上。

（4）心室颤动或不同程度房室传导阻滞。

2.心率：当听心率，测脉搏 1 分钟以上发现心音、脉搏消失，心率低于每分钟 40 次或心率大于每分钟 160 次的情况时应及时报告医师并作出及时处理。

3.血压：如患者血压低于 10.6kPa，脉压差小于 2.6kPa，面色苍白，脉搏细速，出冷汗，神志不清，四肢厥冷，尿量减少。应立即进行抗休克处理。

4.阿-斯综合征：患者意识丧失，昏迷或抽搐，此时大动脉搏动消失，心音消失，血压测不到，呼吸停止或发绀，瞳孔散大。

5.心脏骤停：突然意识丧失、昏迷或抽搐，此时大动脉搏动消失。心音消失.血压测不出，呼吸停止或发绀，瞳孔散大。

（二）对症处理

1.阿-斯综合征抢救配合：

（1）叩击心前区和进行胸外心脏按压，通知医师。并备齐各种抢救药物及用品。

（2）静脉推注异丙肾上腺素或阿托品。

（3）心室颤动时积极配合医师作电击除颤，或安装人工心脏起搏器。

2.心脏骤停抢救配合：

（1）同阿一斯综合征抢救配合。

（2）保证给氧，保持呼吸道通畅，必要时配合医师行气管插管及应用辅助呼吸器，并做好护理。

（3）建立静脉通道，准确、迅速、及时地遵医嘱给药。

（4）脑缺氧时间较长者，头部可置冰袋或冰帽。

（5）注意保暖，防止并发症。

（6）监测记录 24 小时出入量，必要时留置导尿。

（7）严密观察病情变化，及时填写特别护理记录单。

3.电击复律：见心脏电复律护理常规。

4.人工心脏起搏：见人工心脏起搏器安装术护理。

（三）一般护理

1.休息：对于偶发、无器质性心脏病的心律失常，不需卧床休息，注意劳逸结合，对有血液动力学改变的轻度心律失常患者应适当休息，避免劳累。严重心律失常者应卧床休息，直至病情好转后再逐渐起床活动。

2.饮食：按心血管系统疾病护理常规。

3.心理护理：按心血管系统疾病护理常规。

4.药疗护理：根据不同抗心律失常药物的作用及副作用，给予相应的护理，如利多卡因可致头晕、嗜睡、视力模糊、抽搐和呼吸抑制，因此静脉注射累积每 2 小时不宜超过 300mg；苯妥英钠可引起皮疹、WBC 减少。故用药期间应定期复查 WBC 计数；普罗帕酮易致恶心、口干、头痛等.故宜饭后服用；奎尼丁可出现神经系统方面改变，同时可致血压下降、QRS 增宽、Q-T 延长.故给药时须定期测心电图、血压、心率，若血压下降，心率慢或不规则应暂时停药。

（四）健康指导

1.积极治疗各种器质性心脏病，调整自主神经功能失调。

2.避免情绪波动，戒烟、戒酒。不宜饮浓茶、咖啡。

3.坚持服药，不得随意增减或中断治疗。

4.加强锻炼，预防感染。

5.定期随访，检测心电图，随时调整治疗方案。

6.安装人工心脏起搏器的患者应随身携带诊断卡和异丙肾上腺素或阿托品药物。

八、高血压病护理

高血压是指以体循环动脉压增高为主要表现的临床综合征，是最常见的心血管疾病。分为原发性高血压和继发性高血压两大类。与之相关的主要因素有：交感神经兴奋，儿茶酚胺类活性物质分泌增加；肾素—血管紧张素—醛固酮系统调节失调，血管内皮功能异常；遗传、肥胖、摄盐过多，饮红酒等其他因素。

目前，我国采用国际统一的标准，即收缩压大于或等于 140mmHg 和舒张压大于或等于 90mmHg，即诊断为高血压，根据血压水平的定义和分类标准.可分为高血压 1 级、2 级、3 级。

临床表现为绝大多数高血压属缓进型，早期可无症状或仅有头晕、耳鸣、头痛、眼花、失眠、记忆力下降等非特异性症状。长期、持久血压升高可导致心、脑、肾等靶器管受损。

按内科及本系统疾病的一般护理常规。

（一）病情观察

1.需在固定条件下测量血压。测量前患者需静坐或静卧 30 分钟。

2.当发现患者血压急剧升高.同时出现头痛、呕吐等症状时，应考虑发生高血压危象的可能.立即通知医师并让患者卧床、吸氧。同时准备快速降压药物、脱水剂等，如患者抽搐、躁动，则应注意安全。

（二）对症护理

1.当患者出现明显头痛，颈部僵直感、恶心、颜面潮红或脉搏改变等症状体征时.应让患者保持安静.并设法去除各种诱发因素。

2.对有失眠或精神紧张者.在进行心理护理的同时配以药物治疗或针刺疗法。

3.对有心、脑、肾并发症患者应严密观察血压波动情况，详细记录出入液量，对高血压危象患者监测其心率、呼吸、血压、神志等。

4.冬季应注意保暖。室内保持一定的室温，洗澡时避免受凉。

（三）一般护理

1.休息：早期患者宜适当休息，尤其是工作过度紧张者。对血压较高，症状明显或伴有脏器损害表现者应充分休息。通过治疗血压稳定在一般水平、无明显脏器功能损害者，除保证足够的睡眠外可适当参加力所能及的工作，并提倡适当的体育活动，如散步、做操、打太极拳等，不宜长期静坐或卧床。

2.饮食：应适当控制钠盐及动物脂肪的摄入，避免高胆固醇食物。多食含维生素、蛋白质的食物，适当控制食量和总热量，以清淡、无刺激的食物为宜。忌烟酒。

3.心理护理：了解患者的性格特征和引起精神紧张的心理社会因素，根据患者不同的性格特征给予指导，训练自我控制的能力，同

时指导亲属要尽量避免各种可能导致患者精神紧张的因素，尽可能减轻患者的心理压力和矛盾冲突。

（四）健康指导

1.要广泛宣教有关高血压病的知识，合理安排生活，注意劳逸结合，定期测量血压。

2.向患者或家属说明高血压病需坚持长期规则治疗和保健护理的重要性。保持血压接近正常水平，防止对脏器的进一步损害。

3.提高患者的社会适应能力，维持心理平衡，避免各种不良刺激的影响。

4.注意饮食控制与调节，减少钠盐、动物脂肪的摄入，忌烟、酒。

5.保持大便通畅，必要时服用缓泻剂。

6.适当参与运动。

7.定期随访，高血压持续升高或出现头晕、头痛、恶心等症状时，应及时就医。

九、病毒性心肌炎护理

病毒性心肌炎是由病毒感染引起的心肌急性或慢性炎症。多见于儿童、青少年，但成人也不罕见。

按内科及本系统疾病的一般护理常规。

（一）病情观察

1.定时测量体温、脉搏，其体温与脉率增速不成正比。

2.密切观察患者呼吸频率、节律的变化，及早发现有无心功能不全。

3.定时测量血压，观察记录尿量，以及早判断有无心源性休克的发生。

4.密切观察心率与心律，及早发现有无心律失常，如室性早搏、不同程度的房室传导阻滞等，严重者可出现急性心力衰竭、心律失常等。

（二）对症护理

1.心悸、胸闷：保证患者休息，急性期卧床。按医嘱及时使用改善心肌营养与代谢的药物。

2.心律失常：当急性病毒性心肌炎患者引起Ⅲ度房室传导阻滞或窦房结病变引起窦房阻滞、窦房停搏而致阿—斯综合征者，应就地进行心肺复苏，并积极配合医师进行药物治疗或紧急做临时心脏起搏处理（见人工起搏器护理常规）。

3.心力衰竭：按心力衰竭护理常规。

（三）一般护理

1.休息：急性期需完全卧床休息，症状好转方能逐步起床活动，病室内应保持新鲜空气.注意保暖。

2.饮食：应进高蛋白、高维生素、富于营养、易消化饮食；宜少量多餐，避免过饱或食用刺激性饮料及食物；心力衰竭者给予低盐饮食。

3.心理护理：见循环系统疾病护理常规。

（四）健康指导

1.注意劳逸结合，避免过度劳累。进行适量体育锻炼，提高和增强机体抗病能力。

2.加强饮食卫生，注意保暖，防止呼吸道和肠道感染。

3.有心律失常者应按医嘱服药，定期随访。

十、心肌病护理

心肌病亦称原发性或原因不明的心肌病，是一组病因不明的心肌疾病。分为扩张型、肥厚型、限制型、未定型心肌病4类。扩张型心肌病可能与病毒、细菌、药物中毒和代谢异常等所致心肌损害以及免疫反应因素有关，肥厚型心肌病可能与遗传因素有关。

扩张型心肌病临床以心脏扩大、慢性充血性心力衰竭、心律失常、栓塞等为主要特征。肥厚型心肌病临床早期无症状，病程进展时，出现心悸、胸痛、呼吸困难、眩晕、晕厥等主要特征。

按心血管系统疾病一般护理常规。

（一）一般护理

1.休息轻者适当休息，明显心脏扩大。严重心律失常，伴心力衰竭者应绝对卧床休息。

2.呼吸困难时。给予半卧位，并给氧气吸入。

（二）病情观察

1.观察生命体征变化，一旦发生心脏骤停、严重心律失常时，应及时配合抢救。

2.注意有无栓塞症状表现。如肺栓塞时可出现咯血、胸痛、呼吸困难、发绀等；脑栓塞时可出现神经精神症状及运动障碍；肾栓塞时可出现血尿、腰痛；肢体动脉栓塞时可出现皮肤温度下降、面色苍白、动脉搏动减弱或消失。

3.心力衰竭者按心力衰竭护理常规；心律失常者按心律失常护理常规。

（三）药物护理

1.观察药物的作用及副作用。

2.应用抗心律失常药物时，严密观察心率、心律、血压的变化。

必要时行心电监护。

十一、心包炎护理

心包炎是指心包脏层和壁层的炎症。分为急性和慢性两类。主要是由病毒。转移性癌肿、结核、细菌（化脓）性心肌梗死，风湿病、黏液性水肿、尿毒症、血液系统疾病及理化因素损伤等原因所致。

急性心包炎临床以胸痛、呼吸困难、发热、干咳、嘶哑、吞咽困难及心包摩擦音为主要特征。

按内科及本系统疾病的一般护理常规。

（一）病情观察

1.急性心包炎患者主要表现为心前区尖锐剧痛或沉重闷痛。

可放射至左肩，疼痛可随呼吸或咳嗽加剧。应十分重视患者的主诉并及时给予处理。

2.呼吸困难为急性心包性渗液时最突出的症状，也为慢性缩窄性心包炎最主要症状。护理人员应密切观察患者呼吸频率及节律，及时与医师联系。

3.当患者出现心脏填塞征象时可出现静脉压升高，动脉压降低。严重者可出现休克。由于渗液积聚还可出现体循环淤血征，如肝一颈反流征阳性、胸腹水、面部及下肢浮肿。常有奇脉，并注意有无心律失常发生。

（二）对症护理

心包积液护理人员应积极做好心包穿刺术准备，并做好对患者的解释工作，协助医师进行心包穿刺及做好术后护理。

（三）一般护理

1.休息与卧位：患者应卧床休息，取半卧位，认真做好一级护理。

2.饮食：给予高热量、高蛋白、高维生素饮食。

3.保持大便通畅：见循环系统疾病护理常规。

4.高热护理：及时做好降温处理。及时更换患者衣裤，定时测量体温并做好记录。

5.吸氧：按循环系统疾病护理常规。

6.心理护理：见循环系统疾病护理常规。

（四）健康指导

1.加强个人卫生，预防各种感染。

2.遵医嘱及时、准确地使用药物并定时随访。

十二、感染性心内膜炎护理

感染性心内膜炎是指微生物感染心内膜或邻近的大动脉内膜伴赘生物形成。致病菌以细菌、真菌多见.亚急性感染以草绿色链球菌为常见。急性者主要由溶血性链球菌、金黄色葡萄球菌引起，临床分为急性和亚急性两类。

临床表现为急性呈现暴发性败血症过程，高热、寒战、呼吸急促，常诉头、胸、背和肌肉关节痛，常见突发心力衰竭。亚急性起病隐匿，全身不适、软弱无力、食欲不振和体重减轻等非特异性症状；呈现弛张性低热，体温低于39℃。午后和晚上较高，伴寒战和盗汗、头痛、背痛和肌肉关节痛。

（一）一般护理

1.休息：卧床休息，保持舒适体位，根据病情安排患者的活动量。

2.饮食：给予高蛋白、高热量、多维生素、易消化的饮食。

3.准确记录出入量。

（二）病情观察

1.观察发热及其伴随症状。高热时按高热护理常规。

2.注意皮肤黏膜有无出血点及淤斑。

3.注意有无栓塞征象，若有腰痛、胸痛、意识障碍等症状时应及时处理。

4.注意有无呼吸困难、浮肿、咳嗽、尿量减少等心功能不全表现。心力衰竭时按心力衰竭护理常规。

5.长期使用抗生素应注意有无霉菌感染。

（三）健康教育

1.指导患者保持口腔、皮肤清洁，适当进行锻炼，增强体质。

2.在停止治疗后 2 周内出现体温再度升高、结节、纳差和乏力等应考虑复发.及时就诊。

十三、风湿性瓣膜病护理

心脏瓣膜病是指由于各种病因引起单个或多个瓣膜的功能或结构异常，导致瓣膜狭窄/关闭不全。风湿性心脏瓣膜病简称风心病，风湿炎症过程所致的瓣膜是病变。其中又以二尖瓣狭窄为常见，多合并二尖瓣关闭不全。

临床表现二尖瓣狭窄早期无症状，随着病情的进展出现呼吸困难、咳嗽、咯血、急性肺水肿等，呈现二尖瓣面容，心尖区出现舒张期隆隆样杂音；二尖瓣关闭不全，轻度仅有轻微呼吸困难，严重者有急性左心衰、急性肺水肿或心源性休克、心尖区出现舒张期吹风样杂音。

（一）一般护理

1.休息：心律失常伴有心功能三级以上者应绝对卧床休息，协助患者更换体位，并做肢体主动和被动活动。

2.饮食：给予低盐、高热量、高蛋白、多维生素、易消化饮食。

（二）病情观察

1.观察患者有无神志改变，注意疼痛程度及部位、四肢活动度，以判断有无栓塞。

2.注意体温、皮肤黏膜有无出血点及淤斑，应警惕感染性心内膜炎发生。

3.使用洋地黄类药物应注意有无中毒反应。使用利尿剂时注意观察尿量及定期监测电解质的变化。

4.心力衰竭者按心力衰竭护理常规。

（三）二尖瓣狭窄行球囊扩张时按球囊扩张手术护理常规

（四）健康教育

1.指导患者避免诱发因素，如上呼吸道感染等。

2.预防风湿热发生，控制风湿活动。

3.坚持服药，观察药物疗效和副作用。

4.育龄妇女，注意避孕。

5.定期复查。

十四、慢性肺原性心脏病护理

按内科及本系统疾病的一般护理常规。

（一）病情观察

1.观察神志、血压、心率、心律，呼吸节律、频率、深浅以及有无发绀、体温、水肿、尿量等变化。

2.了解各类药物的作用和副作用，慎用镇静安眠药，以免诱发或加重肺性脑病。慎用地高辛类药，以免引起洋地黄中毒。

3.血气分析和各项化验指数观察。

（二）对症护理

1.根据血气分析和临床情况合理给氧。

2.病情加重出现肺性脑病者可行气管插管及人工呼吸机通气（按人工呼吸机护理常规）。

（三）一般护理

1.保持呼吸道通畅，鼓励咳嗽、排痰、更换体位，危重患者可帮助翻身、拍背。

2.按病情做好各种护理记录。

3.必要时作痰培养加药敏连续 2 次。

4.正确记录和计算静脉输液量和滴速。以免加重心脏负担，诱发心力衰竭。

5.适当卧床休息，避免劳累，以减轻心脏负担。

6.饮食护理。嘱患者不要饱食，限制钠盐摄入，避免诱发心力衰竭。

7.劝患者戒烟，以控制慢性支气管炎的加重。

（四）健康指导

按本系统疾病护理常规。

第四节 消化系统护理技术操作常规

一、消化系统一般护理

（一）病情观察

1.及时了解有无呕吐、便血、腹痛、便秘等。

2.呕吐、呕血、便血、严重腹泻时，应观察血压、体温、脉搏、呼吸、神志，尿量并详细记录。

3.腹痛时，注意观察其部位、性质、持续时间及与饮食的关系，如有病情变化及时汇报医师处理。

（二）一般护理

1.危重及进行特殊治疗的患者，如上消化道出血、肝硬化晚期、肝昏迷、肝脓肿、急性胰腺炎等应绝对卧床休息。轻症及重症恢复期患者可适当活动。

2.饮食护埋：对溃疡病、肝硬化腹水、急性胰腺炎、溃疡性结肠炎等患者。指导食用易消化、高蛋白、低盐或无盐、低脂肪无渣的治疗膳食。

3.当需要进行腹腔穿刺术、肝脾穿刺活检、纤维内镜、经皮肤肝脏穿刺介入疗法等检查时。应做好术前准备、术中配合、术后护理工作。

4.备齐抢救物品及药品。

5.加强心理护理.做好患者及家属的安慰工作。避免不良因素的刺激。

6.严格执行消毒隔离制度，参照消毒无菌技术常规。

（三）健康指导

1.强调饮食质量及饮食规律和控制烟酒。

2.指导慢性消化系统疾病患者掌握发病的规律性，防止复发和出现并发症。

3.向患者阐述一些与疾病有关的医疗知识。

4.说明坚持长期服药的重要性。

5.指导患者保持情绪稳定。

二、急、慢性胃炎护理

胃炎是指各种病因所致的胃黏膜的炎性病变。按临床发病的缓急，一般分为急性胃炎和慢性胃炎两类。另有其他特殊型胃炎，如因链球菌、大肠杆菌等细菌感染引起的急性化脓性胃炎；由于误服或有意吞服腐蚀剂而引起的急性腐蚀性胃炎等。

按消化系统疾病一般护理常规。

（一）病情观察

1.严密观察腹痛性质。腹痛剧烈时可给局部热敷或用解痉剂，并观察药物的作用和副作用。

2.呕吐频繁有失水情况时，抽血送检钠、钾、氯及二氧化碳结合力，及时纠正水、电解质和酸碱失衡，测量脉搏、血压并记录。

3.病情严重的患者卧床休息。呕吐剧烈时，需床旁守护，记录呕吐次数、性质及量，清除呕吐物并漱口。

（二）一般护理

1.对于不同病因所致的急、慢性胃炎，给予不同心理护理。如吞服强酸、强碱有自杀企图的患者，应给予精神安慰，引导患者适当的情绪发泄以达到心理平衡，并帮助患者正确对待各种矛盾。

2.加强饮食管理。病情轻者可给清淡流质饮食，并多饮水，剧烈呕吐时应暂禁食。强酸中毒性胃炎可给牛奶、蛋清类。强碱中毒性胃炎，可给橘子汁起中和作用。

3.忌饮大量烈性酒、茶等。避免进食过冷、过热、刺激性食物，少食多餐。

（三）健康指导

1.注意饮食卫生，勿吃腐败变质的食物。

2.不暴饮暴食。

3.养成良好的生活习惯，保持饮食规律性。

三、消化性溃疡护理

消化性溃疡是指发生在胃和十二指肠球部的慢性溃疡，也可发生在食管下端、胃空肠吻合口周围。溃疡的形成与胃酸、胃蛋白酶的消化作用有关。故称消化性溃疡。十二指肠溃疡多见于青壮年；胃溃疡发病年龄较晚，男性多于女性。胃溃疡十二指肠溃疡，两者之比约为3:1。

消化性溃疡的病因与胃酸和胃蛋白酶分泌增多、幽门螺杆菌感染、非甾体消炎药、遗传及精神情绪等因素有关。

临床以慢性过程，周期性发作与节律性上腹部疼痛为主要特征。

按内科及本系统疾病的一般护理常规。

（一）病情观察

1.及时了解患者有无腹痛、嗳气、反酸、恶心、呕吐等表现。

2.当患者出现四肢厥冷、脉速、血压下降、黑便、腹痛剧烈、呕吐，提示有出血、穿孔等并发症，应及时报告医师处理。

（二）一般护理

1.嘱患者保持安静，急性发作或有并发症时应卧床休息。

2.指导患者用药并观察药物副作用，抗酸药应在两餐之间或临睡前服药；黏膜保护剂、宜研碎或嚼碎；长期服用出现便秘者可给予缓泻剂。

3.饮食护理：应少量多餐。以柔软、易消化、清淡为原则，忌粗糙生冷或多纤维饮食，保证足够的热量和维生素，尽量避免食用刺激胃液分泌亢进的食物，如浓茶、咖啡、烟酒和辛辣调味品。进食时细细咀嚼。伴消化道出血时，应根据病情禁食。

（三）健康指导

1.向患者讲解疾病注意事项，避免精神紧张、过度疲劳，生活要有规律，遵守饮食疗法。

2.正确服药，坚持服药，以防疾病复发。

3.加强观察，如发现有上腹部痛、不适、压迫感、恶心呕吐、黑便，应及时就诊。

4.如需用对胃黏膜有刺激的药物时，应在医生指导下服用。

四、上消化道出血护理

上消化道出血是指屈氏韧带以上的消化道，包括食管、胃、十二指肠和肝、胰、胆道病变引起的出血，以及胃空肠吻合术后的空肠病变所致的出血。上消化道出血病因常为消化系统疾病或全身性疾病。

按内科及本系统疾病的一般护理常规。

（一）病情观察

1.观察血压、体温、脉搏、呼吸的变化。

2.在大出血时。每15分钟~30分钟测脉搏、血压，有条件者使用心电血压监护仪进行监测。

3.观察神志、末梢循坏、尿量、呕血及便血的色、质、量。

4.对头晕、心悸、出冷汗等休克表现，及时报告医师对症处理并做好记录。

（二）对症护理

1.出血期护理：

（1）绝对卧床休息至出血停止。

（2）烦躁者给予镇静剂，门脉高压出血患者烦躁时慎用镇静剂。

（3）耐心细致地做好解释工作，安慰体贴患者的疾苦，消除紧张、恐惧心理。

（4）污染被服应随时更换。以避免不良刺激。

（5）迅速建立静脉通路，尽快补充血容量，用5%葡萄糖生理盐水或血浆代用品，大量出血时应及时配血、备血，准备双气囊三腔管备用。

（6）注意保暖。

2.呕血护理：

（1）根据病情让患者侧卧位或半卧位，防止误吸。

（2）行胃管冲洗时，应观察有无新的出血。

（三）一般护理

1.口腔护理：出血期禁食，需每日2次清洁口腔。呕血时应随时做好口腔护理保持口腔清洁、无味。

2.便血护理：大便次数频繁，每次便后应擦净。保持臀部清洁、干燥，以防发生湿疹和褥疮。

3.饮食护理：消化性溃疡小量出血予温凉流质，大出血期禁食；出血停止后按序给予温凉流质、半流质及易消化的软饮食；出血后3天未解大便患者慎用泻药。

4.使用双气囊三腔管压迫治疗时，参照双气囊三腔管护理常规。

5.使用特殊药物，如施他宁、垂体后叶素时，应严格掌握滴速不宜过快或使用微量泵，如出现腹痛、腹泻、心律失常等副作用时，应及时报告医师处理。

（四）健康指导

1.保持良好的心境和乐观主义精神，正确对待疾病。

2.注意饮食卫生、合理安排作息时间。

3.适当的体育锻炼、增强体质。

4.禁烟、浓茶、咖啡等对胃有刺激的食物。

5.在好发季节注意饮食卫生，注意劳逸结合。

6.对一些可诱发或加重溃疡病症状，甚至引起并发症的药物应忌用如水杨酸类、利血平、保泰松等。

五、急性胰腺炎护理

急性胰腺炎是指胰酶在胰腺内被激活后引起胰腺组织自身消化的化学性炎症。常见于胆道疾病、胆管阻塞、大量饮酒、暴饮暴食、手术创伤、感染等时引起。以青壮年居多。

临床以急性上腹痛、恶心、呕吐、发热、血与尿淀粉酶增高，重症伴休克、腹膜炎等为主要特征。

按内科及本系统疾病一般护理常规。

（一）病情观察

1.严密观察患者体温、脉搏、呼吸、血压、神志的变化。

2.认真听取患者主诉，腹部疼痛的部位、性质、时间等。

3.使用胃肠减压时应观察引流液的颜色、内容物及量。

4.注意观察患者有无出血倾向，如脉速、出冷汗、血压下降等休克表现，以及患者有无腹胀、肠麻痹、脱水等症状，发现异常及时报告医师。

（二）对症处理

1.患者剧烈疼痛辗转不安时，应注意安全。必需时加用床档，防止坠床。

2.抑制胰腺分泌、禁食和胃肠减压使胰腺分泌减少到最低限度，避免和改善胃肠胀气并保持管道通畅。

3.急性期按常规做好口腔、皮肤护理，防止褥疮和肺炎发生。

（三）健康指导

1.应向患者讲清本病好发的特点及治疗中注意事宜，悉心安慰患者，使其情绪稳定积极配合治疗。

2.注意饮食卫生。

3.禁食高脂饮食、避免暴饮暴食，以防疾病复发。

六、肝硬化护理

肝硬化是一种以肝组织弥漫性纤维化、假小叶和再生结节形成为特征的慢性肝病。主要由病毒性肝炎、酒精中毒、胆汁淤积循环障碍、工业毒物或药物、代谢营养障碍等引起。

临床表现以肝功能损害和门静脉高压为主要特征，晚期可出现消化道出血、肝性脑病，继发感染等严重并发症。

按内科及本系统一般护理常规。

（一）病情观察

1.根据病情随时观察神志、表情、性格变化以及扑翼样震颤等肝昏迷先兆表现。

2.观察鼻、牙龈胃肠等出血倾向，若有呕血及便血时做好记录，及时与医师联系作对症处理。

（二）对症处理

1.对躁动不安的患者，应用约束带、床栏等保护性措施，以免坠床。

2.饮食以高糖、优质蛋白、低脂肪、低盐、多维生素软食。忌吃粗糙过硬及油炸的食物。

3.伴有水肿和腹水的患者应限制水和盐摄入（每日 3g~5g）。

4.肝功能不全昏迷期或血氨升高时，限制蛋白在每日 30g 左右。

5.正确记录 24 小时出入液量。

6.禁烟、忌酒、咖啡等刺激性饮料及食物。

（三）一般护理

1.肝功能代偿期患者，可参加力所能及的工作；肝功能失代偿期患者应卧床休息。

2.大量腹水的患者，可采取半卧位或取患者喜欢的体位，每日测腹围和体重，详细记录，衬衣、裤要宽松合适，每日温水擦身，保持皮肤清洁、干燥；有脐疝时要用腹带保护，有牙龈出血者，用软毛刷或含漱液清洁口腔，切忌用牙签剔牙。

3.适当补充多种维生素，尤以 B 族维生素类。

4.注意观察用利尿药后的尿量变化及电解质情况。随时与医生取得联系。

（四）健康指导

1.保持良好心情。

2.按时正确眼药。

3.正确指导患者生活规律，注意劳逸结合。

4.避免感冒等各种感染和不良刺激。

七、肝性脑病护理

肝性脑病是指严重肝病引起的，以代谢紊乱为基础的中枢神经系统综合征。主要由各型肝硬化，重症病毒性肝炎，中毒性肝炎，药物性肝病。门腔静脉分流术后引起的。

临床以意识障碍.行为失常、昏迷为主要特征。根据意识障碍程度、神经系统表现及脑电图改变情况可分为前驱期、昏迷前期、昏睡期、昏迷期。

按消化系统疾病一般护理常规。

（一）病情观察

1.严密观察患者性格、情绪和行为的改变。如有无反常的冷漠或欣快，有无精神失常、扑翼样震颤等。

2.观察各种反射是否存在，以判断昏迷程度，发现瞳孔、血压及呼吸异常，应立即与医生联系，协助处理。

3.注意观察原发肝病情况，体征有无加重，如出血倾向、黄疸等，有无上消化道出血感染等并发症发生。

（二）一般护理

1.对兴奋躁动者须采取安全防护措施。

2.保持呼吸道通畅。

3.加强饮食管理.开始数日，禁食蛋白质，以碳水化合物为主，每日热量保持1500 卡~2000 卡，以减少组织蛋白的分解，并能促进氨与谷氨酸合成谷氨酰胺的过程，有利于降低血氨。昏迷者可鼻饲流质，神志清醒后逐渐增加蛋白质（每日控制在 40 克以下）及多种维生素，限制钠盐摄入。

4.注意维持水、电解质和酸碱平衡。一般钾的补充要充足，而钠盐则要限制。准确记录出入液量。

5.清洁肠道，以减少产氨。出血停止后吸除胃内积血或用生理盐水加 1 / 5 食醋进行灌肠（忌用肥皂水灌肠），以保持肠道酸性环境。

（三）健康指导

1.保持良好心情。

2.积极治疗原发肝病。

3.按时正确服药。

4.指导患者生活规律，注意卧床休息。

5.避免感染和大量进食蛋白质食物。

八、溃疡性结肠炎护理

溃疡性结肠炎是一种病因未明的直肠和结肠的慢性炎症性疾病。病理表现为结肠黏膜和黏膜下层有慢性炎症细胞浸润和多发性溃疡形成，也称非特异性溃疡性结肠炎。本病多见于 20 岁~40 岁，男女发病率无明显差别。

按内科及本系统疾病的一般护理常规。

（一）病情观察

1.根据病情观察腹泻的频率次数和大便的性状。

2.暴发型患者因大便次数频繁，应观察是否有口渴、皮肤弹性减弱、消瘦、乏力、心悸、血压下降等水、电解质、酸碱平衡失调和营养障碍的表现。

3.如病情恶化、毒血症明显、高热伴腹胀、腹部压痛、肠鸣音减弱或消失，或出现腹膜刺激征、提示有并发症应立即与医师联系协助抢救。

（二）对症护理

1.腹痛应用解痉剂时.剂量宜小，避免引起中毒性结肠扩张。

2.严重发作者，应遵医嘱及时补充液体和电解质、血制品。以及纠正贫血、低蛋白血症等。

3.需行结肠内窥镜或钡剂灌肠时，以低压生理盐水灌肠做好肠道准备，避免压力过高防止肠穿孔。

4.指导患者以刺激性小、纤维素少、高热量饮食；大出血时禁食，以后根据病情过渡到流质和无渣饮食，慎用牛奶和乳制品含糖高的食品。

（三）一般护理

1.连续便血和腹泻时要特别注意预防感染，便后温水坐浴或肛门热敷，改善局部循环。并局部涂擦抗生素软膏。

2.需行药物保留灌肠时，宜在晚睡前执行，先嘱患者排便，取左侧卧位，行低压盐水灌肠。

3.轻者适当休息，指导患者晚间安然入睡，重视午睡，重症患者应卧床休息。以减轻肠蠕动和肠痉挛。

（四）健康指导

1.向患者讲解此病的诱发因素、治疗后的效果，并保持情绪稳定。

2.按时正确服药，配合治疗和护理。

九、双囊三腔管压迫术护理

（一）目的

利用气囊压力压迫胃底和食管下段以达到止血目的。

（二）术前准备

1.物品准备：治疗盘内盛治疗碗、双囊三腔管、纱布数块、胶布、50mL。注射器、止血钳、血压计，滑轮牵引架 1 个，线绳 1 根 （约 1m 长），0.5kg 牵引物 1 个。

2.患者准备：向患者解释治疗的目的和方法，训练患者深呼吸和吞咽动作。

（三）操作步骤

1.检查双囊三腔是否漏气，管腔是否通畅，胃囊一般注气量为 150mL~200mL，食管气囊内注气 100mL~150mL，试好后将胃囊及食管囊内气体抽尽，用止血钳夹紧气囊导管的开口处，并做好标记。

2.清洁鼻腔。取侧卧位。

3.石蜡油滑润三腔管前端及气囊外部后.由鼻腔慢慢插入。

4.三腔管插入咽喉部时。嘱患者做吞咽动作。以利于插入，到达 50cm~65cm 处能抽出胃液，证明头端已达胃腔。

5.向胃囊管注气 150mL~200mL，立即将血管钳夹住胃囊管外口，以免漏气，将二腔管向外牵拉，如遇有阻力.表明胃囊压迫于胃底贲门部。

6.以 0.5kg 牵引物通过滑轮装置牵引固定三腔管。

7.测胃囊的压力并记录。如仍有出血.再向食管气囊充气 100mL~150mL，压迫食管静脉，注气后用止血钳夹紧开口处。

（四）注意事项

1.密切观察患者有无不适症状.经常抽吸胃内容物，注意有无活动性出血。

2.保持口、鼻清洁，每口 2 次向鼻腔滴入少量石蜡油，以免三腔管黏附于鼻黏膜。

3.如提拉不慎，将胃气囊拉出，进入食管压迫气管造成窒息，应立即剪除三腔管放出气体。

4.对压迫无效者。应及时检查，如为囊壁破裂应更换三腔管。

5.出血停止后，定时从胃管内注入流质饮食。

6.三腔管放置每 12 小时应放气 20 分钟~30 分钟，同时放松牵引 30 分钟，然后再牵引，以免局部黏膜受压过久糜烂、坏死。

7.三腔管压迫 2 日~3 日后，若出血停止，先放去食管气囊内气体并放松牵引，观察 12 小时后仍无出血，放去胃气囊气体后，可拔管，拔管前宜口服石蜡油 20mL~30mL。

8.拔管后 24 小时内仍需严密观察有无出血。

十、腹腔穿刺术护理

（一）目的

1.明确腹腔积液性质，协助病因诊断。

2.排除积液，缓解腹水所致胸闷、气短等压迫症状。

3.腹腔内注药物。

（二）用物准备

治疗盘内盛常规消毒物品，腹腔穿刺包、1%~2% 利多卡因、无菌手套、试管、量杯、胶带、皮尺、盛腹水容器等。

（三）术中配合

1.向患者解释穿刺目的和注意事项，以取得合作。

2.协助患者取半卧位、平卧位或侧卧位，暴露腹部、注意保暖。

3.穿刺部位为左髂前上棘与脐连线的中、外/3 相交处，或取脐与耻骨联合连线的中点上方 1cm 稍偏左或偏右 1cm~1.5cm 处。

4.常规消毒皮肤，打开腹穿包.协助医生抽取 1%~2% 利多卡因作局部麻醉。

5.术毕，拔出针头，按压针眼片刻，消毒后覆盖无菌纱布，胶布固定。

6.记录放液量，收集腹水标本，立即送检。

（四）注意事项

1.穿刺前嘱患者排尿，以免穿刺时损伤膀胱。

2.术中严密观察有无头晕、恶心、心悸、脉速、血压下降、面色苍白症状。

3.一般放液速度不宜过快，液量不宜过多，以免发生电解质紊乱及诱发肝昏迷。

4.大量放液后腹部必须束腹带，以防腹压骤降，内脏血管扩张，引起有效循环血量减少，甚至休克。

5.严格无菌操作，避免腹腔感染。

十一、纤维胃镜检查术护理

（一）目的

1.明确食道、胃、十二指肠疾病病变部位及性质。

2.治疗息肉、止血及取异物。

（二）术前准备

1.向患者解释检查目的、方法及注意事项，以取得合作。

2.检查前禁食 2 小时。

3.幽门梗阻者检查前 3 日子流质饮食，必要时洗胃。

4.术前查肝功能及乙型肝炎病毒表面抗原。

（三）术中配合

1.检查前 15 分钟口服含有利多卡因和消泡剂的润滑麻醉胶 10mL 作咽部麻醉。

2.松开衣领、腰带、取左侧卧位，头部稍向前倾，两腿屈曲，放松身躯。嘱患者咬住牙垫，并置弯盘接唾液及呕吐物。

3.协助术者川润滑剂润滑镜身，当胃镜进入咽部时，嘱患者做吞咽动作。如有恶心，稍事休息，做深呼吸，好转后再插。

（四）术后护理

1.术后患者咽喉部麻木感消失后即可进食。

2.行纤维胃镜活检者，术后 1 小时~2 小时应予温凉流质。

3.观察有无呕血、便血及腹痛情况。

4.术后患者 1 日~2 日内出现短暂的咽喉部疼痛，给予漱口液及含片，并告之不可强行咳出分泌物，以减少出血。

十二、纤维结肠镜检查术护理

（一）目的

1.明确下消化道疾病病变部位、性质。

2.治疗息肉、止血及取异物。

（二）术前准备

1.向患者解释检查目的、方法及可能发生的并发症，以取得合作。

2.检查前 3 日开始吃少渣饮食，检查当日上午禁食，检查前一日晚临睡时口服蓖麻油 30mL；检查前 4 小时口服清肠液 3 000mL。

3.疑有肠梗阻者，需行清洁灌肠。

（三）术中配合

1.取左侧卧位，裤子退至膝部，双腿屈曲。

2.插镜前肛门涂润滑油，嘱患者放松。

3.手托蘸有润滑油的纱布握持镜身，协助术者插入肠镜。

4.捅镜过程中根据需要嘱患者变换体位。

（四）术后护理

1.活检及息肉摘除者术后给予无渣饮食 3 日。

2.重视患者主诉，密切观察血压和腹部体征，警惕出血、穿孔等并发症。

第五节　代谢性内分泌系统疾病护理技术操作常规

一、代谢性内分泌系统一般护理

1.按内科疾病一般护理。

2.轻者休息或卧床休息，危重或做特殊检查者绝对卧床休息。

3.给予各种治疗饮食。注意饮食是否符合规定。并劝其严格遵守膳食制度。

4.按时测量身高、体重并记录。

5.严密观察病情变化，发现异常及时与医师联系。

6.了解、掌握内分泌疾病常用各种检查的目的、方法、注意事项及临床意义，并做好各种检查的准备工作.按时收集各种化验标本。

7.加强宣教、保健指导。使患者熟悉防病治病的常识，了解随访意义，主动定期复查。

二、糖尿病护理

糖尿病是指一组由遗传和环境因素相互作用而引起的临床综合征。因胰岛素分泌绝对或相对不足，导致血糖升高，出现糖尿症状而引起脂肪、蛋白质、水及电解质等代谢异常。可能与遗传、自身免疫、病毒、基因突变、组织对胰岛素产生抵抗及其他因素如生活方式改变、高热量饮食、体育锻炼减少等因素有关。

高血糖为其重要临床特征，表现为多饮、多尿、多食和消瘦.重症或应急时可发生酮症酸中毒或其他急性代谢紊乱，久病可致脏器损害。

按内科及本系统疾病的一般护理。

（一）病情观察

1.有无泌尿道、皮肤、肺部等感染，女性有无外阴部皮肤瘙痒。

2.有无食欲减退，恶心、呕吐、嗜睡、呼吸加快、加深。呼吸呈烂苹果气味及脱水等酮症酸中毒表现。

3.有无低血糖。

4.有无四肢麻木等周围神经炎表现。

5.辅助检查　尿糖定性、空腹血糖检查及口服葡萄糖耐量试验（COTT）。测定均要准确符合操作规范。

（二）对症护理

1.饮食护理：

（1）让患者明确饮食控制的重要性，从而自觉遵守饮食规定。

（2）应严格定时进食。对使用胰岛素治疗的患者尤应注意。

（3）检查每次进餐情况，如有剩余，必须计算实际进食量，供医师治疗中参考。

（4）控制总热量，当患者出现饥饿感时可增加蔬菜及豆制品等副食。

（5）有计划地更换食品，以免患者感到进食单调乏味。

2.应用胰岛素的护理：

（1）胰岛素的保存：中效及长效胰岛素比普通胰岛素稳定。同样在5℃情况下，前两者为3年而后者为3个月，使用期间宜保存在室温20℃以下。

（2）应用时注意胰岛素的换算。

（3）剂量必须准确。

（4）两种胰岛素合用时，先抽吸正规胰岛素，后抽吸鱼精蛋白胰岛素。

（5）胰岛素注射部位选择与安排：胰岛素常用于皮下注射，宜选皮肤疏松部位，有计划按顺序轮换注射。每次要改变部位，以防注射部位组织硬化、脂肪萎缩影响胰岛素的吸收，注射部位消毒应严密，以防感染。

（6）低血糖反应：表现为疲乏，强烈饥饿感，甚至死亡，一旦发生低血糖反应，除立即抽血检查血糖外，可口服糖水或静注50%葡萄糖40mL，待患者清醒后再让其进食，以防再度昏迷。

（三）一般护理

1.生活有规律，身体情况许可，可进行适当的运动，以促进碳水化合物的利用。减少胰岛素的需要量。

2.注意个人卫生，预防感染。糖尿病病人常因脱水和抵抗力下降，皮肤容易干燥发痒。也易合并皮肤感染，应定时给予擦身或沐浴，以保持皮肤清洁。此外，应避免袜紧、鞋硬。引起血管闭塞而发生坏疽或皮肤破损而致感染。

3.按时测量体重以作计算饮食和观察疗效的参考。

4.必要时记录出入水量。

5.每日分3段~4段留尿糖定性。必要时测24小时尿糖定量。

（四）健康指导

1.帮助患者（或家属）掌握有关糖尿病治疗的知识，树立战胜疾病的信心。

2.帮助患者学会尿糖定性试验，包括试剂法和试纸法有关事项。

3.掌握饮食治疗的具体措施，按规定热量进食，定时进食，避免偏食、过食与少食，采用清淡食品，使菜谱多样化，多食蔬菜。

4.应用降糖药物时，指导患者观察药物疗效、副作用，掌握其处理方法。

5.帮助患者及其家属学会胰岛素注射技术，掌握用药方案，观察常见反应。

6.预防和识别低血糖反应和酮症酸中毒的方法及低血糖反应的处理。

7.注意皮肤清洁，尤其要保持足部、口腔、阴部的清洁，预防感染，有炎症、痈和创伤时要及时治疗。

8.避免精神创伤及过度劳累。

9.定期门诊复查。平时外出时注意随带糖尿病治疗情况卡。

三、酮症酸中毒护理

糖尿病代谢紊乱加重时，脂肪动员和分解加速。大量脂肪酸在肝经 β-氧化产生大量乙酰乙酸、β-羟丁酸和丙酮，三者统称为酮体。血酮升高为酮血症，尿酮排出增多称为酮尿，临床上统称为酮症。这些酮体均为较强的有机酸，可大量消耗体内储备碱，超过机体的处理能力；若代谢紊乱进一步加剧。血酮继续升高。便发生代谢性酸中毒，即酮症酸中毒。

按内科及本系统疾病的一般护理。

（一）病情观察

1.酮症酸中毒患者逐渐出现疲乏软弱，极度口渴，厌食，恶心、呕吐。

2.呼吸加速，呼气时有酮味（烂苹果样气味）。

3.随着失水加重出现脱水，尿量减少，皮肤干燥无弹性，眼球下陷。

4.严重时可出现休克。表现为心率加快、脉细速、血压下降、四肢厥冷等，患者呈倦睡而渐入昏迷。

5.实验室检查，血糖明显升高，血二氧化碳结合力明显降低，血酮增高，尿糖强阳性，尿酮阳性，血白细胞增高等。

（二）对症护理。

1.确诊酮症酸中毒后，绝对卧床休息，应立即配合抢救治疗。

2.快速建立静脉通路，纠正水、电解质及酸碱平衡失调，纠正酮症症状。

3.遵医嘱运用正规胰岛素。小剂量胰岛素应用时抽吸剂量要准确，以减少低血糖、低血钾、脑水肿的发生。

4.协助处理诱发病和并发症，严密观察生命体征、神志、瞳孔（见昏迷护理常规）。协助做好血糖的测定和记录。

5.饮食护理：禁食，待昏迷缓解后改糖尿病半流质或糖尿病饮食。

6.预防感染：必须做好口腔及皮肤护理，保持皮肤清洁，预防褥疮和继发感染，女性患者应保持外阴部的清洁。

7.血管病变的护理，除按糖尿病一般护理外，还应根据不同部位或器官的血管病变进行护理。

8.神经病变的护理。控制糖尿病，应用大量维生素 B，局部按摩及理疗，对皮肤感觉消失者应注意防止损伤。

9.做好保健指导.使患者或家属掌握有关糖尿病治疗的知识，树立战胜疾病的信心。

（三）一般护理

同糖尿病护理。

四、甲状腺功能亢进护理

甲状腺功能亢进症（简称甲亢）是指由多种原因引起的甲状腺激素分泌过多所致的一组临床综合征。主要与遗传、自身免疫、应激等因素有关。

临床以高代谢症候群、甲状腺肿大及突眼为主要特征。

按内科及本系统疾病的一般护理常规。

（一）病情观察

密切观察体温、脉搏、血压、呼吸、心率、心律及肝功能等变化，注意危象的发生。

（二）对症护理

1.重症浸润性突眼者，眼睑常不能完全闭全，可引起角膜损伤、感染与溃疡，故须注意保护角膜和球结膜，可用眼罩防止光、风、灰尘刺激。结膜水肿，眼睑不能闭合者，涂以抗生素眼膏或用生理盐水纱布湿敷，抬高床头限制水及盐的摄入，防止眼压增高，并训练眼外肌活动。

2.辅助检查的护理：向患者解释检查的目的及注意事项，消除思想顾虑以免影响检查的效果。

3.并发症的预防：甲亢危象是甲状腺功能亢进的严重并发症，来势凶猛，死亡率高，主要是由于感染、应激或手术前准备不充分，引起机体反应和代谢率极度增高所致。因此要严密观察体温、脉搏、呼吸、血压，有否精神异常，有否电解质紊乱等。每班详细记录病情及出入水量，并做好床边交接班。

（三）一般护理

1.休息：每日必须有充分的休息避免过度疲劳。尤其在治疗初期，应给予适当休息，重症或有心功能不全或心律失常者应卧床休息。环境要安静，室温稍低。

2.饮食：由于患者代谢率高，能量消耗大，因此必须给予高热量、高蛋白、富含糖类和 B 族维生素饮食，并多给饮料以补充失去的水分。但禁用浓茶、咖啡等兴奋性饮料。

3.心理护理：甲亢患者由于神经兴奋性增高，易激动，烦躁多虑，不良环境，语言刺激可使症状加重。因此医护人员应给予体贴关怀、同情安慰，解除患者的焦虑与紧张情绪，树立治疗信心。

（四）健康指导

1.帮助患者了解引起甲亢危象的有关因素。尤其是精神因素在发病中的重要作用，保持其开朗乐观情绪。

2.坚持在医生指导下服药，克服那些认为症状缓解就自行停药或怕麻烦不坚持用药的想法，指导患者认识药物常见的副作用，以便情况发生时及时得到处理。

3.在高代谢状态未控制前，必须进行高热量、高蛋白、B 族维生素饮食，保证足够的饮料。但忌用浓茶、咖啡等兴奋性饮料。

4.合理安排工作、学习与生活，避免过度紧张。在疾病初治阶段应休息，以利控制病情。当症状控制后，应参与一些有益活动、工作，以调节生活乐趣。

5.定期门诊随访，及时了解病情变化。

五、甲状腺功能减退症护理

甲状腺功能减退症（简称甲减）。是指由多种原因引起的甲状腺激素合成、分泌或生物效应不足所致的一组内分泌疾病。根据起病年龄可分为呆小症（克汀病）、幼年型甲减和成年型甲减。成年型甲减主要是由于自身免疫性炎症引起的。

临床表现为畏寒、纳差、肌肉软弱无力、心动过缓、黏液性水肿、嗜睡、便秘、女性月经失调、性欲减退等。

按代谢性内分泌系统疾病一般护理常规。

（一）一般护理

1.安排舒适的环境，调节室温。

2.休息：重症者应卧床休息，伴有嗜睡或精神症状时应注意安全.以免发生意外。

3.饮食：给予高热量、高蛋白、低盐、低脂易消化的饮食，多食蔬菜和水果，以防便秘。

4.保持皮肤清洁，每日用温水擦洗并涂以润滑油，以防干裂或感染。

（二）病情观察

1.观察患者体温、脉搏、呼吸、血压、神志等，若体温低于 35℃，呼吸浅慢。心动过缓，血压降低，嗜睡等症状。及时协助处理。

2.观察体重和水肿情况，及早发现黏液性水肿昏迷先兆，准确记录出入量，定期测体重。

3.黏液性水肿昏迷者，除按昏迷护理常规外，还应及时保暖，静脉给予甲状腺素和氢化可的松，并持续吸氧。

4.应用甲状腺制剂时应注意有无心动过速、心律不齐、心绞痛、多汗、兴奋等过量表现，并慎用麻醉剂、安眠药、镇静剂，以免加重病情。

（三）健康教育

1.避免感染和创伤，注意保暖。

2.避免过度劳累，注意个人卫生，保持皮肤清洁。

3.慎用安眠、镇静、止痛药等。

4.坚持长期服药，定期复查甲状腺功能。

六、库欣综合征护理

库欣综合征（Cushing syndrome）是由多种原因引起的肾上腺素皮质分泌过量的糖皮质激素（主要是皮质醇）所致。主要临床表现有满月脸、多血质、向心性肥胖、皮肤紫纹、痤疮、糖尿病倾向、高血压、肌力低下和骨质疏松等。

按内科及本系统疾病的一般护理常规。

（一）病情观察

1.观察体温变化，定期检查血常规，注意有无感染的征象。

2.观察皮肤情况：评估病人水肿情况，每天测量体重，记录24小时液体出入量，检测电解质浓度和心电图变化。

3.水肿严重时，根据医嘱给予利尿剂，观察疗效及副作用。

4.观察病人有无关节疼痛或腰背疼痛等情况，必要时可由骨科评估是否需要使用拐杖等辅助工具。

（二）对症护理

1.预防感染，保持皮肤清洁，勤沐浴，勤换衣裤，保持床单的平整清洁。做好口腔、会阴护理。

2.观察精神症状与防止发生事故。患者烦躁不安，异常兴奋或抑郁状态时，要注意严加看护，防止坠床，宜用床档或用约束带保护患者，不宜在患者身边放置危险品，避免刺激性语言，应多关心照顾。

3.腺癌化疗的患者应观察有无恶心、呕吐、嗜睡、运动失调和记忆减退征象。

4.每周测量身高、体重，预防脊柱突发性、压缩性骨折。

（三）一般护理

1.休息：合理的休息可避免加重水肿，尽量卧床休息，轻者可适当活动。

2.饮食：给予低钠、高钾、低碳水化合物、低热量的饮食，适当摄取富含钙及维生素D的食物，预防和控制水肿、低钾血症和高血糖，以及预防骨质疏松，鼓励病人多食用柑橘类、枇杷、香蕉、南瓜等含钾高的水果。

3.皮肤和口腔护理：协助做好全身皮肤清洁，避免皮肤擦伤破损。长期卧床者应预防褥疮发生，危重者做好口腔护理。

（四）健康指导

1.指导患者在日常生活中，注意预防感染，皮肤保持清洁，防止外伤，骨折。

2.指导患者正确地摄取营养平衡的饮食，给予低钠、高钾、高蛋白的食物。

3.遵医嘱服用药，不擅自减药或停药。

4.定期门诊随访。

七、尿崩症护理

按内科及本系统疾病的一般护理常规。

（一）病情观察

1.准确记录患者尿量、尿比重、饮水量，观察液体出入量是否平衡，以及体重变化。

2.观察饮食情况，如食欲不振以及便秘、发热、皮肤干燥、倦怠、睡眠不佳等症状。

3.观察脱水症状，如头痛、恶心、呕吐、胸闷、虚脱、昏迷。

（二）对症护理

1.对于多尿、多饮者应给予扶助与预防脱水，根据患者的需要供应水。

2.测尿量、饮水量、体重，从而监测液体出入量，正确记录，并观察尿色、尿比重等及电解质、血渗透压情况。

3.患者因夜间多尿而失眠、疲劳以及精神焦虑等，应给予护理照料。

4.注意患者出现的脱水症状，一旦发现要尽早补液。

5.保持皮肤、黏膜的清洁。

6.有便秘倾向者及早预防。

7.药物治疗及检查时，应注意观察疗效及副作用，嘱患者准确用药。

（三）一般护理

1.患者夜间多尿，白天容易疲倦，要注意保持安静舒适的环境。

2.在患者身边经常备足温开水。

3.定时测血压、体温、脉搏、呼吸及体重，以了解病情变化。

（四）健康指导

1.患者由于多尿、多饮，要嘱患者在身边备足温开水。

2.注意预防感染，尽量休息，适当活动。

3.指导患者记录尿量及体重变化。

4.准确遵医嘱给药，不得自行停药。

5.门诊定期随访。

八、腺垂体功能减退症护理

腺垂体功能减退症是指垂体激素缺乏而引起的症群，多见于女性，与产后大出血所致垂体缺血、坏死有关。儿童期发病者表现为垂体性侏儒症，男性成人多由垂体腺瘤引起。

临床以性腺机能减退、甲状腺机能减退、肾上腺皮质机能减退症为主要特征。

按代谢性内分泌系统疾病一般护理常规。

（一）一般护理

1.休息：适当休息.避免劳累。

2.心理护理：关心体贴患者，避免精神刺激，增强治疗信心。

3.饮食：给予高热量、高蛋白、多维生素饮食，食欲减退者应注意调剂饮食，多食新鲜蔬菜，避免饥饿。

4.保持皮肤、外阴部清洁，防止感染。

（二）病情观察

1.观察患者精神状态、生命体征变化。

2.警惕垂体危象的发生，如高热或体温过低、腹泻、饥饿、心慌、出汗、昏厥或昏迷等现象。

（三）危象护理

1.立即送检血糖，迅速静脉注射 50%葡萄糖液 40mL~60mL，继以 10%葡萄糖液静脉输注维持，补液中加氢化考的松 200mg~300mg，以解除急性肾上腺功能减退危象。

2.意识不清者加置床档，防止坠床。

3.体温过低者注意保暖，高热者给予物理降温，并注意调节室温。

4.休克者按休克护理。

5.昏迷者按昏迷护理。

（四）药物护理

1.观察药物作用及副作用。

2.应用肾上腺皮质激素时，观察有无精神异常等情况。

第六节　肾脏系统疾病护理技术操作常规

一、肾脏系统一般护理

（一）病情观察

1.观察尿量、颜色、性状变化，有明显异常及时报告医师，每周至少化验尿常规和比重 1 次。

2.根据病情定时测量血压，发现异常及时处理。

3.每周测量体重 1 次，水肿明显、行腹膜透析和血液透析者，每日测量体重 1 次，做好记录。

4.观察有无贫血、电解质紊乱、酸碱失衡、尿素氮升高等情况。

5.根据病情记录 24 小时的出入水量。

（二）饮食护理：

1.急性肾炎：给予低盐、高维生素饮食，限制水的摄入。

2.慢性肾炎、肾病综合征：给予低盐、低脂、优质高蛋白、高维生素饮食，有水肿者限制水的摄入。

3.肾功能不全者：给予优质低蛋白、高钙、高铁、高维生素、低磷饮食，限制植物蛋白摄入量，尿少者限水、钠、钾盐摄入量。

（三）对症护理

1.水肿护理：

（1）准确记录出入液量，限制水和盐的摄入量。

（2）卧床休息注意观察血压变化，如血压低，要预防血容量不足。防止体位性低血压和摔跤；如血压高，要预防肾脏缺血、左心功能不全和脑水肿发生。

（3）做好皮肤护理，预防皮肤损伤和感染。

（4）用利尿药时，注意观察尿量的变化及药物的副作用和水、电解质的情况。

2.尿异常的护理：

（1）向患者交代留取尿标本的正确方法。容器要清洁，送验要及时。

（2）如有血尿时应分清是初始血尿、全程血尿还是终末血尿。以协助诊断。同时观察血尿的量和颜色。

（3）大量血尿时.应卧床休息.并注意观察血压和血红蛋白的变化.遇有异常应及时报告医师进行处理。

（4）适当多饮水.以冲洗尿路，防止血块堵塞和感染。

3.休息：

（1）急性肾炎、急性肾衰患者必须绝对卧床休息，待病情稳定后，可逐步增加活动。

（2）慢性肾炎、肾盂肾炎、急慢性肾功能不全患者，疾病期需要卧床休息，恢复期则可适当活动，但应合理安排生活，以免病情反复。

4.预防感染：

（1）保持室内清洁，空气新鲜，保持一定的温度和湿度。

（2）医护人员在做各项操作时，应保持无菌，严格执行操作规程。

（3）保持口腔及皮肤清洁，勤换内衣、剪短指（趾）甲，保持个人卫生，长期卧床者，应注意预防褥疮发生。

二、急性肾盂肾炎护理

肾盂肾炎为常见的尿路感染，主要是由细菌引起的肾盂、肾盏和肾实质的感染性炎症。本病多见于女性，女：男之比约为 10:1，尤以婚育年龄女性、女婴、老年妇女患病率最高。

按内科及本系统疾病的一般护理常规。

（一）病情观察

1.注意观察患者有无尿频、尿急、尿痛等尿路刺激症状，有异常及时通知医生。

2.观察药物不良反应。

（二）对症护理

1.收集尿标本时应注意除急症外以留取晨尿为宜，并立即送检。留取中段尿做细菌培养时，必须严格执行无菌操作。

2.其余按本系统护理常规。

（三）健康指导

1.做好卫生宣教，帮助患者养成勤洗澡、勤更衣的卫生习惯。

2.女性患者要注意经期、婚后及孕期卫生。保持会阴部清洁。

3.坚持服药，定期门诊复查。

三、急性肾炎护理

急性肾炎是一组起病急，以血尿、蛋白尿、水肿和高血压为主要表现，且可有一过性氮质血症的一组疾病。本病常有前驱感染，多见于链球菌感染后或由其他细菌、病毒和寄生虫感染后引起。

按内科及本系统疾病的一般护理常规。

（一）病情观察

1.密切观察血压、浮肿、尿量变化。每日记录血压、尿量，出现有血压上升、尿量减少时，应该警惕合并心力衰竭、脑水肿、尿毒症、高血压的发生。

2.观察患者体温、脉搏、呼吸、血压、神志变化，发现异常及时报告医师。

3.观察用药不良反应。

（二）对症护理

1.每周测体重2次，对水肿严重者及使用利尿剂者应逐日测量，并记录液体出入量。

2.其余按本系统一般护理常规。

（三）健康指导

1.预防感染，尤其是上呼吸道感染易发季节，更应注意预防。

2.定期门诊随访。

3.保持皮肤清洁，注意个人卫生，预防皮肤感染。

4.女性患者近期不宜妊娠，以防复发。

四、急性肾功能衰竭护理

急性。肾功能衰竭简称急性肾衰，是指各种病因导致的肾功能短时间内急剧减退，以肾小球滤过率明显减低所致的氮质血症，以及肾小管功能障碍所致的水、电解质，酸碱平衡紊乱为临床表现的一组综合征。

按内科及本系统疾病的一般护理常规。

（一）病情观察

1.少尿期观察：

（1）严密观察病情变化，监测水、电解质平衡，按病情做好各种护理记录。

（2）观察患者有无嗜睡、肌张力低下、心律不齐、恶心、呕吐等高钾血症，有异常立即通知医师。

（3）血压异常按本系统疾病护理。

2.多尿期观察：注意观察血钾、血钠的变化及血压的变化。

3.恢复期观察：观察用药不良反应，定期复查肾功能。

4.其余按本系统疾病护理常规。

（二）对症护理

1.少尿期：

（1）严格限制液体进入量，以防水中毒，按医嘱准确输入液体。

（2）饮食护理：既要限制入量又要适当补充营养，原则上应是低钾、低钠、高热量、高维生素及适量的蛋白质。

2.多尿期：供给足够热量和维生素，蛋白质可逐日加量，以保证组织的需要，给予含钾多的食物。

3.恢复期：

（1）给予高热量、高蛋白饮食。

（2）鼓励逐渐恢复活动，防止出现肌肉无力现象。

（三）一般护理

1.少尿期：

（1）绝对卧床休息，注意肢体功能锻炼。

（2）预防感染，做好口腔及皮肤护理，一切处理要严格执行无菌操作原则，以防感染。

（3）如行腹膜透析或血透治疗，按腹透、血透护理常规。

2.多尿期：

（1）嘱患者多饮水或按医嘱及时补液如补充钾、钠等，防止脱水、低钾和低钠血症的发生。

（2）以安静卧床休息为主。

3.恢复期：控制及预防感染，注意清洁及护理。

（四）健康指导

1.注意增加营养。

2.适当参加活动，避免过度劳累。

3.定期复查。

五、尿毒症护理

尿毒症是肾功能丧失后，和机体内部生化过度紊乱而产生的一系列复杂的综合征，而不是一个独立的疾病，称为肾功能衰竭综合征或简称肾衰。

按内科及本系统疾病的一般护理常规。

（一）病情观察

1.严密观察病情变化，每日测体重、血压、记出入水量，观察体内液体滞留或不足。

2.注意观察高血压脑病，心力衰竭及心包炎等病的征象，有异常及时通知医师。

（二）对症护理

1.呕吐、腹泻频繁的患者应注意水、电解质紊乱，出现有关症状时应及时通知医师。

2.因脑部异常表现或低钙而出现抽搐、谵妄时应保护患者以免自我伤害，并立即通知医师。

3.呼吸有氨味者。易并发口腔炎，应加强口腔护理。

（三）一般护理

1.给予高热量、高维生素、优质低蛋白饮食，可根据肾功能调节蛋白质摄入量，高血压者应限制钠盐的摄入，若已进行透析治疗，则应予以优质高蛋白的饮食。

2.绝对卧床休息，意识不清、烦躁不安、抽搐、昏迷者，应安放床栏，加强巡视，以防坠床。

3.皮肤护理：由于代谢产物潴留致皮肤瘙痒，可用热水擦浴，切忌用手搔伤皮肤，以免感染。预防褥疮的发生。

（四）健康指导

1.指导患者根据肾功能采用合理饮食。

2.指导患者正确用药及观察副作用。

3.注意保暖，防止受凉、预防继发感染。

4.注意劳逸结合，增加机体免疫力。

5.定期门诊随访。

六、肾病综合征护理

肾病综合征指肾小球弥漫性损害引起的一组临床症状和体征，其主要临床特点为"三高一低"，即高度蛋白尿，高度水肿，高血脂及低血浆蛋白。

按内科及本系统疾病的一般护理常规。

（一）病情观察

1.密切观察血压、浮肿、尿量变化，一旦血压下降，尿量减少时，应警惕循环衰竭或急性肾功能衰竭。

2.准确记录 24 小时尿量。

3.观察用药不良反应。

（二）对症护理

按本系统疾病护理常规。

（三）一般护理

1.休息与活动：应卧床休息，保持适当的床上及床旁活动，以防肢体血栓形成。当疾病缓解后可增加活动，有利于减少合并症，降低血脂。减少对外界的接触以防外源性感染。

2.其余按本系统护理常规。

（四）健康指导

1.出院后应继续保持良好的休息，合理饮食。

2.定期门诊随访。

3.预防各种感染的发生。

七、腹膜透析护理

腹膜透析（peritonea dialysis）是将配制好的透析液灌入腹腔，利用腹膜的弥散和超滤作用，将体内蓄积的代谢废物排出以维持水、电解质和酸碱平衡的疗法。此法已用于临床 40 年之久，与血液透析比较具有操作简单，无须特殊设备。易于家庭开展，且对患者血液动力学影响小，可适用丁老年、有心血管疾病者。

（一）目的

腹膜透析是以病人脏层腹膜为半透膜，将配制的透析液经腹透管注入腹腔，贮留腹内与血液通过腹膜起透析作用，从而可清除体内的代谢产物和纠正水、电解质平衡失调，达到治疗目的。

（二）腹透前准备

1.用物准备：

常规消毒治疗盘 1 套，腹透管（为硅胶管，长 40cm、末端 15cm 一段处打 60 个~80 个针尖大小的孔）、静脉切开包、腹透包（内有 Y 形玻璃管和连接的乳胶管一套、3 000mL 消毒贮液瓶 1 只、不锈钢丝 1 根）、腹透液、手套、1 ％普鲁卡因、肝素盐水、多头带、胶布等。

2.病人准备：

（1）腹透前向病人说明透析的目的和过程，消除紧张情绪，以配合治疗。

（2）术前做普鲁卡因皮试及下腹部手术区备皮。

（3）术前排空大、小便，更衣。

（三）透析操作及透析方法

腹膜透析分为间歇透析（IPD）、连续性透析（CCPD）和持续性非卧床式透析（CAPD）。

1.间歇透析为白天透析，夜间休息。

（1）腹透前排空大、小便，取平卧位，暴露腹透管。

（2）去除腹透管顶部和塞子上的纱布，在无菌操作下，拔除塞子，放出腹水 10mL 做常规及培养检查。

（3）腹透管连接 Y 形接管，另两端上接置于盐水架上的透析袋（瓶）。下接置于床边的 3000mL 密闭贮液瓶。

（4）打开腹透管上夹子，向腹腔注入透析液 1000mL~2000mL，保留 30 分钟~60 分钟或更长时间。

（5）打开贮液瓶管上夹子，使腹腔内已进行交换过的透析液流入贮液瓶内。每次液出量约 2100mL~2200mL。一次交换过程为 1 小时~2 小时，每日腹透 6 小时~12 小时。

（6）当天腹透全部结束后，在无菌操作下，拔出 Y 形管，向腹腔内注入少量抗生素，再将肝素盐水（10mL 生理盐水内加肝素 5mg~10mg）保留于管腔内，用无菌塞封闭管口，固定腹透管于腹部，以多头带包扎。

2.持续性非卧床式透析：

（1）按间歇腹透程序将 2000mL 腹透液与腹透管连接。

（2）腹透液注完后，将其塑料袋折叠，携带于病人腰部。

（3）透析液在腹腔保留 4 小时~8 小时后，将透析袋放于地面的清洁毛巾上，使腹腔内已进行交换过的透析液流入袋内。

（4）调换另外透析液袋，进行第二次透析，如此每日 3 次~5 次。末次透析液置于腹内过夜，翌日放出。

（5）两次透析间病人可从事各种活动。可指导病人及家属在家庭做此透析。

3.连续透析以腹透机 24 小时连续透析。

（四）腹透过程中护理

1.病人取仰卧或半卧位，注意保暖，鼓励咳嗽、翻身。

2.注意观察病人体温、血压、心率、呼吸的变化及有无腹痛。

3.注意灌注速度和排出速度，导管接头有无滑脱。如引流不畅，应检查导管有无扭曲、阻塞，并予以排除。

4.调换腹透液时，须仔细核对，并观察其透明度，如发现渗漏或混浊，严禁使用。

5.腹透液的温度严格保持在 37℃~40℃之间。

6.观察腹透后流出液的颜色，如混浊、出血应与医师联系。

7.每日测量体重，记录出入液量。做好交接班工作，每日交换次数及透析时间。危重病人记录好临床护理记录单。

8.透析期的饮食需增加优质蛋白的摄入，每日需 1.5g/kg 体重以上，糖、脂肪适当限制。还应避免摄入过多钾盐和含磷食。

9.腹透室每日于腹透前空气消毒 2 次，床、床头柜等用物及墙壁、地面，每日用消毒液擦拭。严格陪伴、探视，做好保护性隔离。

10.透析液注入的乳胶管、无菌塞、贮液瓶需每日更换、消毒。

八、血液透析护理

（一）目的

血液透析是将病人的血液引入体外半透膜一侧。半透膜另一侧充满透析液，利用弥散原理清除代谢产物和纠正电解质平衡失调，从而达到治疗目的。常用于治疗急、慢性肾功能衰竭和急性药物及毒物中毒。

（二）透析前准备

1.透析前向病人说明透析的目的和过程，避免紧张，以配合治疗。

2.透析前晚保证良好睡眠，必要时给镇静剂。

3.建立血管通道，一般常用：

（1）外瘘：常在前臂掌面、桡动脉及邻近头静脉，分别插入附有连接管端部的 u 型硅胶管。

（2）内瘘：在腕关节上方约 5cm~8cm 处做桡动脉与头静脉吻合术。

4.透析前排尿、测体重、体温、脉搏、血压。

（三）透析过程中护理

1.严密观察神志及生命体征变化，注意有无热源反应、失衡综合征及症状性低血压。

2.注意透析器及血路管道有无漏血及滑脱，如出现失血情况，迅速用血管钳阻断血流.随之关闭血泵。

3.注意设备的运行情况，如有异常及时处理。

4.透析结束时，将动脉端抬高，使全部血液缓慢驱回体内，并防止空气进入。

5.做动、静脉外瘘者，需在穿刺处压迫 20 分钟以上，以免出血。

6.透析后测体重 1 次，估计水分的丧失情况。

（四）透析后护理

1.注意观察动脉、静脉瘘及插管处有无出血、渗血。

2.定期测量体温、脉搏、呼吸及血压，注意有无出血倾向、低血压、心力衰竭等表现。

3.保持外瘘管肢体正确位置，避免长时间弯曲。

4.给予高热量饮食，补充一定量蛋白质。少尿或无尿者严格控制入水量，有高血压及心功能不全，水钠潴留者应限制钠盐。

5.心理护理。鼓励病人树立治疗信心，防止意外发生。

6.记录出入液量。

7.透析后8小时内，尽量避免各种注射、穿刺等。

九、肾脏活体组织检查术护理

（一）目的

明确肾脏病变原因、病变进展、病理类型.以指导治疗，判断预后。

（二）用物准备

治疗盘内盛常规消毒物品、肾脏穿刺包、1%~2%利多卡因、无菌手套、多头腹带、沙袋、盛有甲醛液的标本瓶、冰瓶。

（三）术中配合

1.向患者解释穿刺目的和注意事项，以取得合作。

2.协助患者取俯卧位，腹部垫枕。

3.穿刺点定位多选择右肾下部。

4.常规消毒皮肤。打开肾脏穿刺包，待医生铺洞巾后以胶布固定，协助医生抽吸1%~2%利多卡因做局部麻醉。

5.操作过程中当穿刺针从肾囊进入肾实质时，指导患者屏气（或捏住鼻孔）至术者快速吸取活组织后拔出穿刺针，此过程约为1/4秒。

6.拔出穿刺针后，以无菌纱布按压穿刺点5分钟，胶布固定，局部加压沙袋，腹带包扎。

7.协助医生用生理盐水将吸取的肾组织冲出，置标本瓶内。

8.整理用物，嘱患者平卧4小时。

（四）注意事项

1.术后1周内不宜剧烈活动。

2.密切观察血压、脉搏、呼吸，注意有无胸痛、气急等症状，以防气胸、肺脂肪栓塞等并发症。

3.注意尿量、尿色的变化。留取尿标本送检，直至血尿消失3次以上。

4.术后8小时取下沙袋，24小时取下腹带。

5.嘱患者多饮水，预防性应用抗生素及止血药物。

第七节　血液系统疾病护理技术操作常规

一、血液系统一般护理

（一）病情观察

1.严密观察病情变化，注意有无进行性贫血、出血、发热、感染等症状，及时记录体温、脉搏、呼吸、血压、意识等情况变化及口腔、甲床色泽、皮肤有无出血点。

2.遵医嘱正确及时完成治疗，严格执行无菌操作，防止医源性感染，预防和观察治疗副反应，确保医疗安全。

3.协助做好各种实验室检查，正确采集标本及时送检.确保检验的可靠性。

4.对患者和家属宣传疾病相关的自我保健知识，以及预防并发症，预防疾病复发等健康指导。

（二）对症护理

1.贫血护理：

（1）严重时要卧床休息，限制活动，避免突然改变体位后发生晕厥，注意安全。

（2）贫血伴心悸气促时应给予吸氧。

（3）给予高热量、高蛋白、高维生素类食物，如瘦肉、猪肝、豆类、新鲜蔬菜等，注意色、香、味烹调，促进食欲。

（4）观察贫血症状：如面色、睑结膜、口唇、甲床苍白程度，注意有无心悸气促、心前区疼痛等贫血性心脏病的症状。

（5）输血时护理：认真做好查对工作，严密观察输血反应，给重度贫血病人输血时速度易缓慢，以免诱发心力衰竭。

2.出血护理：

（1）做好心理护理，减轻紧张焦虑情绪。

（2）明显出血时卧床休息，待出血停止后血小板低于 2.0×10^9/L 绝对卧床休息，逐渐增加活动量。对易出血患者要注意安全，避免活动过度及外伤。

（3）严密观察出血部位、出血量，注意有无皮肤黏膜淤点、牙龈出血、鼻出血、呕血、便血、血尿，女性患者月经是否过多，特别要观察有无头痛、呕吐、视力模糊、意识障碍等颅内出血症状，若有重要脏器出血及有出血性休克时应给予急救处理。

（4）按医嘱给予止血药物或输血治疗。

（5）各种操作应动作轻柔，防止组织损伤引起出血。避免手术，避免或减少肌肉注射，施行必要穿刺后应压迫局部或加压包扎止血。

(6) 宜食温软易消化食物，避免食刺激性食物、过敏性食物以及粗、硬食物，有消化道出血患者应禁食，出血停止后给予冷、温流质，以后给予半流质、软食、普食。

(7) 保持口鼻腔清洁，勿用手挖鼻及用牙签剔牙。明显出血者禁止刷牙。

(8) 修剪指甲，衣服宽大、柔软。

(9) 多吃含粗纤维食物，保持大便通畅，勿用力排便。

(10) 保持情绪稳定。

3.感染的预防：

(1) 病室环境清洁卫生，定期空气消毒，限制探视，防止交叉感染，白细胞过低时进行保护性隔离。

(2) 严格执行消毒隔离制度和无菌技术操作，防止各种医源性感染。

(3) 保持患者机体清洁，做好口腔护理、会阴肛门护理，预防各种感染。

(4) 观察患者有无发热、感染伴随症状及体征。注意保暖，高热时给予物理或药物降温，鼓励多饮水。

(5) 按医嘱给予抗感染治疗，合理配制抗生素，观察药物效果及不良反应。

(6) 为患者及家属做好预防感染的卫生宣教工作。

二、特发性血小板减少性紫癜护理

特发性血小板减少性紫癜是指血小板免疫性破坏，外周血中血小板减少的出血性疾病。主要与感染、免疫、遗传因素及雌激素等有关。

临床以广泛皮肤、黏膜或内脏出血、血小板减少、骨髓聚合细胞发育成熟障碍、血小板生存时间缩短及抗血小板抗体出现为主要特征。

按血液系统疾病一般护理常规。

（一）一般护理

1.休息：急性发作时，应卧床休息，出血严重或血小板自身低于 $2.0×109/L$，应绝对卧床休息。

2.心理护理：避免情绪紧张及波动，一旦发生出血应给予安慰、疏导及心理支持。

3.饮食：给予富含营养、多维生素、温软易消化的饮食，忌过硬、带刺食物摄入。有消化道出血者应禁食或进温凉流质。

4.保持口鼻腔清洁，勿用手挖鼻及用牙签剔牙。

5.修剪指甲，衣物宜宽大、柔软。

6.勿用力排便，保持大便通畅。

7.保持情绪稳定。

（二）病情观察

1.观察患者生命体征变化。

2.观察有无出血倾向，注意有无皮肤出血点或淤斑、鼻出血、牙龈出血等，如有头痛、呕吐或呕血、便血，应考虑脑出血或消化道出血，及时协助处理。

（三）药物护理

1.观察药物作用及副作用。

2.应用肾上腺糖皮质激素时应向患者解释该药引起的库欣综合征，如满月脸等，停药后可恢复。同时易合并感染、高血压、糖尿病等。

3.应用免疫抑制剂可引起骨髓造血功能抑制、末梢神经炎、出血性膀胱炎等，必要时停药。

4.严禁使用磺胺类、阿司匹林等药物。

（四）健康教育

1.适当活动，避免劳累。

2.注意休息及营养，增强体质。

3.保暖.避免受凉，预防感染。

4.避免外伤及强体力活动。

5.坚持治疗，定期复查血小板。

三、缺铁性贫血护理

缺铁性贫血是指体内储存铁（包括骨髓、肝、脾及其他绀织内）消耗殆尽.不能满足红细胞生成的需要而发生的贫血。属小细胞低色素性贫血。主要是铁摄入不足及慢性失血所致。

临床以贫血、组织缺铁及发生缺铁的基础疾病为主要特征。

按血液系统疾病一般护理常规。

（一）一般护理

1.休息：严重贫血（血红蛋白 60 / L）应卧床休息，必要时输血。

2.饮食：

（1）给予高热量、高蛋白、多维生素、刺激小、易消化的饮食，纠正偏食的习惯。

（2）加富含铁剂的食物，如蛋黄、牛肉、豆类等，注意饮食搭配，以增进食欲。

3.保持口腔清洁，防止口腔炎、口角炎的发生。

（二）病情观察

观察贫血程度及皮肤、口腔、舌、神经、精神症状。

（三）对症护理

1.严重时卧床休息，限制活动。

2.口服铁剂易引起胃肠道反应，应从小剂量开始，餐后或餐中服用，忌饮茶。加用 VitC，以利铁剂吸收。口服液体铁剂用吸管，以防牙齿染黑。血红蛋白恢复正常后，仍应服铁剂 3 个月~6 个月。

3.注射铁剂时应深部注射，有硬结的部位给予热敷，警惕铁剂过敏反应，如面色潮红、头痛、荨麻疹、高热等，严重者可发生过敏性休克。

4.口服铁剂后会出现黑便，告知病人勿紧张。

（四）健康教育

1.解释血红蛋白正常后用铁剂的时间及意义。

2.说明缺铁性贫血的病因，保持合理的饮食习惯，不偏食，不挑食。

3.需治疗引起铁吸收不良或丧失过多的原发病。

4.定期复查血常规。

四、再生障碍性贫血护理

再生障碍性贫血是指由多种因素导致造血干细胞的数量减少或功能异常，从而引起红细胞、粒细胞、血小板减少的临床综合征。发病多见于青壮年，男性多于女性。主要与药物及化学物质、物理因素、病毒感染。其他如阵发性睡眠性血红蛋白尿、慢性肾功能衰竭、胸膜病等因素有关。

临床以进行性贫血、出血、反复感染为主要特征，根据病情轻重、起病缓急、病程长短将再障分为急性和慢性两型。

按内科及本系统疾病的一般护理。

（一）病情观察

1.观察急性期患者情况。感染症状以及出血部位、程度，尤其要观察有无重要脏器出血如颅内出血等症状。

2.观察慢性再障患者有无进行性贫血加重、急性发作表现。

（二）对症护理

1.贫血、出血、感染时按本系统症状护理常规执行，做好成分输血护理，控制出血和感染，但要禁用可能与再障病因有关的药物如某些解热镇痛剂。

2.重型再障可给予保护性隔离，严格执行消毒隔离制度，减少并发症。

3.长期应用雄性激素可出现水潴留、痤疮、毛发增多、女性患者停经等症状，应用糖皮质激素可出现类库欣综合征症状，应对患者加以观察和做好解释工作，注意防护，尽可能减少各种药物的不良反应。应用丙酸睾丸酮应做深部肌肉注射，并经常检查局部有无硬结，防止感染。

（三）一般护理

1.保持病室清洁，空气新鲜，定期消毒。保持患者口腔、皮肤清洁卫生，尽可能减少感染因素。

2.急性型再障以休息为主，病情危重时绝对卧床休息，慢性型无严重贫血时可适当活动，但要防止碰、撞、跌跤等。

3.给予高蛋白、高维生素、富有营养、易消化食物，勿食坚硬、刺激性食物。

4.急性型再障疗效差.患者易产生悲观消极情绪；慢性型再障病程长，患者易失去耐心和信心，应做好相应的心理护理。

5.准确采集血标本，协助做好骨髓穿刺检查，以了解病情变化。对长期接触可以引起再障的理化因素的工作人员要定期检查血象。

（四）健康指导

1.避免接触有毒、有害化学物质及放射性物质.警惕家用染发剂、杀虫剂毒性对人体的损害.避免应用某些抑制骨髓造血功能的药物如氯霉素、保泰松等。

2.对患者加强疾病知识教育，预防感染和出血，坚持治疗，不擅自停药，定期复诊。

3.适当锻炼,增强体质,促进治愈。

五、溶血性贫血护理

溶血性贫血是指免疫功能紊乱,产生自身抗体/补体吸附于红细胞表面,导致红细胞破坏加速而发生溶血性贫血。

根据红细胞被破坏的原因,分为遗传性和获得性两类:遗传性主要为红细胞本身缺陷;获得性均为红细胞外来因素引起;按溶血发生的场所,溶血可分为血管外溶血和血管内溶血。

临床表现:急性为起病急,有寒战、高热、头痛、腰背肢体痛、黄疸等,严重者可发生昏迷、休克、急性肾功能衰竭;慢性为起病缓慢,有轻重不同的贫血和黄疸,肝、脾肿大。

按血液系统疾病一般护理常规。

(一)一般护理

1.休息:病情轻微者可适当活动,贫血严重者绝对卧床休息。

2.心理护理:关心患者。了解其心理动态,满足患者心理需要,使其配合治疗。

(二)病情观察

1.观察患者生命体征变化。

2.每日观察黄疸、贫血、尿量与颜色及有无不适.做好记录并对比.警惕溶血性贫血危象发生。

(三)对症护理

溶血性贫血患者输血时,即使血型相符,也不能输入补体或红细胞等,以免使溶血性贫血加重。应输入洗涤红细胞,并注意观察有无黄疸、贫血加重、腰背酸痛、酱油尿等症状。如出现上述症状,立即停止输血,并遵医嘱于大剂量平衡液输注。适世激素应用。安慰病人,消除紧张情绪。

(四)健康教育

1.普及疾病知识。使患者做到丰动预防,减少疾病复发机会。

2.给予高蛋白、多维生素饮食.对阵发性睡眠性血红蛋白尿的患者,忌食酸性食物和药物;G6PD 缺乏者,忌食蚕豆及其制品,避免服奎宁、磺胺、氯霉素等药物,以免诱发溶血。

3.教会患者自我护理,发现黄疸、尿色加深及时就医。

4.必要时进行遗传知识咨询。

5.坚持治疗,不得自行停药,以免加重病情。

六、血友病护理

血友病是一组最常见的遗传性凝血因子缺乏的出血性疾病。分为血友病甲:因子Ⅷ缺乏;血友病乙:因子Ⅸ缺乏;血友病丙:因子Ⅺ缺乏症。以血友病甲较为常见,凝血因子Ⅸ缺乏症最少见。其特点为凝血活酶生成障碍,凝血时间延长,终生轻微创伤后出血倾向。

按内科及本系统疾病的一般护理常规。

（一）病情观察

1.观察有无自发性或轻微受伤后出血现象，如皮下大片淤斑、肢体肿胀、皮肤出血、关节腔出血、关节疼痛、活动受限等。

2.观察有无深组织血肿压迫重要器官或重要脏器出血，如腹痛、消化道出血、颅内出血。

（二）对症护理

1.外伤或小手术后引起的出血可局部加压或冷敷止血，也可用肾上腺素等药物止血。

2.关节出血护理：

（1）卧床休息，停止活动。

（2）局部冷敷止血，适当包扎，将肢体固定在功能位置。

（3）抬高患肢。

（4）按医嘱及时补充凝血因子。

（5）肿胀消退后,逐步帮助恢复关市活动和功能。

3.其他脏器出血时应及时补充血容量。补充凝血因子做急救处理。如输入成分血，抗血友病球蛋白浓缩剂或凝血酶原复合物等，并注意观察有无发热等并发症。

（三）一般护理

1.做好预防出血的宣教工作。嘱患者动作轻柔、剪短指甲、衣着宽松、谨防外伤及关节损伤。

2.避免各种手术。必要手术时应先补充凝血因子，纠正凝血时间直至伤口愈合。

3.尽可能采用口服给药，避免或减少肌肉注射，必须注射时采用细针头，并延长压迫止血时间。

4.有出血倾向时应限制活动，卧床休息，出血停止后逐步增加活动量。

5.对长期反复出血影响生活质量的患者应做好心理护理，并指导其预防出血的方法，积极配合治疗和护理。

（四）健康指导

1.避免各种外伤及从事可能受伤的工作。

2.避免应用扩张血管以及抑制血小板凝聚的药物。

3.对患者及家属做好血友病遗传知识宣教工作。

七、急性白血病护理

急性白血病是指造血干细胞的克隆性疾病，发病时骨髓和外围血中异常的原始细胞（白血病细胞大量增殖并浸润各器官、组织，使正常造血受抑制）。发病可能与病毒、电离辐射、化学物质、药物和遗传等因素有关。

临床以贫血、发热、出血和肝、脾、淋巴结肿大为主要特征。

按内科及本系统疾病的一般护理常规。

（一）病情观察

1.观察皮肤黏膜苍白程度，有无牙龈肿胀。肝、脾、淋巴结肿大、中枢神经系统损害等白血病细胞浸润症状。

2.观察体温，注意各系统可能出现的感染症状。

3.观察有无出血倾向，如皮肤黏膜淤斑，消化道出血、泌尿道出血、颅内出血等症状时，警惕 DIC 发生。

（二）对症护理

1.贫血：限制活动，卧床休息，注意安全，补充足够营养，有心悸气促的患者可给予氧气吸入，做好输血护理。

2.出血：

（1）鼻出血：鼻部冷敷，用 1:1000 肾上腺素棉球填塞压迫止血，严重时用油纱条止血粉进行后鼻道填塞止血。

（2）牙龈出血：保持口腔卫生，饭后漱口或口腔护理，避免刷牙损伤黏膜。局部可用明胶海绵止血剂贴敷止血。

（3）消化道出血：可有呕血、黑便，患者出现头晕、心悸、脉细速、出冷汗和血压下降时应及时抢救，给予止血和补充血容量。

（4）头面部出血：患者有眼眶周围淤斑、眼底出血时应卧床休息，减少活动，按医嘱给予及时治疗。

（5）颅内出血：平卧位或头高位，高流量吸氧，保持呼吸道通畅，按医嘱应用止血药物及降低颅内压药物，输注成分血。头部可给予冰袋或冰帽，严密观察病情，及时记录。

3.预防和控制感染：

（1）保持病室环境清洁。定期做空气消毒。大病房患者可戴口罩作自我保护，避免呼吸道感染。

（2）患者白细胞低下时可采取保护性隔离措施，有条件者移至无菌洁净层流室，防止交叉感染。

（3）口腔护理：危重者每日 2 次做口腔护理，经常用漱口液漱口，口腔黏膜有溃疡时可用锡类散涂敷。真菌感染时可涂制霉菌素甘油，每日 3 次。

（4）保持全身皮肤清洁，特别要注意会阴、肛门的清洁，防止肛周脓肿。

（5）高热患者应执行高热护理常规.但要避免使用乙醇擦浴及应用能引起白细胞减少的退热药物。

（6）严格执行无菌操作，防止院内感染。

（7）遵医嘱合理应用抗生素。

（三）一般护理

1.充分休息，稳定情绪，帮助患者克服焦虑、恐惧、悲观等不良心理反应，增强治疗信心，执行保护性医疗制度。

2.给予高营养食品.以补充肌体消耗，提高对化疗的耐受性。

3.化疗时注意保护患者静脉，避免药物外渗。严格遵守用药的次序、时间、剂量，观察化疗药物疗效及不良反应。

4.缓解期患者仍需注意饮食和休息，避免风寒和劳累，定期复诊。

（四）健康指导

1.指导出院患者学会自我观察、自我防护的知识，避免接触有害物质。

2.坚持用药，定期强化治疗，巩固和维持疗效，定期复诊，病情变化应及时就诊。

八、慢性白血病护理

慢性白血病按细胞类型分为粒、淋巴、单核细胞三型。我国以慢性粒细胞白血病(慢粒)多见，慢性淋巴细胞白血病（慢淋）较少见，慢性单核细胞白血病罕见。

按内科及本系统疾病的一般护理常规。

（一）病情观察

1.观察有无低热、乏力、出汗、体重减轻、浅表淋巴结肿大、肝脾肿大、胸骨压痛等症状。

2.严密观察有无急变的症状，如出现贫血加重及原因不明的高热、出血倾向、明显持续骨痛、脾脏迅速肿大时，要考虑急变可能，及时与医生联系。

（二）对症护理

1.巨脾的患者要保护好脾区，防止巨脾受到压迫或撞击而发生意外，饭后要调整体位，减少巨脾对消化道的压迫症状。

2.贫血、出血、感染时可参照本系统疾病护理常规的症状护理执行。

（三）一般护理

1.合理安排休息和活动，适当的锻炼身体，避免劳累。

2.保持个人清洁卫生，避免受凉，预防上呼吸道感染。

3.加强营养，多饮水，补充足够的维生素。

4.给予心理支持，执行保护性医疗制度。

5.观察药物疗效及不良反应，定期检查血常规及肝功能。

（四）健康指导

1.指导患者加强自我保护，预防感染和出血，如避免去公共场所，避免接触传染病患者，防止各种损伤。

2.有流感症状或其他部位轻微感染时及时就医治疗。

3.按医嘱坚持用药，定期体检和复诊。

九、弥漫性血管内凝血（DIC）护理

按内科及本系统疾病的一般护理常规。

（一）病情观察

1.观察出血症状：可有广泛自发性出血，皮肤黏膜淤斑，伤口、注射部位渗血，内脏出血如呕血、便血、泌尿道出血、颅内出血等症状。应观察出血部位、出血量。

2.观察有无微循环障碍症状：皮肤黏膜发绀缺氧、尿少尿闭、血压下降、呼吸循环衰竭等症状。

3.观察有无高凝和栓塞症状：如静脉采血血液迅速凝固时应警惕高凝状态，内脏栓塞可引起相关症状。如肾栓塞引起腰痛、血尿、少尿.肺栓塞引起呼吸困难、发绀，脑栓塞引起头痛、昏迷等。

4.观察有无黄疸溶血症状。

5.观察实验室检查结果如血小板计数、凝血酶原时间、血浆纤维蛋白含量、3P试验等。

6.观察原发性疾病的病情。

（二）对症护理

1.出血的护理：

（1）按本系统疾病护理的出血护理常规。

（2）按医嘱给予抗凝剂、补充凝血因子、成分输血或抗纤溶药物治疗。正确、按时给药，严格掌握剂量，如肝素，严密观察治疗效果，监测凝血时间等实验室各项指标，随时按医嘱调整剂量，预防不良反应。

2.微循环衰竭的护理：

（1）意识障碍者要执行安全保护措施。

（2）保持呼吸道通畅，氧气吸入，改善缺氧症状。

（3）定时测量体温、脉搏、呼吸、血压、观察尿量、尿色变化。

（4）建立静脉通道。按医嘱给药，纠正酸中毒，维持水、电解质平衡，维持血压。

（5）做好各项基础护理，预防并发症。

（6）严密观察病情变化，若有重要脏器功能衰竭时应作相关护理，详细记录。

（三）一般护理

1.按原发性疾病护理常规。

2.卧床休息，保持病室环境安静清洁。

3.给予高营养，易消化食物，应根据原发疾病调整食品的营养成分和品种。

4.正确采集血标本。协助实验室检查以判断病情变化和治疗效果。

（四）健康指导

根据病因或原发性疾病作相关指导，促进患者进一步康复。

十、淋巴瘤护理

淋巴瘤是指原发于淋巴结或其他淋巴组织的恶性肿瘤，分为霍奇金病和非霍奇金淋巴瘤两大类.主要与 EB 病毒、遗传性或获得性免疫缺陷有关。

临床表现为无痛性淋巴结肿大或伴有发热、消瘦、盗汗及瘙痒等，晚期出现肝、脾肿大，恶液质。

按内科及本系统疾病的一般护理常规。

（一）病情观察

1.观察全身症状如贫血、乏力、消瘦、盗汗、发热、皮肤瘙痒、肝脾肿大等。

2.观察淋巴结肿大所累及范围、大小。

3.严密观察有无深部淋巴结肿大引起的压迫症状，如纵隔淋巴结肿大引起咳嗽、呼吸困难、上腔静脉压迫症，腹膜后淋巴结肿大可压迫输尿管引起肾盂积水。

4.观察有无骨骼浸润，警惕病理性骨折、脊髓压迫症发生。

（二）对症护理

1.患者发热时按发热护理常规执行。

2.呼吸困难时给予高流量氧气吸入，半卧位，适量镇静剂。

3.骨骼浸润时要减少活动，防止外伤，发生病理性骨折时根据骨折部位作相应处理。

（三）一般护理

1.早期患者可适当活动，有发热、明显浸润症状时应卧床休息以减少消耗。保护机体。

2.给予高热量、高蛋白、丰富维生素、易消化食物，多饮水。

3.保持皮肤清洁，每日用温水擦洗，尤其要保护放疗照射区域皮肤，避免一切刺激因素如日晒、冷热、各种消毒剂、肥皂、胶布等对皮肤的刺激。内衣选用吸水性强柔软棉织品，宜宽大。

4.放疗、化疗时应观察治疗效果及不良反应。

（四）健康指导

1.注意个人清洁卫生，做好保暖.预防各种感染。

2.加强营养.提高抵抗力。

3.遵医嘱坚持治疗.定期复诊。

十一、多发性骨髓瘤护理

多发性骨髓瘤是指浆细胞异常增生的恶性肿瘤。骨髓内有异常浆细胞（骨髓瘤细胞）的增殖，引起骨骼破坏，血清出现单克隆免疫球蛋白。正常的多克隆免疫球蛋白合成受到抑制，尿内出现本周蛋白，最后导致贫血和.肾功能损害。

目前认为骨髓瘤细胞起源于前 B 细胞或更早阶段。临床以骨骼病变、局部肿块、高血钙、肾脏损害、贫血、出血、感染、淀粉样变和神经系统症状为主要特征。

按血液系统疾病一般护理常规。

（一）一般护理

1.饮食：给予低盐、优质低蛋白、易消化食物。

2.保持排便通畅，检测肾功能，鉴别少尿或尿潴留。

3.准确记录出入量，适量补水，预防高血钙、高尿酸血症。

（二）对症护理

1.保持病室整洁、安静、光线柔和。

2.给予舒适的体位，轻微疼痛时可通过注意力转移的方法止痛，严重疼痛则应用药物止痛，并观察用药后的反应。

3.根据疼痛规律和最佳药效时间给药并预防成瘾。

（三）病情观察

1.观察有无发热、感染及伴随症状及体征，警惕中毒性休克的发生。

2.观察出血部位、出血量，注意有无皮肤及黏膜出血、淤斑、牙龈出血、鼻出血、呕血、便血、血尿及头痛、呕吐、视物模糊、意识障碍等，警惕消化道、泌尿道及颅内出血的发生。

3.观察骨痛的性质、程度，适当限制活动。防止摔伤及病理性骨折发生。

（四）健康教育

1.教会患者减轻疼痛的体位，自我用药的方法及最佳时间。

2.介绍预防病理性骨折的措施。

3.指导合理饮食方法。

4.如腰椎压缩性骨折，应睡硬板床，定期更换体位，做好生活护理。

5.定期复查血常规、尿常规、肾功能。

十二、脾动脉栓塞术护理

脾动脉栓塞是指经外周静脉穿刺、插管并造影，明确诊断后向脾动脉内注入栓塞剂，达到阻止出血、减轻脾功能亢进和治疗某些血液病的目的。

脾动脉栓塞术适用于门脉高压所致的脾功能亢进；门脉高压所致食管、胃底静脉曲张、破裂出血；脾破裂出血；脾肿瘤；某些血液病，如难治性特发性血小板减少性紫癜。

按血液系统疾病一般护理常规。

（一）术前护理

1.血小板计数低于 20×10^9/L 时应绝对卧床休息。

2.给予清淡、易消化的温凉饮食，术前 4 小时禁食、水。

3.安慰、关心患者，消除紧张情绪，增强信心，主动配合手术。

4.密切观察病情变化。注意皮肤黏膜有无淤斑、淤点及全身其他部位出血情况。

5.行脾栓塞前 1 日应清洁皮肤、备皮、做碘过敏试验。

（二）术后护理

1.卧床休息，限制肢体活动，减少局部渗血。

2.给予高蛋白、多维生素、易消化的饮食。

3.切口处加压沙袋 24 小时.观察局部有无红、肿、热、痛等。

（三）病情观察

1.观察患者生命体征及神志变化.测量体温每 4 小时 1 次至正常后 3 日。

2.注意下肢皮肤的颜色、温度、足背动脉搏动情况及末梢循环变化。

3.观察腹痛的性质、程度，若出现弥漫性腹痛伴休克时应立即协助医生处理。

1.随时监测血小板计数。

（四）健康教育

1.向患者进行必要的疾病知识宣教，教会患者进行自我保护。

2.定期血小板计数监测。

3.定期复查。

十三、造血干细胞移植术护理

骨髓移植、外周血干细胞移植和脐血移植是指将造血干细胞通过静脉回输至体内，重建骨髓功能的过程。根据造血干细胞的来源不同。骨髓和外周血干细胞移植分为异体（异基因及同基因）及自体移植。

造血干细胞移植术适用于白血病、多发性骨髓瘤、恶性淋巴瘤、再生障碍性贫血等。

（一）洁净室准备

应具备过滤除菌层流通风（生物净化）装置，为骨髓移植患者提供洁净无菌的休养室，还应配备有洁净病房的各室，如更衣室、风淋缓冲室、卫生间、治疗室、办公室等。

（二）消毒隔离常规

1.洁净室消毒隔离：

（1）患者入室前用消毒液擦洗室内墙壁、地面及物体表面。

（2）室内经空气培养合格后才能启动层流通风装置，接受移植患者。

（3）严格执行洁净室清洁、消毒制度，保持无菌环境，定期作空气培养。

（4）严格执行工作人员入室制度，入室前双手浸泡消毒，更换衣裤、鞋帽、戴口罩、手套、穿隔离衣入室。控制入室人数。

（5）物品消毒与传递：凡带入无菌室的所有物品均需消毒灭菌处理，并经无菌传递方式入室，被服类需经高压灭菌，每日更换。

2.患者入室前各种检查及消毒隔离：

（1）检查患者各系统有无感染灶、传染源及各种重要脏器功能正常与否，无异常时可入室治疗。

（2）入室前3日开始口服肠道抗生素，食用尤菌饮食。

（3）同时做好口腔、鼻咽、会阴的消毒，选用漱口液漱口，早晚及饭后各1次。用1:1000洗必泰洗手，便后用1:5000高锰酸钾溶液坐浴。

（4）患者体表清洁处理：剪短指（趾）甲，剃除全身毛发，入室沐浴后用1:1000洗必泰溶液浸泡擦浴20分钟，特别注意皮肤皱褶处、腋窝、会阴等部位，穿戴无菌衣裤、帽、袜，严格按规定入室。

（5）向患者和家属介绍骨髓移植的方法和作用，做好心理安慰。

3.患者入室后消毒隔离：

（1）五官护理：先做眼、耳、鼻护理，再做口腔护理，每日5次，常用1:1000洗必泰棉球擦洗，根据病情选用漱口液，有溃疡时增加漱口次数。

（2）皮肤护理：用1:1000洗必泰液洗手、洗脸，全身擦澡每日1次，注意保暖。

（3）会阴及肛门护理：用1:1000洗必泰溶液洗手，冲洗会阴。每日用1:5000高锰酸钾溶液坐浴。

（4）严格执行无菌操作，尤其要做好静脉导管护理。

（5）提供无菌饮食，经微波炉消毒，水果必须经消毒后用无菌刀削皮方可食用。

（三）预处理护理

1.按化疗、放疗护理常规。

2.严密观察病情变化。注意药物不良反应，如消化道反应、有无出血症状等，及时记录。

3.鼓励多饮水，增加尿量。促进毒物排泄。

4.严格执行无菌操作。

（四）移植术中护理

1.做好骨髓采集的配合：给予供髓者心理护理，鼓励其爱心奉献精神，解除紧张疑虑。骨髓采集可安排在手术室中进行，严格执行无菌操作，骨髓液需加肝素并过滤，置于标准血袋中。供髓后需卧床休息数周，应用适量抗生素及止血药，加强营养。促进恢复。

2.输注骨髓的护理：骨髓液由静脉直接输注，先缓慢滴注 20 分钟后，若无反应可调速到每分钟 40 滴~60 滴，同时遵医嘱输注适量鱼精蛋白以中和肝素，每袋骨髓液至最后 5mL 时应留在袋中弃去。输注中严密观察有无发热、过敏反应，每小时测脉搏、呼吸、血压。

（五）移植术后护理

1.严密观察病情变化，注意有无发热、感染、出血或移植物抗宿主病的症状。

2.观察尿量、尿色、尿 pH，大便次数、量、颜色、性质，并协助送检、做培养等。

3.营养护理：给予高蛋白、高热量、多维生素饮食，调节口味，鼓励多进食、多饮水，保持大便通畅。必要时提供肠道外高营养。

4.严格执行无菌操作。

5.正确详细记录出入量及各种护理记录。

6.帮助患者与家属之间沟通和联系，可隔窗探视，使患者得到关心，消除孤独感，增强治病信心。

7.做好感染与出血护理。

（六）健康指导

1.指导患者遵医嘱应用免疫抑制剂，预防移植物抗宿主病。

2.指导移植后康复期护理及预防复发的措施。

3.指导患者学会自我观察，定期复查。

十四、骨髓穿刺术护理

（一）目的

1.观察骨髓内细胞形态及分类，以协助诊断血液系统疾病。

2.做骨髓细胞培养或涂片检查某些寄生虫。

3.用于骨髓移植等。

（二）用物准备

治疗盘内盛常规消毒物品、骨髓穿刺包、1%~2%利多卡因、玻片、无菌手套、培养基、酒精灯、胶布、火柴等。

（三）术中配合

1.向患者解释穿刺目的和注意事项，以取得合作。

2.协助患者取适当体位，如髂前上棘、胸骨穿刺取仰卧位；髂后上棘、棘突穿刺取侧卧位或俯卧位。

3.常规消毒皮肤，打开骨穿刺包待医生铺洞巾后以胶布固定，协助医生抽吸 1%~2%利多卡因作局部麻醉。

4.配合医生抽取骨髓液急速涂片数次。如送细菌培养。则注入液体培养基中并摇匀。

5.整理用物，嘱患者平卧 2 小时~4 小时。

（四）注意事项

1.穿刺过程中观察患者反应，如出现面色苍白，精神紧张，出冷汗，脉速、血压下降等虚脱或休克症状，应立即停止穿刺。

2.观察穿刺部位有无出血、水肿，穿刺当日勿沐浴。血小板减少者按压 3 分钟~5 分钟。

3.严格无菌操作，以免发生感染。

第八节　肿瘤科疾病护理技术操作常规

一、化疗病人护理

1.化疗药物的毒性大，使用时间长，在化疗过程中要不断鼓励病人耐心坚持完成疗程。

2.注意预防感染，认真做好口腔及皮肤护理。

3.保护静脉.由于联合化疗中药物品种多，刺激性强，疗程长，必须注意保护患者的血管，一般从远端开始注射，两臂静脉轮换注射，不宜选择最细的静脉，以防药液外渗造成静脉炎、静脉周围炎或局部组织坏死。静脉穿刺要求一针见血，在推注药物过程中仍要反复抽试回血，掌握推药的速度，拔针后局部用干棉球加压。在注射刺激性强的药物时，注射化疗药物前后应用 1%葡萄糖溶液静脉滴注，确保无药液渗出。药液现配现用，如在滴注过程中发现有药液外渗，应立即拔出针头，更换注射部位。药液外渗部位可进行冷敷、0.5%普鲁卡因局部封闭或金黄散外敷。

4.减轻不良反应，鼓励病人多饮水，保证每日排尿 1500mL 以上，以稀释尿液中药物浓度，防止高尿酸血症。有恶心、呕吐时，饮食宜清淡，少食多餐，可服用助消化药或止吐药。

5.观察药物不良反应，熟悉化疗药物的作用和副作用。注意有无脱发、口腔溃疡、血细胞减少，以及心肌毒性反应所致的心率变化、心律失常等。

二、支气管肺癌护理

支气管肺癌起源于支气管黏膜或腺体，常有区域性淋巴转移和血行转移。近年来，世界各国肺癌的发病率和死亡率急剧上升。在我国，肺癌在男性中占常见恶性肿瘤的第四位，在女性中占第五位，个别大城市肺癌死亡率已跃居各种恶性肿瘤死亡的首位。

（一）一般护理

1.高热量、高蛋白、丰富维生素饮食。

2.病人一般有恐惧绝望心理.对治疗失去信心，因此要特别关心病人，帮助其树立信心。

（二）病情观察

对中晚期病人需仔细观察，以了解是否有远处转移，凡有胸痛腰痛明显者提示有肋骨、胸膜或脊柱转移；如有头痛伴恶心呕吐、神志不清甚至偏瘫者，表明有颅内转移；若出现上腹胀痛肝脏进行性肿大伴黄疸者，提示肝转移。

（三）对症护理

1.对化疗病人要定期查血象，白细胞低于 $3×10^9/L~3.5×10^9/L$ 应暂停化疗给予升白细胞药物，注意观察有无口腔炎、恶心呕吐等胃肠道反应，定期查肝、肾功能。

2.呼吸困难者，取半卧位氧气吸入，如有胸腔积液应协助医生做好胸穿。

3.声音嘶哑者，应少说话或行超声雾化以减轻不适。

4.咯血时嘱病人不要紧张，不要屏气，轻轻将血咯出，并注意卧床休息，侧卧位，保持呼吸道通畅，防止窒息。

5.上腔静脉压迫患者，输液时选择下肢静脉，抬高头颈部，利于静脉回流。

（四）出院指导

1.加强营养，进行免疫治疗，增强体质。

2.定期门诊复查。

3.宣传吸烟对人体危害，提倡不吸烟或戒烟。

三、胃癌护理

胃癌是常见的消化道癌肿之一。其发病率和死亡率与国家、种族及地区有很大的关系。日本、智利、俄罗斯和冰岛为高发国家，美国、澳大利亚、西欧国家发病率较低。在我国以西北地区发病率最高，华东、中南、西南区最低。全国平均年死亡率为 16/10 万人口，常发生在 40 岁~60 岁之间.男女之比约 2:1~3:1。

（一）一般护理

1.对早期轻症病人，应注意劳逸结合，中晚期应卧床休息以减轻体力消耗。

2.给予高蛋白、高碳水化合物、丰富维生素、温软易消化食物，忌过硬带刺食物摄入，如因化疗反应引起病人食欲差、厌食时，应尽量烹饪一些适合胃口、多样化膳食。可少量多餐，忌辛辣及烟酒。伴幽门梗阻时，较轻者应流质饮食，梗阻严重时应禁食。必要时静脉营养。

3.预防感染和并发症。应做好口腔护理、皮肤护理。保持床单平整清洁，长期卧床者应定时翻身，预防褥疮。

（二）病情观察

1.注意有无呕吐及咽下困难。

2.观察呕吐物的性状及大便颜色、量，了解有无消化道出血。

3.观察有无黄疸、腹水等癌肿转移的体征。

（三）对症护理

1.疼痛的处理：疼痛是晚期病人的严重问题，应尽力解决因疼痛造成的痛苦。首先在精神上给予支持，以减轻心理压力，转移注意力，以减轻疼痛的感受强度，疼痛剧烈时可以按医嘱给予止痛剂，如强痛定、吗啡等。口服止痛药时应按时按量，不可随意减量或停用。

2.加强支持治疗，提高病人体质，使之能更好地耐受化疗或手术。多用静脉高能量营养。

3.化疗病人应注意胃肠道反应，给予止吐、镇静剂，定期查血象、肝肾功能。若白细胞低于 $1×10^9$/L，应做好保护性隔离，并注意保护血管、防止渗漏。

（四）健康指导

1.养成良好的生活、饮食习惯。多食新鲜蔬菜、肉类，勿吃腌制品、油煎炸食物、发霉食物。

2.有胃炎等其他胃部疾病应及时治疗，门诊定期检查。

四、肝癌护理

肝癌是指自肝细胞或肝内胆管细胞发生的癌肿，为我国常见恶性肿瘤之一，其死亡率在消化系统恶性肿瘤中列第三位，仅次于胃癌和食道癌。在世界各地肝癌的发病率虽有所不同，但均居上升趋势。本病可发生于任何年龄，以 40 岁~49 岁为最多，男女之比为 2:1~5:1。

（一）一般护理

1.注意休息，伴有腹水和黄疸者要卧床休息。

2.尽量鼓励病人进食，注意烹饪。调节口味，禁止饮酒，给予高蛋白富含维生素的食物。不要过多限制脂肪摄入，肝昏迷应限制高蛋白摄入量，有腹水时血控制食盐摄入量。

（二）病情观察

观察肝区疼痛、腹胀、恶心呕吐、腹泻、厌食等变化，监测 T、P、R、BP 变化，了解意识状态，有无呕血、便血及出血倾向，尿量多少，黄疸加深的程度。

（三）对症护理

1.如患者突然腹痛伴有腹膜刺激症与休克，多为肝癌结节破裂。一旦确诊应绝对卧床，给予输血及大量止血药物。

2.消化道出血者应按消化道出血护理。

3.继发感染者要注意口腔及皮肤护理。

4.呼吸困难者取半卧位。

（四）健康指导

1.HBsAg 阳性者应积极治疗，定期检查 AFP。

2.禁酒，保持生活有规律。

第九节 神经内科疾病护理技术操作常规

一、神经内科疾病一般护理

1.按内科疾病一般护理常规。

2.病情危重者，应绝对卧床休息，注意环境安静，光线宜暗。对昏迷、偏瘫、精神症状、癫痫发作者，应剪短指（趾）甲，装有假牙者应取下假牙。放置床档，防止坠床。

3.观察头痛性质及强度。如剧烈头痛且有颅内压增高，多数提示有脑血管意外，应严密监护神志、脉搏，呼吸、瞳孔、血压变化，注意有无抽搐、呕吐，警惕脑疝形成。

4.危重、瘫痪，昏迷的病人。应保持床铺清洁、干燥、平整。注意皮肤护理，每2小时~4小时翻身1次，保护感觉障碍的肢体，并将肢体放置于功能位。加强口腔护理，保持呼吸道通畅。

5.给予高蛋白、高维生素、易消化饮食。轻度吞咽困难者给予流质或半流质饮食。进食宜慢，防止呛入气管。昏迷、吞咽困难者视病情给予鼻饲。

6.注意心理护理。病人常因生活不能自理而烦恼、自卑，影响治疗效果。因此要关心体贴病人。鼓励其树立信心，配合治疗。

7.定期进行瘫痪肢体的按摩及被动运动，鼓励尽早主动运动。预防肢体肌肉萎缩及肢体挛缩畸形。

8.对尿潴留者。应给予保留导尿，每4小时~6小时放尿1次。留管期间，按无菌操作规程执行。

9.保持大便通畅。对便秘超过3日者，要给缓泻剂。如有腹泻，应及时清洁肛部。涂擦油膏保护肛周皮肤。

10.对昏迷者按昏迷护理常规。

11.出院时，应指导病人加强功能锻炼，避免疲劳，预防复发。

二、脑出血性疾病（脑出血、蛛网膜下腔出血）护理

蛛网膜下腔出血是指颅内血管破裂后，血液流入蛛网膜下腔，分为自发性与外伤性两大类。非外伤性脑实质内的出血称为脑出血。常见部位有内囊出血、脑桥出血、小脑出血、脑室出血等。

按神经系统疾病一般护理常规。昏迷按昏迷护理常规。

（一）病情观察

1.观察意识、瞳孔、血压、脉搏、呼吸等变化。若压眶反射消失、血压增高、脉搏、呼吸不规则，应考虑出血未止。须及时采取措施。

2.及时发现脑疝前驱症状。如头痛剧烈、呕吐频繁、烦躁不安、意识模糊、两侧瞳孔大小不等、嗜睡等。若出现一侧瞳孔散大、光反应迟钝、血压升高、脉搏变慢、呼吸不规则，即有脑疝存在，应立即静脉应用脱水、降脑压药物，给予吸氧，并协助医师抢救。

3.观察呕吐物和大便的颜色、性质。及时留取标本，以了解胃内有无出血。

（二）对症护理

1.急性期绝对卧床休息4周以上，侧卧于患侧。头部制动抬高15°~30°避免不必要的操作。各项护理操作应轻柔.翻身角度不宜大。病室安静、避光。

2.保持呼吸道通畅。及时吸除口腔、气管分泌物、呕吐物。舌后坠时，应用拉舌钳。定时翻身，预防吸入性肺炎和肺不张。

3.中枢性高热给予物理降温，但头部禁用酒精。

4.控制补液量和速度，以防突然脑压增高导致脑疝。用脱水剂时可快速给药，以保持脱水效果。随时观察血压、尿量变化及水、电解质紊乱情况，并记录出入液量。

（三）一般护理

1.发病48小时内应禁食，以后根据病情放置胃管。给低脂、高蛋白流质及一定量的水分。入液量每天保证2000mL左右，以维持营养及水、电解质和酸碱平衡。

2.保护肢体和皮肤。定时慢动作翻身，当翻向健侧时，患侧部垫枕，以防关节强直。病情稳定48小时后，进行肢体运动康复指导和训练。

3.保持大小便通畅，病人常有便秘，尿潴留或尿失禁，应给予相应护理。切忌用力排便，以免诱发再出血。

4.保持情绪稳定，限制陪客，避免精神刺激。

（四）健康指导

出院时，指导病人出院后加强肢体的功能锻炼，脑出血应控制饮食。生活要有规律。注意情绪稳定，劳逸结合。

三、脑缺血性疾病（脑栓塞、脑血栓）护理

脑栓塞是指各种栓子沿血液循环进入脑动脉，引起血流中断，而出现相应供血区的脑功能障碍。脑血栓形成是指颅内外供应脑部的动脉血管壁发生病理变化，使血管腔变狭窄。或在此基础上形成血栓，最终完全闭塞，引起该血管供应范围内的脑梗死。

按神经系统疾病一般护理常规。

（一）病情观察

1.观察意识、瞳孔、呼吸、脉搏、血压的变化。并记录。注意有无意识障碍、头痛、呕吐等脑水肿、颅内压增高的症状。

2.对脑栓塞者，要严密观察有无新的栓塞形成或合并颅内出血等。如出现突然失语、肢体疼痛、腹痛、意识逐渐不清等症状，必须及时通知医师，采取相应措施。

3.观察扩血管、扩容、抗凝、溶栓剂等药物的副作用，注意有无出血倾向和出

血、凝血时间延长现象，并随时观察血压。

（二）对症护理

1.急性期卧床休息 1 周~2 周。取平卧。头偏向一侧。头部禁用冰袋或冷敷，以免影响脑供血。

2.瘫痪肢体保持功能位。病情稳定后，应尽早被动运动和按摩，以防肌肉萎缩和肢体挛缩畸形。

3.每 2 小时~3 小时翻身 1 次，以免瘫痪的一侧长期受压而形成褥疮。

4.对呼吸困难者应给予氧气吸入。头痛、烦躁不安者，按医嘱给止痛镇静剂。

（三）一般护理

1.给低脂、低盐、高维生素、易消化的食物。忌烟、酒，有意识障碍及吞咽困难者给鼻饲流质饮食。

2.心理护理。病人常因肢体瘫痪、语言障碍、大小便失禁、生活不能自理而烦恼。护理人员应关心、体贴、解释，使其树立治疗信心。

3.对有失语者，要加强语言训练.训练内容尽可能联系日常生活。

（四）健康指导

出院时，指导病人及家属做瘫痪肢体按摩和被动运动，坚持语言训练。劝其戒烟，勿过量饮酒，避免劳累，生活要有规律。

四、癫痫护理

癫痫是一组反复发作的神经无异常放电所致的暂时性中枢神经系统功能障碍的临床综合征。常见病因主要是遗传、脑损伤。

临床以具有暂时性、刻板性、间歇性和反复发作为主要特征。

按神经系统疾病的一般护理常规。

（一）病情观察

1.癫痫持续状态的患者应尽快按医嘱用药控制发作，应用强中枢抑制剂做静脉注射时。需一人专心缓慢注射，另一人监护癫痫发作情况。

2.严密观察瞳孔、呼吸、血压、心率变化及病人的昏迷程度和用药反应。如有瞳孔缩小、血压下降、昏迷加深、呼吸变浅，应建议药物减量。

3.观察癫痫发作的类型，发作持续时间及次数。

（二）对症护理

1.癫痫大发作时立即让病人睡平，解开衣领、衣扣，头偏向一侧，保持呼吸道通畅，及时给氧；对呼吸功能不恢复者，及时做人工辅助呼吸。

2.尽快在病人上下臼齿之间垫开口器或牙垫、手帕，防止咬伤舌头和颊部。

3.禁止向病人强行灌水喂药及暴力按压抽搐肢体，以免造成窒息、吸入性肺炎及骨折、脱臼等。

4.专人陪护，详细记录发作经过、时间和主要表现。

5.防止脑水肿导致脑疝。保证脱水剂静脉快速滴入，高热时予以物理降温。

6.注意有无精神症状，少数病人抽搐停止后，意识在恢复过程中，有短时间的兴奋躁动，应加强保护，以防自伤或他伤。

7.根据癫痫发作的类型遵医嘱用药，注意观察用药疗效和副作用。

（三）一般护理

1.保持环境安静，避免光、声刺激。保证病人睡眠充足，不能让病人单独离开病区活动。

2.做好心理护理，帮助克服自卑、恐惧心理，应向病人及其家属讲解有关疾病常识，以取得配合。

3.间歇期可下床活动。出现先兆时应即刻卧床休息。

4.给予高热量、清淡饮食。少进辛辣食物，避免过饱。

5.注意保暖、防止感冒。炎热季节防止中暑。不可用口表测温。

（四）健康指导

出院时应指导病人坚持长期正规定期门诊随访。保持乐观情绪，生活、工作应有规律，避免过度劳累。忌烟酒。不能从事高空作业、驾驶等工作。随身携带个人资料，写上姓名、地址、病史、电话等，以备发作时及时了解和联系。

五、急性炎症性脱髓鞘性多发性神经病护理

急性炎症性脱髓鞘性多发性神经病又称格林-巴利综合征，为急性或亚急性起病，大多可恢复的多发性脊神经根麻痹和肢体瘫痪的一类疾病。

按神经系统疾病一般护理常规。

（一）病情观察

1.注意心率、心律、血压变化，防止因迷走神经受累而引起心搏骤停。如有心肌损害，输液速度要缓慢，并记录出入液量。

2.注意呼吸频率与节律。如咳嗽无力，有反常呼吸，系提示呼吸肌瘫痪，应立即吸氧，行人工辅助呼吸，通知医师，并准备气管切开或气管插管，备好人工呼吸器等。

3.注意有无水、电解质，酸碱平衡紊乱及其临床表现，协助医师纠正。

4.观察四肢对称性肌无力的程度，是否累及躯干、肋间肌、面部等。

（二）对症护理

1.急性期卧床休息，取侧卧位。以利呼吸道分泌物流出。如有呼吸肌瘫痪，取平卧，头偏向一侧。

2.保持呼吸道通畅，预防肺炎及肺不张，及时吸痰。如痰液黏稠，可作雾化吸入、拍背。

3.对肢体疼痛严重者，应按医嘱给镇静止痛剂，但禁用麻醉性止痛剂如杜冷丁等。

4.观察激素、免疫抑制剂等药物的作用、副作用。

5.对面神经受损、眼睑不能闭合者。要涂以抗菌素眼膏，加用眼罩，以防角膜溃疡及结膜炎。

（三）一般护理

1.给予营养丰富，易消化的饮食。对吞咽困难者，及早鼻饲。禁止经口进药物与饮食。

2.加强心理护理。消除病人因呼吸困难而产生的紧张情绪。尤其是应用人工呼吸器者，树立治疗信心，积极配合抢救。

3.瘫痪肢体应保持功能位，两足可用足托。病情稳定后，定时作被动运动、针灸按摩，鼓励主动运动。

4.保持口腔及皮肤清洁。勤翻身，保暖，忌用热水袋，防止烫伤。

（四）健康指导

出院时，应指导病人及其家属学会被动运动及按摩方法，鼓励肢体瘫痪者坚持功能锻炼，减少后遗症。按时服药，保证足够的营养，避免着凉及感冒。

六、震颤麻痹护理

按内科及本系统疾病的一般护理常规。

（一）病情观察

应用抗乙酰胆碱制剂或左旋多巴类药物。应注意有无口干、恶心、呕吐、视力模糊等副作用。

（二）对症护理

1.避免精神刺激，保持环境安静.以免加重震颤。

2.防止便秘，鼓励患者多做腹肌运动，促进肠蠕动。

（三）一般护理

1.轻者可下地活动，严重震颤麻痹和肌强直者应卧床休息，防止坠床和跌伤。

2.给予低胆固醇、高维生素营养丰富的饮食。避免刺激性食物，充分供给水果、蔬菜，预防便秘。

3.晚期卧床不起的患者，按重症患者护理。

（四）健康指导

嘱患者注意营养，宜食低脂高蛋白饮食，并预防感冒。

七、重症肌无力（MG）护理

重症肌无力是神经-肌肉传递障碍的获得性自身免疫性疾病。临床特征为受累骨骼肌易于疲劳，通常在运动后加重，休息后减轻。

按内科及本系统疾病的一般护理常规。

（一）病情观察

1.注意观察抗胆碱酯酶和免疫抑制剂药物的疗效和副作用，严格执行用药时间和剂量，以防因用量不足或过量导致危象的发生。

2.观察受累骨骼肌部位及程度。

3.观察有无呼吸困难，全身肌肉极度无力，瞳孔散大、缩小或肌无力危象。

（二）对症护理

1.一旦出现重症肌无力危象。应迅速通知医生，给氧、吸痰。做好气管插管或切开，以及上人工呼吸机的准备工作；备好新斯的明等药物，尽快解除危象，及时吸痰，消除呼吸道分泌物。

2.避免应用各种肌肉松弛剂和一切加重神经肌肉传递障碍的药物，如吗啡、利多卡因、链霉素、卡那霉素、庆大霉素和磺胺类药物。

（三）一般护理

1.轻症者适当休息，避免劳累、受凉、创伤、激怒。病情进行性加重者必须卧床休息。

2.给予高热量、高蛋白饮食。吞咽困难或咀嚼无力者给予流质或半流质，必要时鼻饲。进食应在口服抗胆碱酯酶药物后 30 分钟~60 分钟，以防呛咳。

3.指导正确的服药方法。如抗胆碱酯酶药物宜从小剂量开始口服。口服药餐前30 分钟给药。注射此类药在餐前 15 分钟给药。

4.做好心理护理，开导病人使其保持最佳状态，树立战胜疾病的信心。

（四）健康指导

1.患者出院后应随身带有卡片，包括姓名、年龄、住址、诊断证明、目前所用药物及剂量，以便在抢救时参考。

2.注意休息。预防感冒、感染，注意保暖。

3.育龄妇女应避孕。

4.定期复查。

八、急性脊髓炎护理

急性脊髓炎是指急性非特异性的、局限于数个节段的横贯性脊髓炎症，病变特征为病变水平以下肢体瘫痪，各种感觉缺失或自主神经功能障碍。

按内科及本系统疾病的一般护理常规。

（一）病情观察

1.观察有无呼吸肌瘫痪症状，如无感觉平面上升，出现呼吸困难、发绀时即刻吸氧，做好气管切开准备。

2.观察有无脊髓休克征象，如瘫痪肢体肌张力低，腱反射消失，尿潴留等。

3.观察有无肺炎，尿路感染、褥疮等并发症。

（二）对症护理

1.做好皮肤护理，保持会阴部清洁干燥。男性患者阴囊处易发生湿疹。可用2%硼酸液湿敷或涂新松糊软膏。避免损伤皮肤，损伤平面以上忌用热水袋和其他暖具，以防烫伤。

2.预防褥疮。做到四勤。如已发生褥疮，应积极换药治疗。

3.做好便秘、尿失禁、尿潴留的护理，防治尿路感染。

4.注意保暖，避免受凉，经常拍背和采取坐卧位，帮助排痰，防止坠积性怖炎。

5.大剂量使用激素时，注意有无消化道出血倾向。

（三）一般护理

1.绝对卧床休息，每 2 小时更换体位一次。瘫痪肢体保持功能位。

2.给予高热量、高蛋白、高维生素饮食，多吃酸性及纤维素丰富的食物，少吃胀气食物，鼓励多饮水，每日至少 3000mL。

（四）健康指导

鼓励患者保持良好的心态，树立战胜疾病的信心。病情稳定后及早开始瘫痪肢体的功能锻炼。促进肌力恢复。

九、单纯疱疹病毒性脑炎护理

单纯疱疹病毒性脑炎是由单纯疱疹病毒引起的中枢神经系统最常见的病毒感染性疾病。

临床表现为急性起病、进展快，病前有急性感染症状，急性全脑损害表现，多数出现高颅压、精神、意识障碍、抽搐等症状。

按神经系统疾病的一般护理常规。

（一）一般护理

1.休息：急性期患者应卧床休息，伴有精神症状及癫痫发作者应放置床档，防止坠床。

2.心理护理：关心体贴患者，向患者介绍疾病发生的一般常识及可能出现的症状，主动配合治疗。

3.饮食：给予高蛋白、多维生素、易消化饮食，昏迷者予鼻饲流质。

（二）病情观察

1.观察患者意识、瞳孔、体温、脉搏、呼吸、血压等变化。

2.对抽搐发作、躁动不安或有明显精神症状者，遵医嘱及时应用镇静剂，保持呼吸道通畅.及时吸氧并详细记录发作时间。

3.观察有无脑疝的前驱症状。若有头痛剧烈、呕吐频繁、烦躁不安等颅内压增高者遵医嘱应用脱水剂。

4.昏迷者按昏迷护理常规。

5.高热者按高热护理常规。

（三）药物护理

1.观察药物作用及副作用。

2.应用镇静剂时应观察呼吸、血压的变化。

3.应用脱水剂应观察尿量、尿色改变并及时复查电解质、肾功能等。

（四）健康教育

1.对遗留有智能障碍者，应指导家属锻炼其生活自理能力。

2.对遗留有癫痫者。应指导长期正规服药。

3.定期复查。

十、腰椎穿刺术护理

（一）目的

1.检查脑脊液的性质，以协助诊断中枢神经系统炎症性或出血性疾病。

2.测定颅内压力，了解蛛网膜下腔有无阻塞。

3.做造影或放射性核素等辅助检查，如气脑、脊髓空气造影、脑室脑池放射性核素扫描等。

4.做腰椎麻醉或鞘内注射药物。

（二）术前准备

1.用物准备

常规消毒治疗盘一个、腰椎穿刺包、手套、1%普鲁卡因、无菌试管、弯盘、酒精灯、胶布及火柴。

2.病人准备

术前做普鲁卡因皮试。向病人说明穿刺目的及注意事项，以取得配合，并嘱病人排空大小便。

（三）操作及护理

1.帮助病人取去枕侧卧位，背齐床沿，低头，两手抱膝，腰部尽量后凸，使椎间隙增宽，保持适当姿势，避免移动，以防断针。

2.穿刺部位常规消毒（第三或第四腰椎间隙），严格无菌操作。

3.打开穿刺包及无菌手套。配合穿刺。

4.当穿刺针进入 4cm~6cm 时，协助医师安上脑压表或侧压管。如做脑脊液细菌培养，按无菌操作原则。接取脑脊液 3mL~5mL 于无菌试管中送检。

5.若了解蛛网膜下腔有无阻塞，即于测定初压后。压迫病人一侧颈静脉 10 秒钟。进行观察判断。

6.术毕拔出穿刺针，针眼以碘酒消毒，覆盖无菌纱布，以胶布固定。

7.穿刺过程中注意观察意识、瞳孔、脉搏、呼吸的变化。若病情突变，立即通知医师停止穿刺，并配合抢救。

8.整理用物，嘱病人去枕平卧 4 小时~6 小时，防止出现低压性头痛。

（时芬 孙玉 高玲花 冯慧 杨翠翠 刘子玉）

第四章 外科常见疾病护理技术操作常规

第一节 外科一般护理技术操作常规

1.术前护理：

（1）了解患者的健康问题：了解体温、脉搏、呼吸、血压和出、凝血时间以及心、肺、肝、肾功能；了解手术部位皮肤有无化脓性病灶；各种化验结果；女性患者月经来潮日期以及患者的情绪等等。

（2）皮肤准备：术前1天患者应沐浴、理发、剃须、剪指甲、更衣，不能自理者由护士协助。按手术部位做好手术野皮肤准备工作。

（3）遵照医嘱验血型、备血，完成常规药物的皮肤敏感试验，如青霉素、普鲁卡因。

（4）肠道准备：肠道手术按医嘱进行肠道准备，一般手术前12小时禁食，术前6小时禁水。

（5）准备术中用物：特殊药品、X线片、CT片、MRI片、胸带、腹带等。

（6）术前指导患者做床上大小便练习、床上翻身练习以及深呼吸、有效咳嗽练习，防止术后并发症。

（7）手术日晨测体温、脉搏、呼吸、血压，取下假牙、眼镜、发夹、饰品、手表及贵重物品交家属或护士长，按医嘱给予术前用药。

（8）整理床单位包括麻醉床、输液架、吸引器、氧疗装置、引流管（袋）以及各种监护设备。

（9）向患者说明本次手术的重要性，手术中、手术后可能出现的情况以及注意事项，取得患者的配合。

2.术后护理：

（1）接受麻醉医师的交班，了解术中情况及术后注意事项，按各种麻醉后常规护理。

（2）正确连接各种输液管、引流导管及氧气管，注意固定，导管保持通畅。

（3）体位：

①全麻术后未清醒的患者给予平卧位，头偏向一侧至清醒。

②硬膜外麻醉术后给予平卧6小时。

（4）保持呼吸道通畅，观察有无呼吸阻塞现象，防止舌后坠、痰痂堵塞气道引起缺氧、窒息。必要时，遵医嘱吸氧。

（5）注意保暖，防止意外损伤。患者若有烦躁不安，应使用约束带或床栏保护，防止坠床。

（6）正确执行术后医嘱。

（7）密切观察生命体征：注意切口情况以及引流液的颜色、性质及量，以便尽早发现出血、消化道瘘等并发症。

（8）饮食：

①局麻或小手术患者术后即可进食。

②全麻患者当日禁食，第2天可进流质。以后视情况逐渐半流质、普食。

③胃肠道手术者.术后24小时~48小时禁食，术后第3日~四日待恢复胃肠蠕动、肛门排气后遵医嘱给少量流质–第5日~6日改半流质.第7日~9日可改软食或普通饮食。

（9）禁食、置胃管，生活不能自理的患者行口腔护理，留置导尿管者行会阴护理，并协助床上翻身、叩背，防止呼吸道、泌尿道、褥疮等并发症的发生。

（10）疼痛的护理：安慰患者，分散患者的注意力；改变体位，促进有效通气。解除腹胀，以缓解疼痛；疼痛剧烈者，术后1天~2天可适量使用镇静、镇痛药物。

（11）活动：鼓励患者床上翻身、抬臀，以促进胃肠道蠕动。如无禁忌，一般术后第1天要求床上活动，以后根据病情逐渐增加活动量。

（12）病情危重者设危重病人记录单，为治疗提供依据。

3.健康指导：根据患者的健康状况，从饮食、活动、病情观察、预防措施、门诊随访等方面给予具体的可操作性的指导，促进患者康复。

第二节　胸外科护理技术操作常规

一、胸外科一般护理

（一）术前准备

1.按外科手术前护理常规。

2.术前指导及准备：

（1）注意保暖.防止受凉感冒。

（2）病人戒烟、酒2周。

（3）注意口腔卫生，早晚刷牙，并用漱口水漱口。如发现病人有牙周感染或口腔疾病，应及时与医生取得联系。

（4）术前3天氧气雾化吸入。训练病人有效地咳嗽、排痰、做体位排痰或深呼口及运动等。

（5）痰液送检。咳痰多者，记录每日痰量。

3.给予高蛋白、高热量、高维生素饮食。对浮肿者应给予少盐饮食。对不能进食者，静脉补充液体，以纠正病人的营养，维持水、电解质平衡。

4.督促病人练习在床上使用便器进行大、小便。

5.配合医生做好术前各项检查。

6.术前日的准备。病人洗澡、备皮，晚间灌肠，给催眠药。

7.术日晨保留导尿，给术前用药，备好水封瓶、胸管，胸带及病历。

8.病室中备好急救药品及器械。如吸氧装置、吸引器等。

9.心理护理。耐心向病人讲解手术的必要性和过程。如何配合各项治疗和护理，解除其顾虑，增强战胜疾病的信心。

（二）术后护理

1.按全麻及外科手术后护理常规。

2.接收病人。

（1）安置病人平卧位。

（2）立即给氧，接心电监护仪，必要时吸痰。

（3）检查胸腔引流管及其他管道连接是否正确、通畅。

（4）检查及调整输液的速度。

（5）检查切口的敷料有无渗血、局部有无皮下气肿。

（6）查看病人一般情况.包括神志、意识，皮肤、甲床、黏膜有无发绀，皮肤弹性及呼吸模式等。

3.严密观察血压、脉搏、呼吸的改变，每 15 分钟测 1 次，病情平稳后，可改为 1 小时~2 小时测 1 次。

4.保持胸腔引流管通畅，防止脱落、扭曲。注意观察引流物的量、性质及负压波动情况。

5.雾化吸入，鼓励并协助病人做深呼口及、咳嗽、排痰，以预防肺部并发症。

6.麻醉清醒及血压平稳后，改半卧位。鼓励早期离床活动，提高心肺功能的代偿能力。

7.拔除胸管后继续观察有无气胸、皮下气肿、胸腔积液及切口渗血、渗液、感染等。

8.伤口疼痛可适当应用镇静止痛药物。

9.鼓励患者做术侧肩关节及手臂的抬举运动。

10.卧床期间做好基础护理，禁食期间加强口腔护理。

11.指导患者合理饮食。早期为清淡、易消化的半流质。

二、胸部损伤护理

胸部损伤是指暴力、跌倒或钝器撞击胸部，引起胸壁或胸膜腔内损伤。分为闭合性和开放性损伤两类。临床以胸痛、呼吸困难、咯血及休克为主要特征。

（一）肋骨骨折

1.首先了解是单根骨折、多发骨折，还是多处开放性骨折，有无休克和肺及胸膜损伤等症状.以便及时采取急救措施。

2.一般单纯性肋骨骨折可用胶布或胸带固定。每日检查固定是否松懈，如有松懈应及时重新包扎。固定 3 周~4 周后除去。

3.多发肋骨骨折胸壁软化时，应予急救。用大棉垫胸外固定浮动胸壁，以减轻反常呼吸，同时保持呼吸道通畅，纠正休克。严重的浮动胸壁者，用牵引或考虑气管切开，辅助呼吸。

4.多处开放性骨折，彻底清创后处理，并给予破伤风抗毒素注射。

5.严密观察呼吸、脉搏、血压。必要时吸氧、补液、输血。

6.生命体征平稳时取半卧位。鼓励并协助病人咳嗽，排痰，早期离床活动。必要时给予超声雾化吸人等。

（二）气胸

1.闭合性气胸：

（1）立即吸氧，做好安置胸腔闭式引流术的准备，必要时开放输液通道，以便输血、补液。

（2）协助医生安置胸腔引流管，置管后按胸腔闭式引流术护理。

（3）严密观察呼吸、脉搏、血压。

（4）加强呼吸道管理，鼓励并协助病人咳嗽，做深呼吸、雾化吸入等。以防肺部并发症。

2.开放性气胸：

（1）立即用凡士林纱布、棉垫封闭伤口，变开放性气胸为闭合性气胸。

（2）按闭合性气胸护理常规。

（3）清创缝合伤口，按医嘱应用破伤风抗毒素及抗生素。

3.张力性气胸：

（1）立即在患侧锁骨中线第二肋间穿刺抽气或行胸腔闭式引流术。密切观察水封瓶水柱波动，有无气体排出。

（2）术后 24 小时~48 小时如仍见大量气体漏出，可考虑开胸探查，视情况做肺叶切除，缝合肺、支气管裂口或支气管吻合术。

（3）严密观察呼吸、脉搏、血压。积极做好抢救准备。

（4）血压平稳后改半卧位，并按医嘱给予抗生素应用。

（5）加强呼吸道管理，预防肺部并发症。

（三）血胸

1.立即吸氧，开放输液通道，做好安置胸腔闭式引流术的准备。

2.协助医生进行胸腔闭式引流术，按胸腔闭式引流术护理。准确记录出血量。

3.密切观察脉搏、呼吸、血压，注意有无休克，征象。

4.密切观察引流液的颜色、量及负压波动等。如系进行性血胸，须及时报告医生，并做好剖胸探查的术前准备。

5.遵照医嘱应用抗生素，并加强呼吸道管理，以预防肺部并发症。

三、食管癌手术护理

食管癌是我国同较常见的一种恶性肿瘤。男性多于女性，比例为 2:1~4:1，其发病部位以食管中段为多见，多数为鳞癌。

病因可能与早期接触或食用亚硝胺类化合物或霉变食物，慢性食管炎症，不良饮食习惯，进食过热、过快、过硬及粗糙食物，嗜烟酒，食物中缺乏维生素 A、B2 微量元素等因素有关。

临床表现早期无明显的症状.偶有吞咽食物哽噎感，停滞或异物感、胸骨后闷胀或针刺疼痛，中晚期主要为进行性吞咽困难，肿瘤侵犯邻近组织和器官可出现相应症状，如声音嘶哑、食管气管瘘、肺部感染等。

（一）术前准备

1.按胸外科一般术前护理常规。

2.营养补充，改善全身状况。根据病人的吞咽程度给予饮食，有贫血、脱水、营养不良者酌情给予输血、补液、静脉高营养等。

3.加强口腔护理，减少术后并发症；对于有明显食管狭窄和炎症的病人，术前口服肠道抗生素，减轻炎症和水肿。

4.消化道准备术前 1 天进少渣饮食，晚 8 时后禁食，并用肥皂水灌肠 1 次。结肠代食管手术准备：手术前 1 天下午 1 时、2 时、3 时、6 时、9 时各服甲硝唑 200mg、庆大霉素 0.5g；下午 4 时后口服 10%甘露醇 1000mL，半小时内服完；术前 3 天进少渣饮食，术前 1 天进流食，晚 8 时后禁食，并行肥皂水清洁灌肠 1 次。

5.手术当日清晨为病人置消毒胃管并保留。

（二）术后护理

1.按胸外科术后护理常规及麻醉后常规护理。

2.术后应重点加强呼吸道护理，协助咳嗽、咳痰，必要时行鼻导管吸痰或气管镜吸痰，清除呼吸道分泌物，促进肺扩张。

3.禁食期间加强口腔护理，保持口腔清洁。

4.胃肠减压护理。保持通畅，注意观察引流液的颜色及量。

5.严密观察切口渗出情况，保持局部清洁，密切注意有无切口感染、裂开及吻合口瘘的征象。

6.术后 3 天~5 天，胸管拔除后，鼓励病人下床运动。

7.饮食护理：

（1）禁食期间给予 TPN、EN 支持.保持输液通畅，观察药物反应。

（2）食管及贲门术后 5 天~7 天。根据胃肠功能的恢复及术中吻合口张力、血供情况而决定进食时间。自少量饮水起，流质、半流质软食，少量多餐。结肠代食管术后进食时间宜适当延迟。

（3）胃代食管术后，加强饮食指导：少量多餐，避免睡前、躺着进食，进食后务必慢走，或端坐半小时，防止反流，裤带不宜系得太紧，进食后避免有低头弯腰的动作。

（4）给予高蛋白、高维生素、低脂、少渣饮食，并观察进食后有无梗阻、疼痛、呕吐、腹泻等情况。若发现症状应暂停饮食。

8.胸腔引流的护理：除按一般胸腔引流护理外，应特别注意胸液的质和量。若术后血清样胸液过多或粉红色中伴有脂肪滴，应警惕乳糜胸可能。

四、肺切除护理

（一）术前准备

1.按胸外科手术前护理常规。

2.用抗感染及支气管扩张药物，并做体位排痰，必要时记录痰量。

3.鼓励病人做深呼吸、有效咳嗽。

4.向病人说明术后正确卧位的必要性和方法。

5.术晨清洁口腔，术前 30 分钟东莨菪碱 0.3mg，杜冷丁 50mg，肌肉注射。

（二）术后护理

1.按胸外科术后护理常规。

2.给氧每分钟流量 3L~5L，术后第二天改为间歇吸氧或按需要给氧。

3.让患者保持平静，减少躁动，以最大限度减少氧耗。

4.肺切除术后，未清醒时，采取仰卧位。清醒后改半卧位。肺叶切除病人可健侧卧位。全肺切除病人，避免完全侧卧，可采取 1／4 侧卧位。

5.观察神志、意识、有无发绀、气管移位及呼吸模式。

6.静脉补液的护理：观察出血、失液情况，注意纠正水、电解质平衡。补液速度不宜过快，保持 30 滴／分左右，限制盐水输入，以免肺水肿发生。

7.胸腔引流的观察：

（1）全肺切除尤其伴有胸膜粘连或胸膜全肺切除的患者，术后应严密观察胸液渗出量及血压变化。

（2）全肺切除术后所置的胸腔引流管一般呈钳闭状态，每 1 小时~2 小时酌情放出适当气体或液体，术后 24 小时可拔胸管。

（3）由于拔除胸管未作残腔处理，胸腔内有中等量的胸腔积液，起稳定纵隔作用。拔管后应严密观察患者呼吸情况，以防胸腔积液量过多引起纵隔移位。

8.呼吸道护理：术后 24 小时~48 小时内。每隔 1 小时~2 小时协助病人咳嗽，做深呼吸；加强超声雾化吸入，并做健侧的拍背、有效咳嗽，保持健侧呼吸音清晰，应避免剧烈咳嗽。

9.术后早期开始活动手术侧上肢，先练习上举动作，以后可自由活动。

10.术后第一天，可进少量流质，3 天后鼓励进软食。

五、肺癌手术护理

肺癌大多发生于支气管黏膜上皮，又称支气管肺癌，发病年龄大多 40 岁以上。可能与长期大量吸烟及被动吸烟，大气环境污染，长期接触放射线物质及遗传、肺部慢性感染等因素有关。

临床表现与肿瘤的部位、大小，是否压迫、侵犯邻近器官以及有无转移等情况有关。早期多无症状，仅有慢性咳嗽。癌肿较大时造成支气管不同程度的阻塞，表现为胸闷、哮喘、气促、发热、胸痛等。晚期压迫、侵犯邻近器官、组织可出现同侧膈肌麻痹、吞咽困难、声音嘶哑、上腔静脉综合征、持续性剧烈胸痛等症状。

按胸外科疾病手术一般护理常规。

（一）术前护理

1.耐心向患者解释手术的重要性，调整患者的心理状态，使其配合手术治疗。

2.协助各项检查，如心、肺功能、肝肾功能、PT等。

3.术前戒烟2周，注意口腔卫生。

4.教会患者练习有效咳嗽、深呼吸，排痰困难者给予雾化吸入每日2次。持续3日~5日。肺功能低下者给予吸氧30分钟，每日2次，持续3日~5日。

（二）术后护理

1.呼吸道护理：

（1）观察胸廓呼吸运动是否对称、有无呼吸困难。

（2）保持呼吸道通畅。鼓励患者深呼吸、有效咳嗽，协助拍背、排痰，必要时吸痰。

（3）给予雾化吸入，湿化气道，易于分泌物排出。

（4）遵医嘱应用有效抗生素，防止肺部感染。

2.保持胸腔引流管通畅，全肺切除后胸腔引流管应夹管，开放时间视病情而定，一般1小时~2小时开放1次。每次2分钟~5分钟。

3.术后24小时~48小时内适当应用镇痛剂，用药时观察其效果及反应。

4.鼓励患者早期离床活动。活动量应循序渐进。年老体弱、心血管疾病者可适当推迟活动时间。

5.并发症护理：

（1）大出血：观察伤口渗血、胸腔引流液、中心静脉压、血压、脉搏、呼吸、尿量等情况。以了解出血量。术后3小时胸腔引流量大于100mL/小时呈鲜红色，且伴有生命体征变化，应考虑有活动性出血，需立即通知医生。必要时再次手术止血。

（2）张力性气胸：密切观察患者有无胸闷、气促、呼吸困难、气管移位等情况，如有异常及时处理。

（3）肺不张、肺炎：鼓励患者有效咳嗽，协助排痰，必要时行支气管镜吸痰。

（4）心律失常：术后持续心电监护，发现心律失常及时协助处理。

（5）肺水肿：对于年老患者及全肺切除者，应注意单位时间内输液量和速度。

（6）皮下气肿：气体量少时可以自行吸收；气体量多时放置胸腔引流管，并保持引流管通畅，定时挤压，及时调整引流管位置。

（7）胸腔积液：观察呼吸情况，若有呼吸音低、呼吸困难、皮下气肿等应立即取患侧卧位.放置胸腔引流管。

（三）健康教育

1.戒烟，改变不良的生活习惯，改善生活环境和居住条件。

2.保持良好的心态。

3.学会循序渐进的扩胸伸臂运动，增加肺活量。

4.巩固化疗、放疗或免疫治疗，定期复查。

六、纵隔疾病手术护理

（一）术前护理

1.按胸科手术前护理常规。

2.一般手术前不影响饮食。对吞咽困难者，应静脉补液，注意电解质平衡。

3.对咳嗽功能差的病人，应协助咳嗽排痰。

4.胸腺肿瘤伴有重症肌无力的病人，严格记录胆碱能药物的剂量和用法。并观察有无药物过量的症状，如腹部痉挛性疼痛、腹泻，多汗和瞳孔缩小等。

5.严密观察有无呼吸和吞咽功能衰竭等危象症状。

（二）术后护理

1.按胸科手术后护理常规。

2.严密观察呼吸、血压、脉搏，保持胸腔引流管通畅。

3.鼓励病人咳嗽、咳痰，清除呼吸道分泌物。注意伤口渗血及出血情况。

4.巨大后纵隔肿瘤术后，注意有无肢体活动和肢体感觉障碍，观察有无脊髓损伤的体征。

5.胸腺瘤伴重症肌无力术后，保持呼吸道通畅，鼓励咳嗽，帮助咳痰，防止肺不张、肺炎或窒息等并发症。床边备气管切开包及辅助呼吸器等。

6.吞咽困难或摄入不足者，可静脉补液或鼻饲。

7.严格做好消毒隔离工作。

8.便秘者，以轻泻药或开塞露为宜，禁止灌肠。

七、胸腺瘤手术护理

胸腺瘤是纵隔肿瘤的一种，大多位于前纵隔，多为良性，好发年龄 20 岁~50 岁，可能与自身免疫机制改变有关。

临床以胸痛、胸闷及压迫呼吸系统、神经系统、大血管、食管的症状为主要特征，10%~50%伴重症肌无力。

按胸心外科疾病手术一般护理常规。

（一）术前护理

1.了解患者肌无力、眼睑下垂、吞咽困难的症状和程度。

2.遵医嘱口服胆碱能药物，并严密观察用药反应。

3.吞咽乏力者给予静脉营养支持。

4.咳嗽无力者帮助训练有效咳嗽及深呼吸。

5.床边备气管切开包和呼吸机。

6.备皮范围按胸部手术要求。

（二）术后护理

1.血压平稳后取半卧位。

2.注意患者饮食情况，有食物反流可置鼻饲管。

3.保持呼吸道通畅，鼓励患者咳嗽、咳痰，及时清除呼吸道分泌物，气管切开者按气管切开护理常规。

4.病情观察：

（1）观察患者生命体征变化。若出现呼吸困难症状，应立即行气管插管或气管切开，并以呼吸机辅助呼吸。

（2）注意肌无力危象，如手握力、吞咽情况。

（3）巨大后纵隔肿瘤术后，注意有无肢体活动和肢体感觉障碍及脊髓损伤的体征。

（4）观察用药后反应，正确判断用药不足和用药过量的不同表现。避免一切加重神经—肌肉传递障碍的药物，如：地西泮、吗啡、利多卡因等。

5.保持胸腔引流管通畅，观察引流液量、颜色及性质，并记录。

6.保持大便通畅，便秘者给予缓泻剂或开塞露，禁止灌肠。

（三）健康教育

同胸心外科疾病手术一般护理健康教育。

八、心包手术护理

（一）术前护理

1.按胸科手术前护理常规。

2.给予低盐、高热量，高蛋白、高维生素饮食。术前2天改普食，以防术中出现低钠症状。

3.限制病人活动量，嘱多卧床休息，注意观察心率、心律及血压的变化。

4.注意尿量的变化，准确详细记录出入量。如尿少，适当应用利尿剂。同时口服10%氯化钾，以防低钾发生。

5.协助医生抽腹水，以改善呼吸、循环功能。抽水时速度不宜过快，初次放水量不应超过3 000mL，以免因大量放水腹内压突然下降而引起内脏血管扩张而致休克。抽水时密切观察病情变化，如有面色苍白、呼吸困难、脉搏细弱、出冷汗等休克征兆，立即停止放腹水，协助医生进行抢救。

6.协助医生测静脉压，以了解右心功能。测压前嘱病人平卧数小时，以防活动后静脉压增高而影响结果。

7.积极控制原发病，结核性心包炎术前至少给予抗结核治疗一个月，化脓性心包炎控制感染后2周方可手术。

（二）术后护理

1.按胸科手术后护理常规。

2.给低盐、高热量、高蛋白、高维生素饮食。

3.严格控制输液量，注意输液速度，每分钟不超过30滴。有心衰的病人，每分钟不超过15滴，以防增加心肺负担。

4.准确记录出入量。尿量多时密切观察有无低钾发生，发现有软弱无力、食欲不振、腹胀等症状时及时汇报医生，并抽血送检查血清钾、钠、氯等。

5.严密监测脉搏、血压、中心静脉压、呼吸及尿量的变化。如发现血压下降、心音低、心悸、气急、心前区疼痛等症状，应及时报告医生，并协助抢救，以防心衰继续发展。

6.因心包剥脱，上、下腔静脉受阻解除，大量静脉血液回流至右心进入肺部，造成肺充血，故需适当应用利尿剂降低前负荷用洋地黄时，应注意监测。

7.观察并记录颈静脉怒张、肝脏大小、腹围、下肢浮肿等情况的变化。

8.术后下床活动不宜过早，可在术后 3 天开始床边活动，术后 2 周仍要限制活动量。

九、动脉导管未闭手术护理

（一）术前护理

1.按胸科手术前护理常规。

2.精确测量每分钟的心率，以及收缩期和舒张期血压，供术后对比。

3.严格进行呼吸道管理，以防肺部感染。

（二）术后护理

1.按胸科手术后护理常规。

2.术后血压大都偏高，故需密切观察血压的变化，收缩压升高至 18.7kPa 以上、舒张压大于 13.3kPa 持续不降者，可适当给镇静药物，必要时给降压药。

3.用血管扩张剂控制血压时，如：应用硝普钠，需密切观察疗效及副作用。

4.注意观察神志改变，心脏杂音再现、喉返神经损伤、声带麻痹及肺水肿等发生。

5.如发现心脏杂音再现，应及时通知医生，并嘱咐病人卧床休息。

6.术后清醒者可饮水，但部分病人术后早期可发生短时间的声音嘶哑及进流质时引起呛咳，故宜服半流质。呛咳剧烈无法进食者，应增加补液量。

7.严格控制输液速度。

8.严密观察呼吸情况，加强呼吸道管理，以预防呼吸道感染和呼吸衰竭。

第三节　普外科疾病护理技术操作常规

一、甲状腺手术护理

（一）术前准备

1.按外科一般术前护理常规。

2.甲状腺功能亢进者术前准备：

（1）口服复方碘化钾溶液，从 / 滴开始，逐日增加 1 滴至 1 / 滴。3 次 / 天；或者 10 滴，3 次 / 天，连续服 2 周。

（2）心率大于 90 次/分者口服普萘洛尔（心得安）10mg~20mg，每日 3 次，脉搏小于 60 次/分者，停服 1 次。

（3）测定基础代谢率，控制在正常范围。

（4）保护突眼，白天用墨镜，睡时涂眼药膏。

（5）进食高热量、高维生素饮食。

（6）术前禁用阿托品。

3.让患者了解术中体位，并指导患者做颈部固定活动的练习，以适应术后的需要。

4.准备气管切开包、氧气、吸引器。

（二）术后护理

1.按外科一般术后护理常规。

2.颈丛麻醉或全麻清醒后取半卧位，床边备气管切开包。

3.严密观察血压、脉搏、呼吸、体温的变化，观察有无声音嘶哑、呛咳、呼吸困难等症状。

4.手术当日禁食，术后 1 天进温凉流质，避免过热或刺激性食物，防止呛咳。

5.引流管护理：术后切口引流接一次性负压引流器。观察引流液的性质与量。

6.甲亢术后继续服复方碘化钾溶液 7 天，每日 3 次，从 15 滴开始逐日减少 1 滴直至停止。

7.并发症的观察及预防：严密观察病情，防止呼吸困难、窒息、声音嘶哑、失音、音调降低、误咽、甲状腺危象、手足抽搐等并发症。

（三）健康指导

1.练习颈部运动，防止瘢痕挛缩。

2.如有声音嘶哑、音调变低者出院后应继续行理疗、针灸，以促进恢复。

3.指导患者了解甲状腺功能减退的临床表现。门诊随访。

附 B：

腹腔镜下甲状腺手术护理常规

随着外科微创技术的进展，腹腔镜下手术越来越被外科医生所广泛使用。腔镜下甲状腺次全切除术是外科微创手术中的一项新技术。与传统的手术方法相比.因切口小、创伤小、切口疼痛较轻、术后不留疤痕、美容效果好，正逐渐得到患者的认可。

（一）手术方法

患者气管插管行全身麻醉，在胸骨切迹的下缘和左右乳头的上缘分别作约 10mm（主切口）、5mm 及 3mm 的切口，在主切口注入 CO_2 气体，置入 10mm 的腹腔镜，于左右乳头上缘切口分别置入超声刀及操作钳，应用超声刀游离皮下组织，建立手术空间。暴露肿块后切除肿块，将肿块挤至主切口下方取出。经胸骨切迹 10mm 的切口放入引流管引流 1 根。切口用小圆针细线缝合 1 针，用免缝胶带对合皮肤。

（二）术前护理

见甲状腺手术护理。

（三）术后护理

1.吸氧：给予低流量吸氧且保持呼吸道通畅。有条件者，可以使用心电监护仪监测 SPO_2，观察呼吸幅度和呼吸频率。有效低流量吸氧 4 小时~6 小时即可恢复术后机体需要。

2.体位：术后患者去枕平卧 4 小时~6 小时至全麻清醒，防止呕吐引起吸入性肺炎。对疑有上胸部皮下积血者，可以采取平卧位，上胸部加压包扎，以便于引流。

3.引流管的护理：引流管接一次性负压引流器，妥善固定，避免折、曲，引流管的长度应不短于 25cm，以便于引流管挤压与病人的活动。观察引流物的颜色、性状和量，一般在术后 48 小时~72 小时根据引流情况可以拔管。

4.并发症的观察及护理：

（1）出血：出血多发生术后 24 小时~48 小时。术后应密切观察引流情况、呼吸情况、颈部及上胸部有无皮下积血等。一般皮下引流每小时引流量小于 50mL，24 小时引流量小于 200mL。腔镜下甲状腺术因颈部无切口、引流管位置低。颈部活动影响相对较小，但应告之患者减少颈部活动.咳嗽时可用手掌呈 V 字形手势保护颈部以防止血管渗血。患者清醒 6 小时后可进流质饮食.以温热为宜，避免过热、过硬及刺激性食物。术后适当给予止血药物。

（2）喉头水肿及窒息：患者在术后 12 小时主诉咽喉部疼痛不适，惧咳痰且伴有呼吸加快。可给予低流量吸氧，鼓励病人轻咳排疾，遵医嘱雾化吸入每日 3 次，可稀释痰液，减轻喉头水肿。窒息可因气管塌陷、血肿压迫、喉返双侧神经损伤以及痰液阻塞等引起，应根据情况对症处理。术后病人床头应常规备气管切开包。

（3）神经损伤：了解喉返或喉上神经有无损伤，术后严密观察有无音调降低、失音、呛咳、误咽等。术后 6 小时可与患者简短交谈，让患者进温凉流质。如有异常情况，应立即报告医生，对症处理，同时做好患者健康教育和心理护理，以减轻心理负担。

（4）皮下气肿：腔镜下甲状腺手术使用二氧化碳气腔，压力过高可致颈部、胸部皮下气肿。少量气体可吸收，大量皮下气肿可使用抽吸放气，以免影响局部血液循环和组织愈合。

（5）甲状旁腺功能损伤：术中如甲状旁腺被误切、损伤或血液供应不足，皆可引起患者甲状旁腺功能低下出现低血钙，使神经肌肉的应激性增高，常表现为面、手足部麻木、强直，严重者全身抽搐，甚至昏迷。症状多发生在术后 1 天~3 天，在此期间应注意面、口唇周围和手足有无针刺感和麻木。如出现上述症状可使用钙剂对抗。同时限制含磷高的食物。如牛奶、瘦肉、蛋黄等。

（6）甲状腺危象：对原有甲状腺功能亢进者，术后应继续使用碘剂，甲状腺危象多发生在术后 12 小时~36 小时.临床表现为高热、脉速、神志改变及消化道症状。一旦发现有甲状腺危象的表现，应立即报告医生并给予紧急处理.如物理降温、激素和碘剂的使用等。

（7）其他：色素减退，临床评估为术中使用超声刀凝血所致；颈前区皮肤有水泡，考虑可能与颈前皮下游离过浅灼伤皮肤有关，一般可自行恢复。

二、乳腺癌根治术护理

乳癌是指乳腺组织或导管内发生的恶性肿瘤。好发年龄在 40 岁~60 岁。主要与性激素的变化、遗传因素以及乳腺囊性增生病恶变有关。而高脂饮食也是乳腺癌发病的重要因素之一。

临床表现为乳房包块多发生在乳房外上象限，且增长速度较快，皮肤显"橘皮样"改变，破溃时呈菜花状溃疡、恶臭。乳头出现凹陷，乳头溢液，淋巴结肿大，最早发生在同侧腋窝淋巴结，晚期有血行转移。

（一）术前准备

1.按外科术前一般护理常规。

2.心理护理。

3.对于妊娠及哺乳期患者，应终止妊娠及断乳。

4.备皮范围：见"备皮法"，如需植皮，取患侧乳房上的皮肤，应注意乳头及乳晕部的清洁；取患乳对侧大腿皮肤，备皮范围应包括会阴部的阴毛，手、膝关节。

（二）术后护理

1.按外科一般术后护理常规。

2.体位：全麻清醒后半卧位，椎管内麻醉平卧6小时后改半卧位，抬高患侧上肢。

3.切口处用胸带加压包扎，注意患侧上肢皮肤的颜色、温度、脉搏，防止过紧引起肢体供血不良，过松不利皮瓣或皮片与胸壁紧贴愈合。

4.观察患者有无气胸的征兆，以及胸闷、呼吸窘迫等。

5.做好负压引流管的护理，根据患者需要调节负压，妥善固定，引流管长度以患者床上翻身的长度为宜，观察引流液的颜色、性质和量.引流量每小时超过100mL提示有活动性出血，应立即报告医生及时处理。引流管一般放置3天~5天，引流液颜色变淡。24小时随小于10mL。局部无积血、积液可考虑拔管。

6.上肢的功能锻炼：3天内患肢制动，3天~5天后活动肘部以上，7天后活动肩部。拆线后加大肩部活动范围，指导患者进行患肢的爬墙运动、梳理头发等以恢复肢体功能。

（三）健康指导

1.指导锻炼.防止瘢痕挛缩。

2.遵医嘱口服他莫昔芬（三苯氧胺）等药物。

3.每月自查健侧乳房，避开月经前期及月经期。方法：坐位或直立位，健侧上肢自然下垂，对侧手平触乳房有无肿块及乳头处有无分泌物，忌刺激及捏乳房。

4.健侧或患侧局部周围有包块者请及时门诊随访。

5.化疗者按化疗期护理。

三、胃、十二指肠疾病手术护理

胃溃疡和十二指肠溃疡是常见的消化道疾病，发病率很高，好发于青壮年。

目前认为主要发病因素是胃酸和胃蛋白酶分泌过多、胃黏膜屏障作用的破坏以及近年发现的幽门螺旋杆菌感染。季节、情绪波动、饮食失调可诱发。胃、十二指肠溃疡经过严格的内科治疗，大多可以基本治愈。仅少数因有严重并发症或经内科治疗无效者，才需外科手术治疗。

临床以慢性过程、周期性发作与节律性疼痛为主要特征。主要并发症为出血、穿孔、幽门梗阻及癌变等。

按外科疾病手术一般护理常规。

（一）术前护理

1.纠正贫血及营养不良.指导合理膳食。

2.观察病情变化，注意有无急性穿孔、出血、幽门梗阻等并发症发生。

3.幽门梗阻者术前应置胃肠减压管，术前3日每晚用3%高渗盐水洗胃，以减轻胃壁水肿。

4.胃癌波及横结肠时应做肠道准备。选择肠道不易吸收的抗生素口服。

5.术前晚行清洁灌肠。

6.术日晨禁食、水，置胃管及导尿管。

（二）术后护理

1.血压平稳后取半卧位。

2.病情观察。

（1）观察生命体征变化，每半小时测量血压、脉搏、呼吸1次。

（2）观察腹胀及肠蠕动情况，术后24小时~48小时禁食，术后第3日~4日肠蠕动恢复后可拔除胃管，给试饮水及过渡到流质，术后第5日~6日进半流质饮食，术后第7日~9日根据病情进软食。忌进生硬、油炸、刺激性食物。

3.保持各种引流管通畅，妥善固定，防止引流管扭曲、受压及脱落。

4.鼓励早期活动，活动量根据个体差异而定。

5.并发症护理：

（1）胃出血：观察胃管引流情况及血压、脉搏变化。若短期内从胃管内流出大量鲜血、呕血或黑便，持续不止，趋向休克情况，应立即再次行手术止血。

（2）感染：注意切口情况及体温变化。

（3）吻合口梗阻：观察呕吐的性质及量，必要时置胃肠减压管。

（4）倾倒综合征：患者餐后应平卧10分钟~20分钟，少食多餐，控制碳水化合物的摄入，使其逐渐适应，并观察进食有无出现上腹部胀痛，心悸、头晕、出汗、呕吐、腹泻甚至虚脱等症状。

（5）吻合口瘘：注意有无发热及腹膜刺激征，若出现严重腹膜炎，须立即进行手术。

（三）健康教育

1.保持心情舒畅，适当活动，避免劳累及受凉。

2.少食多餐，避免生冷、硬、辛辣等刺激性食物，忌食胀气、油脂及过甜食物，饭后卧床30分钟~1小时以预防倾倒综合征。

3.保持大便通畅。

4.注意有无腹痛、反酸、嗳气、恶心、呕吐、黑便、便血，发现异常及时就诊。

5.定期复查。

四、胆囊摘除、胆总管探查术护理

胆石症是指胆道系统包括胆囊或胆管内发生结石的疾病。胆道感染是属于常见的疾病，按发病部位分为胆囊炎和胆管炎。

主要因素是细菌感染，胆汁淤积，胆汁成分发生变化而形成胆结石。结石形成后可影响胆汁排出，胆汁淤积、细菌繁殖又可加重感染。

临床根据结石大小、存在部位、有无引起梗阻而临床表现不同。胆囊结石常有明显症状，急性发作时出现胆绞痛；肝外胆管结石出现腹痛、寒战、发热和黄疸夏柯三联征；肝内胆管结石以右上腹持续性闷胀，痛伴畏寒、发热、败血症，休克等症状。

（一）术前准备

1.了解病情，做好解释工作，使病人保持良好的心理状态。

2.给予低脂、高蛋白、高维生素饮食，术前禁食、禁水 6 小时。

3.遵医嘱做好抗炎处理。

4.急性发作期的病情观察：腹痛的性质、范围、部位及程度，有无黄疸等。

（二）术后护理

1.按外科一般术后护理常规。术后 6 小时改半卧位，全麻患者吸氧 4 小时~6 小时。

2.观察生命体征的变化，继续观察患者腹部体征及皮肤、巩膜黄疸情况，防治术后出血及胆管梗阻、胆瘘。

3.有黄疸者，术后继续使用维生素 K，观察鼻腔、口腔、切口及引流管有无出血，全身皮肤瘙痒者可用乙醇棉球轻擦，局部忌抓、忌水烫、忌肥皂擦洗，防止皮肤出血及感染。

4.保持胃管、T 型管、腹腔引流等有效，观察引流液量、色和性质。

5.饮食：恢复胃肠道功能后给予低脂流质，渐给予低脂半流，低脂普食。

6.根据患者个体情况术后第 2 天或第 3 天可协助病人下床，刺激肠道功能恢复。

7.T 管引流 8 天~10 天可拔管，拔管前行试夹管，T 管造影。造影后 T 管开放引流 24 小时。延期拔管、带管出院病人根据相关因素加强健康指导。

（三）健康指导

1.忌进高脂、油腻食物，如感上腹部饱胀、消化不良者，服消炎利胆片、多酶片等。

2.勿暴饮暴食、忌烟酒辛辣等刺激性食物。

3.如大便不成形或腹泻者，注意调整饮食，一般术后 1 个月此症状会慢慢消失。

4.休息 1 个月，一般 3 个月后恢复正常工作。

五、腹腔镜胆囊切除术护理

腹腔镜胆囊切除术（1aparoscoplc cholecystectomy，LC），是在电视腹腔镜引导下，利用专用器械，通过腹壁小戳口在腹腔内施行胆囊切除的微创手术。它具有创伤小、手术操作简单、术后疼痛较轻、恢复较快、住院时间短、瘢痕小等优点。

（一）手术方式

气管插管全麻，分别在患者脐上缘、右肋缘下、锁骨中线位及右腋前线位、上腹正中近剑突处作直径 5mm~10mm 的 4 个切口，经脐旁切口插入气腹针建立气腹，再置入腹腔镜，经另 3 个小孔分别置入带电凝的钳、剪及分离钩，将腹腔镜与电视摄像系统连接，通过监视器荧光屏观察腹腔内情况及胆囊切除的手术操作，最后通过腹部小切口将胆囊拉出体外。

（二）术前护理

1.心理护理：多数患者并不了解 LC 的手术过程，因而心存疑虑，包括对麻醉以及对结石是否能取出的担心。因此术前指导十分必要。应该向患者介绍手术的适应证、手术方式、可能发生的并发症以及注意事项，可让其与病房中腹腔镜术后的患者交流，以消除病人和家属的思想顾虑。

2.术前检查：术前行 B 超检查或 CT 检查，了解胆总管、肝内胆管有无结石、胆管急性炎症或疑有癌变，如有，应避免做 LC。常规检查心电图、胸片以及生化等，了解重要脏器功能情况，了解影响手术的潜在因素，使病人能安全接受手术。

3.术前常规准备：

（1）术区备皮。按上腹部手术范围备皮，因在脐旁置入腹腔镜，故特别注意脐部卫生，以松节油棉签或双氧水棉签清洗脐孔后，再用碘伏棉签擦拭，注意动作轻柔，以免擦破脐孔皮肤。

（2）胃肠道准备。术前 1 天进易消化的少渣半流，术前禁食 6 小时，一般不需常规置胃管或灌肠。

（3）术前锻炼。嘱吸烟患者戒烟，练习胸式呼吸及咳嗽、咳痰等动作，讲解床上翻身和下床活动的技巧。

（三）术后护理

1.全麻后常规护理：患者去枕平卧，吸氧 4 小时~6 小时，术后 6 小时取半卧位。

2.吸氧：术后持续吸氧 2L/分~3L/分，可提高氧分压，加速 CO_2 排除。术后应常规给氧 4 小时~6 小时，且密切观察呼吸情况。

3.生命体征的监测：术后监测 P、R、BP，4 次~6 次，每 2 小时 1 次至平稳，对于脉率快、血压下降者，应注意有无腹腔内出血。

4.引流管的观察：LC 术后一般不放置引流管，但对于粘连较重者、术中估计有出血、胆漏时需放置引流管。要防止引流管扭曲、堵塞，定时挤压，观察引流液的性质、颜色、量，一般于术后 24 小时~48 小时引流量小于 20mL，后可拔除。

5.术后并发症的观察护理：因 LC 操作的不直接性及其所特有的技术、环节等因素，故存在特殊的并发症。

（1）腹腔内出血：这是 LC 较为常见的并发症，多为术中钛夹位置不当或脱落，引起胆囊床渗血所致。术后应观察血压情况、敷料颜色以及引流液的颜色与量。对于术后 24 小时出现血性引流液突然增多（大于 200mL），同时伴有脉搏增快、血压下降或敷料渗液较多，应及时通知医生处理，必要时再次手术。

（2）胆道损伤、胆漏：这是最为严重的并发症之一，主要原因是肝外胆管和胆囊管处理不当。主要表现为胆汁性腹膜炎。术后应严密观察有无腹痛、腹胀、腹膜刺激症以及皮肤、巩膜的颜色和引流液的性质。发现异常，及时通知医生，必要时手术处理。

（3）皮下气肿：这是由于术中气腹压力过高或穿刺针未进入腹腔，使 CO_2 向皮下组织扩散所致。严重者会出现面、颈、胸、腹等处明显肿胀伴呼吸困难、血压升高、心率加快，如有上述情况，应给予低流量吸氧，半卧位，备好吸痰器。

（4）急性水肿性胰腺炎：可能是术前合并胆总管小结石或手术过程中的胆囊内小结石脱落、胆囊切除后胆道动力学改变，使胆汁逆流入胰管所致，一般发生在术后 5 天~7 天，有急性胰腺炎的临床表现，故术后应严密观察腹痛的性质、部位以及辅助检查的结果。可给禁食、胃肠减压、抑酸等内科保守治疗；胆总管小结石可经十二指肠镜取石。

（5）肩部酸痛：肩部酸痛是 LC 术后轻微的并发症，可能是残留于腹腔的 CO_2 刺激双侧隔神经终末细枝所致。一般 3 天可自动缓解。应给患者做好解释工作，也可做适当的按摩和理疗。

（四）健康指导

1.注意劳逸结合

2.低脂饮食

3.门诊随诊

六、原发性肝癌手术护理

原发性肝癌是我国常见的恶性肿瘤之一，分别占男、女性恶性肿瘤的第三、四位。高发于东南沿海地区。可发生于任何年龄组，以 40 岁~49 岁男性多见。

原发性肝癌的病因和发病机制迄今未明，可能与病毒性肝炎、肝硬化、黄曲霉菌、亚硝胺类致癌物、水土等因素密切相关。

临床表现早期缺乏特异性表现，晚期可有局部和全身症状，包括肝区疼痛、肝脏肿大、消化道症状、全身症状、其他症状等，常见并发症有肝性脑病、上消化道出血、癌肿破裂出血及继发性感染等。

（一）术前准备

1.按外科术前护理常规。

2.疼痛护理：遵医嘱给予止痛药或采用镇痛泵镇痛。

3.心理护理：护士应热情、耐心、服务周到，使之树立起战胜疾病的信心；介绍成功病例或请成功者现身说法，消除病人恐惧紧张心理；对行化疗和放疗所致头发脱落者，应做好心理护理，以消除其顾虑。

4.提供适当的营养：采取高蛋白、高热量饮食。对无法经口进食或进食少量者，可考虑使用全胃肠道外的静脉高营养法（TPN）。

5.注意黄疸程度、出血倾向。为防止术中渗血，可肌注维生素 K3 或维生素 K1。按医嘱给予白蛋白、血浆、全血和保肝药物。术前给予清洁肠道，以减少血氨来源，避免诱发肝昏迷。

6.做好各项术前准备。

（二）术后护理

1.按外科术后护理常规。

2.密切观察病人的心、肺、肾、肝等主要脏器的功能情况，注意血压、脉搏、呼吸、体温、心电图及生化和尿的颜色、量、比重等的变化。

3.密切观察腹腔引流量及性状：如引流量逐日减少，且无出血及胆汁，引流管一般可在手术后 3 天~5 天内完全拔出；如为开胸手术，在排除胸腔积液和肺不张后，可在术后 2 天~3 天内拔出胸腔引流管；如血性渗液逐日增加，疑有内出血时，应及时向医师报告，必要时行手术探查止血。

4.肝断面出血，按医嘱正确使用止血剂、维生素 K3 及输入新鲜血液。术后 2 天若血压平稳可给予半卧位，但不宜过早起床活动，避免剧烈咳嗽，防止肝断面出血。

5.肝脏切除术后易引起低血糖，护理的主要措施有：

（1）密切监测血糖及尿糖，必要时 6 小时检查 1 次，严密观察病人有无心悸、乏力、出汗及饥饿等症状。发现问题及时报告医师。

（2）输入葡萄糖时应做到持续均匀输入。防止血糖急剧上升或下降。

6.继续应用抗生素防治肝创面、胸部、腹部及切口感染。术后注意观察病人的体温、脉搏及腹部状况。如手术 3 日后体温持续不降、白细胞升高、腹部胀痛，应考虑为有感染可能。

7.术后 2 周内应补充适当的白蛋白和血浆，以提高机体的抵抗力；广泛肝切除后，可使用要素饮食或静脉营养支持。

8.胆汁瘘是肝脏切除术后常见的并发症。应注意观察腹腔引流液的性质；保持引流管通畅，记录引流液的量及性质；观察有无剧烈腹痛、发热等胆汁漏、胆汁性腹膜炎症状。

9.肝功能衰竭是术后威胁生命的严重并发症。术后早期密切观察病人神志情况如有无嗜睡、烦躁不安等肝昏迷前驱症状；严密观察其血氨的变化，血氨高，可遵医嘱给予生理盐水 100mL 加入食醋 50mL，每日灌肠 1 次~2 次，再按医嘱配合药物治疗；半肝以上切除的病人，需持续吸氧 3 天~4 天，定时检测血氧饱和度，使其维持在 95% 以上，以增加门静脉血氧饱和度。补充血容量以增加门静脉回流，并按医嘱补充葡萄糖、氨基酸、维生素 C 以及白蛋白、血浆等保肝药物，以促进肝细胞代偿和再生能力。避免使用巴比妥类及对肝细胞有害的药物。

七、肝脏移植手术护理

肝移植分为原位肝移植和异位肝移植。原位肝移植是目前治疗终末期肝病最有效的方法，指切除病肝后于原解剖位置植入供肝。异位肝移植是指将供肝植入受体脊柱右侧或右侧盆腔内，而原有病肝不予切除。

按外科疾病手术一般护理常规。

（一）术前护理

1.让患者及家属了解肝移植的必要性，以解除疑虑，树立信心，讲解术前准备及术后配合，以提高移植成功率。

2.给予高碳水化合物、高蛋白、低脂和高维生素饮食，以改善营养状况。

3.术前3日肌肉注射维生素K1，以纠正凝血功能异常。

4.遵医嘱应用免疫抑制剂及抗生素，协助做好各项检查。

5.术前给予眼药水滴眼、制霉菌素溶液漱口，皮肤皱折处用75%酒精擦拭。

6.肠道准备：口服肠道不吸收抗生素，术前晚、术日晨用生理盐水清洁灌肠。

（二）术后护理

1.专人护理，严格执行保护性隔离制度。

2.给予高蛋白、高碳水化合物、高维生素、适量脂肪饮食，以利肝功能恢复。

3.病情观察。

（1）监测体温：术后30分钟测体温1次，体温下降明显或不升予保暖。

（2）监测呼吸：如出现呼吸困难应给予呼吸机辅助呼吸。

（3）监测神志：准确记录其清醒时间，如长时间不清醒，应考虑有无缺血性脑病、脑水肿、肝性脑病等，应及时协助处理。

（4）严密监测心率、血压、中心静脉压等变化。

（5）观察有无黄疸，详细记录黄疸发生的时间和程度。

（6）监测肝功能，及时补充白蛋白、维生素，以纠正凝血机制异常，尽早应用护肝及利胆药物。

4.应用免疫抑制剂，以环胞素A为主，服以硫唑嘌呤和甲基强的松龙的三联用药，观察药物的副作用，每日测定环胞素A全血低谷浓度，持续至术后3个月。

5.保持各种引流管通畅，观察引流液量、颜色及性质，并详细记录每小时出入量（包括尿量、胃液、胆汁及腹腔各种引流液）。

6.并发症护理：

（1）急性排斥反应：观察神志，皮肤、巩膜有无黄染，腹部体征，体温，胆汁量及肝功能情况，出现异常立即遵医嘱给予甲基强的松龙作激素冲击疗法。

（2）血管吻合口破裂：观察生命体征及腹部体征变化，注意切口渗血及腹腔引流液情况。

（3）肝动脉血栓形成：如体温突然升高、肝功能异常、肝脾肿大、腹痛等，一旦发生，及时协助处理，遵医嘱应用低分子右旋糖酐、复方丹参静脉滴入，口服阿司匹林、潘生丁，每周行彩超检查肝动脉血流情况。

（4）感染：严格执行消毒隔离制度，及时应用广谱抗生素及抗病毒药物，并给予2%碳酸氢钠溶液漱口及制霉菌素涂手足指（趾）甲及皮肤皱折处。

（三）健康指导

1.恢复期，注意体力锻炼，适当户外活动，避免劳累。

2.采用高蛋白、高碳水化合物和低脂饮食，避免生、冷、刺激性食物及饮酒。每周测体重一次。

3.指导患者正确服药，注意观察有无肝肾毒性、血压升高等不良反应。

4.做好出院指导，详细介绍出院后的注意事项。告知患者，定时来院复诊；正确服用免疫抑制剂；尽量避免到公共场所；注意"T"管保护等。

八、急性胰腺炎手术护理

急性胰腺炎分为单纯水肿型和出血坏死型两类，前者多见，经内科治疗后大多数均能痊愈；后者病情严重、凶险，进展快，并发症多，常因并发休克、多脏器功能衰竭而危及生命。

主要病因为胰液排出受阻，过量饮酒，暴饮、暴食，创伤，胰腺缺血及其他因素如代谢紊乱、高脂血症、某些药物所致。

临床以腹痛、恶心、呕吐与腹胀、发热与黄疸、休克、腹膜刺激征、出血征象为主要特征。

（一）术前护理

按外科手术前一般护理常规。

1.禁食，胃肠减压。

2.遵医嘱抑酶、抗感染，纠正水、电解质紊乱。

3.对症处理，促进胃肠道功能的恢复。腹胀者，可使用生大黄导泻。

4.监测血尿淀粉酶、血糖、肝、肾功能及生化指标，监测 SPO2、尿量、生命体征，了解重要脏器的功能。

5.黄疸者术前常规补充维生素 K，改善凝血功能。

6.手术日晨置胃管及导尿管。

（二）术后护理

1.按外科手术后一般护理常规及麻醉后护理常规。

2.禁食，胃肠减压。

3.半卧位。

4.严密观察体温、脉搏、呼吸、血压、监测血尿淀粉酶、血糖与尿糖，了解重要脏器功能情况，遵医嘱对症治疗。

5.完全胃肠外营养以及肠内营养按有关章节护理常规。

6.各种引流管的护理：

胃管、尿管、腹腔双套管（冲洗引流管）、T 型管的护理参照有关章节。

肠造瘘管、胰引流管的护理：

（1）保持引流管的通畅。

（2）观察引流液的量、颜色、性质，并记录。

（3）更换引流袋及倾倒引流液时需注意无菌操作，防止逆行感染。

（4）空肠造瘘管早期作胃肠减压使用，待恢复肠蠕动后可给予要素饮食，2 周~3 周后恢复饮食可拔除空肠造瘘管。

（5）胰引流管待 2 周后引流液转为无色透明、量逐日渐少、腹部无阳性体征、切口愈合好即可予以拔管。

7.急性出血坏死性胰腺炎术后行腹腔冲洗时，要正确记录冲洗量及引流量，病情较重者记录出入量。

（三）健康指导

1.饮食宜清淡，忌油腻，勿暴饮暴食。

2.忌烟酒等刺激性的食物。

3.积极治疗肠道蛔虫、胆总管结石等病症。

4.遵医嘱服药。

九、腹部损伤护理

腹部损伤是指腹部受到外界各种致伤因素所致的损伤，主要是外界直接暴力作用于腹部引起的腹壁或内脏的损伤；利器或爆震作用于腹部引起的穿透性损伤。

常见的腹部损伤根据腹腔与外界是否相通分为开放性和闭合性损伤，根据损伤的脏器分为实质性脏器损伤（如肝、脾、胰、肾的损伤）和空腔脏器损伤（如胃、肠、膀胱、胆囊的损伤）。

临床以休克、急性腹膜炎及内出血为主要特征。

按外科疾病手术一般护理。

（一）术前护理

1.卧床休息，避免搬动。

2.观察期间应禁食、水，必要时行胃肠减压。

3.禁用镇痛剂，以免掩盖病情；禁止灌肠，以免加重病情。

4.病情观察：

（1）定时测量体温、脉搏、呼吸、血压，注意有无休克发生。

（2）观察腹痛的性质、部位、范围，有无压痛、肌紧张及反跳痛等。

（3）观察有无合并伤及程度和进展情况。

（4）监测各种相关的生化指标，必要时行腹腔穿刺，观察穿刺液的性状。协助诊断。

5.选择有效抗生素，防止腹腔内感染。

6.如需手术治疗，做好术前准备。

（二）术后护理

1.按麻醉后护理常规，血压平稳后取半卧位。

2.禁食、胃肠减压，并观察肠蠕动恢复情况，根据病情逐步恢复饮食。

3.观察生命体征、尿量和中心静脉压，若出现血压下降、高热、少尿、无尿时均应做出相应处理。

4.保持腹腔引流通畅，观察引流液的量、颜色及性质，同时了解腹痛情况及腹部体征的变化。

5.根据病情记录出入量。维持水、电解质及酸碱平衡。

6.鼓励患者早期离床活动。防止术后肠粘连，减轻腹胀，促进肠蠕动的恢复。

（三）健康指导

1.平时多食易消化、营养丰富的食物。

2.保持大便通畅，如有腹痛、腹胀、排气停止，应及时就诊。

3.适当活动，防止术后肠粘连。

十、脾破裂手术护理

（一）术前观察和护理

1.监测生命体征：每 15 分钟或 30 分钟测 1 次 P、R、BP，有条件者使用监护仪。

2.患者平卧，休克者按休克体位。

3.保持呼吸道通畅，吸氧。

4.快速建立两组静脉通道：遵医嘱扩容、升压、止血等处理。

5.抽取血标本，进行血交叉试验、凝血试验、血常规测定等。

6.禁食、禁灌肠、禁止热敷。

7.快速完善术前常规准备：药物过敏试验、皮肤准备等。

8.安慰患者，减轻患者恐惧心理。

（二）术后观察和护理

1.根据麻醉种类，按全麻或硬膜外麻醉护理常规。

2.保持呼吸道通畅，吸氧。

3.检测 T、P、R、BP，有条件者使用监护仪，了解 SPO_2 情况。

4.保持腹腔引流管通畅，观察、记录引流液的色、量与性状。一般术后 24 小时后。引流液的色变淡、量减少。

5.术后 48 小时内禁食。待胃肠道功能恢复，肛门通气后，可进少量流质、半流。鼓励患者进食利于机体恢复的高蛋白、高热量、高维生素的饮食。

6.患者卧床休息，术后 72 小时后适当下床活动，预防并发症及促进肠蠕动。

7.预防和及时处理便秘，保持大便通畅，防止有继发性出血。

8.注意口腔、皮肤卫生，观察体温，遵医嘱使用抗生素。避免和预防感染。

9.检测血小板、血象及血红蛋白等情况。

10.出现继发性出血迹象时，立即卧床休息，避免搬动患者，以免加重出血。

十一、门静脉高压症手术护理

正常门静脉压力约为 1.27kPa~2.35kPa（13cmH$_2$O~24cmH$_2$O），当门静脉血流受阻，血液淤滞，压力大于 24cmH$_2$O 时，称为门静脉高压症。肝门静脉简称门静脉，主干包括 4 个交通支：胃底。食管下段交通支；直肠下端、肛管交通支；前腹壁交通支；腹膜后交通支。约 90%以上的门静脉高压症由肝硬化引起。

主要临床表现有脾肿大、脾功能亢进，呕血和便血，腹水以及其他症状，如肝肿大、黄疸、蜘蛛痣等。

（一）术前准备

1.按外科术前护理常规。

2.观察出血倾向，防止曲张静脉破裂急性大出血；观察皮肤、牙龈有无出血及黑便等内出血的征兆；尽量避免使用肌肉注射，必须注射时，应尽量使用最小针头。注射后采用压迫法 5 分钟~10 分钟，不能按摩。

3.合并有食管静脉曲张的病人，应特别注意指导病人避免食用粗糙或刺激性的食物，避免用力解便、打喷嚏、抬重物等增加腹内压的运动；观察病人是否有黑便、呕吐现象。及时发现异常，及时处理。必要时做好急症手术准备。

4.合理供给营养。给予高糖、高维生素和高蛋白（肝昏迷病人除外）易消化饮食，总热量一般在 2000 卡~3000 卡。

5.适当补充液体和电解质，严密观察水、电解质紊乱的症状和征象。对腹水和水肿病人，记录出、入量，并依据医嘱限制钠的摄入量。对使用利尿剂的病人，严密观察其水电解质的变化，避免低钾低钠现象。

6.休息与活动。宜卧床休息，适度活动，避免劳累，以免加重肝脏负担。

7.协助病人做好心、肺、肝、肾等重要脏器功能的检查，术前一周起应用维生素 K3。

（二）术后护理

1.按外科术后护理常规。

2.监测呼吸、脉搏、血压，观察面色、肢端毛细血管充盈时间等休克体征，并观察有无胃体出血等症状。

3.发热是术后常见的反应，一般 38℃左右，2 日~3 日后恢复正常，如持续发热在 38.5℃以上，多为并发症所致。如手术切口感染、胸膜炎或肺部感染、深静脉血栓性静脉炎、肝细胞损害等，须加以注意。

4.严防肝昏迷。手术和麻醉均可影响肝脏功能，尤其是分流术后，肝血液动力学改变，肠道所产生的氨等有害物质直接进入体循环。所以要注意有无肝昏迷的征象。如行为改变、嗜睡、冷淡、神志恍惚、瞻望、扑翼样震颤、肝性口臭等。紧急处理的措施有：

（1）限制牛奶、鸡蛋的摄入，采用低蛋白、糖类为主的食物，且应少量多餐。

（2）限制输入水解蛋白、库存血。

（3）减少客人来访，注意安全，定期呼唤并观察意识的改变。

（4）使用缓泻剂灌肠和口服乳果糖以促进氨气排泄，合理使用抗生素，防止感染。

5.门奇静脉断流术后可发生胃瘘，为结扎血管使局部胃壁缺血坏死所致，其表现为膈下引流液量增加，或引流管驱除后有左上腹疼痛、发热、白细胞增高，B 超可协诊。可出现腹水或水肿，严重者可导致切口延迟愈合，感染。

6.补液注意事项：保持输液通畅，按医嘱注意补充葡萄糖、氨基酸、维生素 C 及白蛋白、血浆等保肝药物，维持水电解质平衡。

7.做好病人的生活护理。

（三）健康指导

1.指导病人及家属认识门静脉高压症的症状和严重程度。

2.指导病人合理饮食。饮食要有规律，少量多餐，以糖类食物为主；无渣饮食，避免食用粗糙、坚硬、油炸和辛辣的食物；肝硬变者应根据病人不同病情、病程分别给予高蛋白饮食、低蛋白饮食或限制蛋白饮食。

3.指导病人建立健康的生活习惯。避免劳累和过度活动，保证充分休息；鼓励病人自我照顾；指导病人戒烟酒，认识其必要性；病人不能穿过紧衣服。

4.指导病人或家属学会发现出血先兆和主要护理措施。

十二、结肠、直肠癌根治术护理

（一）术前准备

1.按外科一般术前护理常规。

2.无结肠、直肠梗阻者术前 3 天进少渣半流质，术前 1 天流质，手术日晨前 12 小时禁食。

3.口服肠道抗菌药物，遵医嘱按时正确给药。

4.口服肠道灌洗液清洁肠道。

5.纠正营养状况，监测重要脏器功能。

6.手术日晨置胃管、导尿管。

7.术前心理护理及健康指导。

（二）术后护理

1.按外科术后一般护理常规。

2.按全麻或椎管内麻醉术后常规护理。术后 24 小时如病情稳定，改为半卧位，有利腹腔引流。

3.严密观察生命体征的变化，切口渗出情况，必要时记录出入量。

4.引流管护理：保持腹腔引流管或盆腔引流管、导尿管、胃管的有效引流。

5.会阴部护理：保持会阴部清洁、干燥，及时换药，预防褥疮的发生。

6.饮食：一般术后 3 天~4 天待胃肠道蠕动、恢复肛门排气或结肠造口开放后，给予流质，1 周后进半流质或软食。

7.有人工肛门者，按人工肛门护理常规。

8.化疗者按化疗护理常规。

（三）健康指导

1.指导病人正确进行造口护理

2.指导病人进行适量运动及社交活动。

3.发现人工肛门狭窄或排便困难者及时就医。

4.使用化疗者，定期复查白细胞及血小板计数。

十三、人工肛门护理

1.严密观察造口血液循环、颜色等情况，是否有出血、水肿、回缩、坏死等并发症。

2.观察造口袋内有无气体或粪便排出，了解肠蠕动恢复情况。

3.早期造口周围需用凡士林纱布保护，勤换药，直到周围切口愈合。

4.造口袋内排泄物要及时倾倒或更换造口袋，减少排泄物对造口周围皮肤刺激，周围皮肤用氧化锌外涂。

5.使用造口袋前，应测量造口大小，剪口要比造口大 1mm~2mm 左右，夹紧开口端。

6.饮食指导：术后由流质——半流一普食，饮食量均衡，避免刺激饮食（如辛辣、咖啡等），禁食坚果类食物（如：花生、杏仁等），少食洋葱、大蒜等易产气食物。进食应有规律，以便养成定时排便的习惯。

7.术后3个月内定期进行扩肛，动作轻柔，防止人工肛门狭窄。

8.术后适当活动，但避免超负荷运动，防止过度增加腹压，导致人工肛门结肠黏膜脱出。

9.指导患者及家属进行造口的基本护理和观察，教会其正确使用造口袋。

十四、阑尾切除手术护理

急性阑尾炎是外科最常见的急腹症之一，多发于青壮年，以20岁~30岁为多，男性比女性发病率高。

根据急性阑尾炎发病过程的病理解剖学变化，分为四种类型：急性单纯性阑尾炎；急性化脓性阑尾炎；坏疽性及穿孔性阑尾炎；阑尾周围脓肿。

（一）术前护理

1.按外科手术前一般护理常规。

2.观察腹部症状与体征，防止阑尾穿孔并发腹膜炎。

3.术前6小时禁食禁水，禁服泻药和灌肠。

（二）术后护理

1.按外科手术后一般护理常规。

2.按麻醉后常规护理。

3.观察切口有无渗血渗液，敷料潮湿者及时换药。

4.饮食：手术当日禁食，第2天食流质，禁胀气食物。

5.鼓励早期下床活动，防止肠粘连。

6.鼓励老年患者咳嗽，防止坠积性肺炎。

（三）健康指导

1.慢性阑尾炎手术后更应加强活动，防止肠粘连。

2.术后近期内避免重体力劳动，特别是增加腹压的活动，防止形成切口疝。

十五、腹股沟疝修补术护理

（一）术前准备

1.按外科手术前一般护理常规。

2.术前2周禁止吸烟，有气管炎、支气管炎、慢性咳嗽等及时治疗控制。

3.注意保暖，防止感冒咳嗽。

4.多食粗纤维食物。保持大便通畅。

5.备小沙袋（约500g重）。

（二）术后护理

1.按外科手术后一般常规护理。

2.术后平卧位，膝下垫枕，使髋关节屈曲，减轻疼痛。

3.切口处置小沙袋，压迫 24 小时后阴囊抬高。

4.保持会阴部清洁干燥，防止切口感染。

5.术后 6 小时可进流质或半流质，第 2 天可进普食，多食粗纤维食物。

6.注意保暖，防止受凉引起咳嗽，保持大便通畅，若有便秘用通便药物。

7.术后卧床休息 3 天，3 天后可起床轻度活动，7 天后可适当活动。如行无张力疝修补术后第二天可下床活动。

（三）健康指导

1.出院后半年内避免重体力劳动，如提重物、抬重物及持久站立等。

2.多食粗纤维食物，如芹菜、笋等，保持大便通畅。

3.避免受凉感冒，防止咳嗽、打喷嚏致腹压升高导致疝复发。

十六、肠梗阻手术护理

肠梗阻是指任何原因引起的肠内容物通过障碍，统称为肠梗阻，是外科常见的急腹症之一。

按病因分为机械性肠梗阻、动力性肠梗阻和血运性肠梗阻；按肠壁血运有无障碍分为单纯性肠梗阻和绞窄性肠梗阻；按梗阻部位分为高位小肠梗阻、低位小肠梗阻和结肠梗阻。

临床以腹痛、呕吐、腹胀，排气、排便停止为主要特征。

（一）术前准备

1.禁食、胃肠减压，观察引流液的量与性质。

2.建立静脉通道，补液，纠正水、电解质紊乱及酸碱失衡，必要时输血或血浆等，防止休克。

3.病情观察：

（1）观察患者体温、脉搏、呼吸、血压的变化，注意有无休克先兆。

（2）观察腹痛的性质、程度及范围，有无腹膜刺激症状。

（3）观察呕吐物的量、颜色及性质等。

4.遵医嘱应用抗菌素及解痉剂。

5.无休克者取半卧位，以减轻腹痛、腹胀，有利于呼吸及炎性渗液的局限。

6.如需手术治疗，做好术前准备。

（二）术后护理

1.按麻醉后护理常规，血压平稳后取半卧位。

2.禁食、胃肠减压，保持其效能，并观察肠蠕动恢复情况。根据病情进行饮食指导。

3.保持腹腔引流管通畅，注意其引流量、颜色及性质。

4.病情观察：

（1）监测生命体征变化。

（2）观察腹部体征，注意有无腹胀、腹痛、肛门排气等情况。

（3）注意有无肠瘘、腹腔感染等并发症发生。

5.维持水、电解质平衡，应用有效抗生素防止感染。

6.鼓励患者早期下床活动。防止肠粘连。

（三）健康教育

1.给予易消化的饮食，避免暴饮、暴食。

2.避免饭后剧烈活动。

3.养成良好的卫生习惯，保持大便通畅。

4.若有腹痛等不适，及时就诊。

十七、下肢大隐静脉曲张手术护理

（一）术前护理

1.按一般术前护理常规。

2.避免长时间站立及便秘，避免腹内压升高。

3.自足部开始穿上弹力袜或包扎弹性绷带，并抬高患肢。

4.协助医生处理静脉曲张性溃疡。

5.保护皮肤，预防受损。

6.了解深静脉回流情况。

（二）术后护理

1.按一般术后护理常规。

2.患肢弹力绷带加压包扎，并抬高患肢20°~30°，以促进静脉回流，减少水肿。

3.注意患肢血液循环情况，观察足趾颜色、皮温、感觉及运动情况。

4.督促床上做足部背曲运动，促进血流速度。

5.术后24小时下床活动，防止深静脉血栓形成。

6.弹力绷带包扎2周~3周。

7.术后避免长时间站立及重体力活动。

十八、胆囊胆道引流管的护理

1.妥善固定引流管。引流管安置部位，分别写明标志，如胆囊造瘘管、胆总管T型管、胆肠吻合口内支撑管等，并分别接床边无菌引流袋，妥善固定引流管，防止滑脱。

2.保持引流管的通畅，如发现引流不畅，可以用手挤捏导管或用无菌盐水冲洗，但压力不宜过大，以免引起胆管炎。

3.严格观察引流量并记录。并注意其颜色、性质。定期更换引流瓶，注意无菌操作。

4.引流管长期放置会造成胆汁的大量丢失，影响消化功能，如单纯行T型管引流者术后7天左右即可用抬管方法，减少胆汁丢失。

5.胆道引流管的拔除。胆囊造瘘管一般在术后2周以后拔除。胆总管T型管于术后10天~14天拔除，如体温正常，黄疸消失，胆汁每天减少至200mL~300mL左右.先行夹管 1 小时~2 小时，细心观察，若无饱胀、腹痛、发热、黄疸出现，全日夹管 1 天~2 天后拔管，或术后 10 天~14 天行常规 T 型管逆行胆道造影，开放引流胆道造影剂 1 天~2 天后拔管。拔管前先引流胆汁 1 小时~2 小时后再拔管，拔管时应注意用手下压腹壁，轻轻拔除，防止暴力，以免将导管窦道撕断，造成胆汁性腹膜炎。拔管后用无菌纱布包扎引流口处，并及时更换敷料，注意严格无菌操作。

十九、逆行性胰胆管造影术（ERCP）护理

（一）术前护理

1.详细向病人介绍操作步骤及术中可能出现的问题，以取得病人最大限度的配合。

2.详细询问病人有无碘过敏史，并做碘过敏试验。

3.对疑有胆道梗阻或胰腺假性囊肿者，术前 1 小时开始静脉滴注抗生素，如头孢类或喹酪酮类抗生素。

4.病人最好于术前一天晚上开始禁食，最少亦需要禁食 4 小时以上。

5.患者采取左侧卧位，以便于操作，减轻病人不适。

6.乳头切开术前常规检测血小板计数、凝血酶原时间和出血时间、凝血时间，若有异常应及时纠正。

7.常规准备好各种并发症的应急措施。

8.术前 1 小时常规应用广谱抗生素。

（二）术后护理

1.一般护理

（1）观察腹痛及体温情况。对腹痛较轻的患者，可予镇静和解痉剂，一般不主张使用强镇痛药；严重的腹痛，须观察腹肌紧张情况，防止胆管炎、胰腺炎等并发症。

（2）术后 6 小时后可进食流质。

（3）术后应用抗生素及有效的胆汁引流，可明显减少 ERCP 术后脓毒血症的发生。

2.乳头切开术后护理：

（1）24 小时内监测生命体征，禁食 48 小时后可予温凉流质。

（2）观察有无黑便，若有黑便，则为出血现象，应予止血剂应用。

（3）观察有无腹痛等穿孔征象。

（4）监测血清淀粉酶，预防术后胰腺炎。

（5）抗生素应用预防胆道感染。

二十、完全胃肠外营养（TPN）护理

完全胃肠外营养（TPN）是指完全从静脉供应患者所需的全部营养素，包括丰富的热量、氨基酸、维生素、电解质及微量元素，使患者在不进食的情况下仍然可以维持良好的营养状况，增加体重，愈合创伤，幼儿可继续生长发育。

（一）适应证

1.各种原因不能从胃肠道正常摄入营养者，如胃、肠、胰外瘘、全胃或小肠大部分切除、胃肠道梗阻等患者。

2.严重创伤、烧伤及严重感染者。

3.溃疡性结肠炎及长期腹泻等患者。

4.特殊病例如肝、肾功能衰竭、急性出血性坏死性胰腺炎及恶性肿瘤接受化疗而全身情况极差等患者。

（二）置管前护理

1.心理护理：向患者解释营养支持的重要性，消除紧张和恐惧，配合治疗。

2.皮肤准备：用肥皂、清水擦洗干净，备皮。

3.营养液准备：在严格无菌操作条件下，将营养液高渗葡萄糖、氨基酸与脂肪乳剂等混合装入 3L 袋内备用。

4.物品准备：常规消毒物品、局麻药、导管、输液泵、终端过滤器、静脉营养液等。

5.了解患者肝、肾功能情况。

（三）置管时护理

1.妥善安置体位，常规消毒置管区皮肤。

2.指导患者呼气憋住，进行穿刺，并观察不良反应。

3.穿刺成功后连接输液管，观察输液是否通畅，导管位置是否合适。

4.穿刺点以碘酊、酒精消毒后无菌纱布覆盖，以透气透明膜外固定。

（四）置管后护理

1.密切观察患者生命体征及局部情况，注意有无胸闷、呼吸困难、肢体活动障碍等。

2.置管处敷料每日或隔日更换，导管入口处每周 2 次送细菌培养。

3.输液导管每日更换，并防止回血，避免堵塞导管。

4.输液过程中定期监测血糖、尿糖、电解质、肝肾功能。

5.输液完毕，正确封管。

6.准确记录出入量。

7.密切观察有无并发症发生。

（1）与导管有关的并发症：如空气栓塞、导管扭曲、折断、血气胸、血管神经损伤等大多在置管后即刻或 24 小时内发生，应严密监测生命体征变化及局部情况。

（2）感染：如导管败血症等，若发生应拔除导管并将导管尖端送细菌培养、药敏试验。

（3）糖代谢紊乱：注意有无口渴、多尿、头痛甚至昏迷等高糖、高渗性非酮性昏迷，如有，应立即停止营养液输入，协助处理；注意有无心慌、出汗、头晕、乏力等低血糖表现。

二十一、烧伤一般护理

1.预防感染：入室应戴口罩帽子，接触患者前应洗净双手，接触大面积烧伤患者时，须严格进行无菌操作。

2.病室要求：病室内保持清洁、舒适，布局合理，便于抢救，减少交叉感染，室温 28℃~32℃，温度 60%~70%。重症烧伤，暴露疗法除外。每日紫外线消毒 1 次。时间为 1 小时，病室内应备有翻身床及抢救用物。

3.心理护理：针对烧伤患者不同时期病情特点及心理状态、思想活动，积极做好心理护理。

4.病情观察：严密观察体温、脉搏、呼吸、心率、心律变化和呼吸频率、深度。发现异常及时通知医师，配合抢救。了解烧伤原因、面积、深度等，发现异常及时处理。

5.晨、晚间护理：严重烧伤患者做好晨间和餐后的口腔护理。头面部无烧伤的患者协助漱口、刷牙，保持皮肤清洁，衣服宜宽松、柔软。

6.褥疮护理：重视褥疮的预防，按时翻身，骨突处避免受压，保持床单干燥、平整，潮湿应及时更换。

7.营养护理：鼓励及协助患者进食，根据各阶段病情需要合理调节饮食。

8.做好静脉穿刺、输液护理：注意保护静脉，并按要求做好静脉切开、套管针穿刺护理。

9.护理记录：正确及时记录病情变化，包括生命体征、出入水量、神志、情绪、食欲、大小便及创面情况。

10.康复护理：尽早指导与协助患者进行功能锻炼，减少因瘢痕增生引起的功能障碍。

二十二、烧伤休克期护理

1.病室保持安静，治疗及护理应集中进行，以减少对患者的刺激。因休克期患者水分从创面蒸发.大量热量丧失，常出现畏寒，必须做好保暖，室温保持在 32℃~34℃。

2.严密观察体温、脉搏、呼吸、神志的变化，观察末梢循环、口渴症状有无改善。

3.有头、面、颈烧伤，吸入性损伤未行气管切开者，需密切观察呼吸，准备好气管切开的一切用物。

4.迅速建立静脉通道，如因静脉不充盈穿刺失败，应立即行深静脉穿刺插管或做静脉切开，快速输入液体，补充血容量，确保液体输入通畅。根据 24 小时总量及病情需要，安排补液，做到晶、胶体交替输入，水分平均输入。

5.留置导尿，准确记录每小时出入量，观察尿的颜色、性质和量，若有血红蛋白尿和沉淀出现，应通知医师，及时处理，防止急性肾小管坏死。在导尿管通畅的情况下，成人尿量应大于 30mL/小时，儿童 15mL/小时左右，婴幼儿 10mL/小时左右，可根据尿量调节输液的速度和种类。当发现少尿或无尿时。应先检查导尿管的位置，有否堵塞、脱出，检查时需注意无菌操作。

6.患者出现口渴时，表明血容量不足.此类口渴并不因喝水而减轻，因此，不应满足患者不断喝水的要求，否则可造成体液低渗，引起脑水肿或胃肠功能紊乱如呕吐、急性胃扩张等。大面积烧伤患者休克期应禁食，如无特殊原因，在第 3 天开始可给予少量饮水，以后根据情况给予少量流质、半流质饮食等，如有呕吐，应头侧向一边，防止误吸。

7.注意保护创面，四肢适当约束，保持创面干燥，避免污染。

8.对烦躁患者，应检查原因，有无呼吸道吸入性损伤。如因血容量不足引起，应加快补液速度；如因疼痛引起，在血容量充足的情况下应用冬眠药物，密切观察呼吸、心率、禁忌翻身和搬动。

9.对有心力衰竭、呼吸道烧伤、老年人或小儿，在补液时须特别注意速度，勿过快，必要时用输液泵控制滴速，防止短时期内大量液体输入。

10.出现高热、昏迷、抽搐，多见于小儿，尤其是头面部深度烧伤者，要加强观察，及时处理。

二十三、电击伤护理

电击伤是指人体与电源接触后电流进入人体，电在人体内转变为热能而造成大量的深部组织如肌肉、神经血管、骨骼等坏死。在人体体表上有电流进入人体时造成的深度烧伤创面，即电击伤的进口创面和出口创面。电击伤有特殊的并发症，护理中应严密观察。

1.休克期护理观察同一般烧伤。对严重电击伤患者，休克期尿量要求每小时30mL~50mL，并严密观察肌红蛋白、血红蛋白尿，发现尿量、尿色异常，应及时通知医师处理，避免引起急性肾功能衰竭。

2.严密观察电击伤后继发性出血：

（1）床边备放止血带、消毒手套、静脉切开包。

（2）加强巡回，特别是在患者用力、哭叫、屏气时容易出血，夜间患者入睡后更应严密观察。

（3）电击伤肢体必须制动，搬动患者时要平行移动，防止外力引起出血。

（4）出现大出血时，应根据出血部位及时给予正确紧急止血后，尽快通知医师。

3.严密观察受伤肢体远端的血液循环，并抬高患肢。如肢端冷、发绀、充盈差及肿胀严重时，应通知医师早期行焦痂和筋膜切开术，恢复肢体的血液供应，切开后的创面可用碘伏纱条覆盖。

4.严密观察神经系统并发症：

（1）对电击伤伴有短暂昏迷史的患者，临床应严密观察生命体征，观察有无脑水肿、脑出血及脑膨出等征象。

（2）观察有无周围神经（正中神经、桡神经、尺神经）的损伤，以便通知医师及早诊断处理。

5.防止厌氧菌感染，受伤后应常规注射破伤风抗毒素和类毒素，及长期的大剂量青霉素应用（坏死组织彻底清除干净后停用）。应用前应进行药物过敏试验，试验阴性后方可给予。青霉素配制方法要正确，以达到药物的最佳疗效。

6.清除坏死组织和截除坏死肢体时，做好一切术后常规护理。

7.电击伤患者都有不同程度的伤残，要做好对患者的心理护理，鼓励患者增强战胜疾病的信心。

第四节　骨科疾病护理技术操作常规

一、骨科手术一般护理

（一）术前准备

1.按一般外科护理常规。

2.皮肤准备：将准备范围内皮肤上的汗毛或毛发剃净，再清洗擦干。

（二）术后护理

1.选用硬板床按照一般外科术后护理常规及麻醉后常规护理。

2.卧位：

（1）四肢手术后，抬高患肢，以利于血液回流。

（2）对石膏外固定的肢体摆放，应以舒适、有利于静脉回流、不引起石膏断裂或压迫局部软组织为原则。

3.严密观察患肢血液循环。

4.骨科手术后一般 10 天~14 天拆线。

（三）健康指导

1.指导患者及时恢复功能锻炼，目的是恢复局部肢体功能和全身健康，防止并发症，使手术达到预期效果。

一般术后锻炼可分为 3 期：

（1）初期：术后 1 周~2 周，在医护人员的辅助下活动量由轻到重，幅度由小到大。

（2）中期：从手术切口愈合、拆线到去除牵引或外固定用物一段时间.可根据病情需要，在初期锻炼的基础上及时增加运动量、强度、时间。

（3）后期：加强对症锻炼，使肢体功能尽快恢复。

2.鼓励患者早期床上运动，手拉吊环，抬高身体，增加肺活量及促进循环，防止肺不张、肺部感染、下肢深静脉血栓形成。

二、石膏固定护理

（一）一般护理

1.凡行石膏固定患者应进行床头交接班，倾听患者主诉，并观察肢端皮肤颜色、温度、肿胀、感觉及运动情况，遇有血液循环障碍，立即报告医师，并协助处理。

2.石膏未固前需搬运患者时.须用手掌托住石膏，忌用手指捏压，预防变形与折断。寒冷季节，未干涸的石膏需覆盖被毯时应用支架托起。

3.石膏包扎不宜过紧，以免产生压迫。将患肢抬高，预防肿胀、出血。寒冷季节更需注意石膏固定部位的保暖，以保障患肢远端的血液循环。观察和判断石膏固定肢体的远端血液、感觉和运动状况。密切注意患肢肿胀程度，皮肤温度、颜色及感觉的改变等。

4.会阴及臀部周围的石膏易受大小便污染，固除保持局部清洁外，该部位石膏开窗大小要适宜。有污染时，及时用软毛巾擦拭干净。换药时，及时清除分泌物，严重污染时，更换石膏。

（二）预防褥疮

经常观察和检查露于石膏外的皮肤，石膏边缘及足跟、肘部等未包石膏的骨突处，每日按摩2次以促进血循环，防止褥疮形成。

（三）出血观察

1.石膏内面切口出血时，应观察石膏表面、边缘及床单有无血迹。

2.判断石膏表面血迹是否扩大，若发现石膏表面有血迹渗出，应在血迹边缘用笔画圈标记，并注明日期和时间。如发现血迹边界不断扩大，应报告医师。

（四）功能锻炼。

指导病人加强未固定部位的功能锻炼及固定部位的肌肉等长舒缩活动。定时翻身，患肢置功能位。病情允许时，适度下床活动。

三、牵引术护理

牵引术是利用适当的持续牵引力和对抗牵引力达到整复和维持复位。包括皮牵引和骨牵引。

按骨科一般护理常规

1.做好心理护理，消除恐惧心理。

2.维持有效血液循环。加强肢端血液循环观察，重视病人的主诉；及时检查有无局部包扎过紧、牵引重量过大等所致的血液循环障碍，发现异常，及时汇报处理。同时，严密观察有无血管、神经损伤症状。发现相应临床征象，及时汇报处理。

3.保持有效牵引。皮牵引时，注意防止胶布或绷带松散、脱落。

颅骨牵引时，注意定期拧紧牵引弓的螺母，防止脱落。牵引时，应保持牵引锤悬空，滑车灵活。适当垫高病人的床头、床尾或床的一侧，牵引绳与患肢长轴平行。牵引治疗期间，必须保持正确的体位。明确告之病人及家属，不得擅自改变体位，达到有效牵引。牵引重量不可随意增减。不可随意放松牵引绳。

4.预防并发症。预防褥疮。骨突部位经常按摩，并保持皮肤、床单位清洁、干燥。皮牵引者，及时观察有无胶布过敏现象。预防牵引针、弓滑落。及时观察，发现有牵引针移位，牵引弓螺母松动现象，及时处理。预防牵引针眼感染。钉孔处每日滴75%酒精2次，避免牵引针滑动。预防关节僵直，应鼓励病人进行主动和被动运动，包括肌肉等长收缩、关节活动和按摩等。预防足下垂。下肢牵引时，在膝外侧垫棉垫，防止压迫腓总神经。应用足府托板，置踝关节于功能位，加强足部的主动和被动运动。预防坠积性肺炎，定期翻身、拍背、促进排痰，预防便秘。

（三）健康指导

1.坚持功能锻炼。

2.保持牵引的有效性。

3.做好出院指导。

四、关节镜术护理

（一）术前准备

1.心理护理：向患者解释手术的目的，取得配合。

2.按硬膜外麻醉术前常规护理。

3.根据医嘱备齐各项常规检查报告，如血常规、尿常规、出凝血时间测定、肝肾功能、心电图、患肢的 X 线片。

4.手术野皮肤准备：患侧肢体切口的上、下各 20cm 处。

5.手术前 1 天，根据医嘱做血型测定、备血，完成常规药物的皮肤敏感试验，手术前晚 10 时后禁食，12 时后禁水。

6.手术日晨按医嘱给术前用药。

（二）术后护理

1.腰麻后常规护理。

2.卧位：术后 6 小时平卧位，头侧向一侧。

3.根据医嘱定期观察并记录体温、脉搏、呼吸、血压。

4.患肢抬高约 20°，保持膝关节接近伸直位，减轻肿胀。

5.注意观察切口出血情况，一般切口采用加压包扎的方法。如果切口渗血较多，应及时通知医生更换敷料，并保持床单位的清洁。

6.观察足趾的末梢循环，温度、肤色和运动，防止因包扎过紧引起血液循环障碍。

7.功能锻炼：术后第 1 天开始练习股四头肌等长收缩，促进血液回流，减轻肿胀，为抬腿运动做好准备。术后第 2 天开始做抬腿运动。

8.如果关节腔内积液消退，可做膝关节伸屈练习，过早练习会加重关节腔内积液。

9.应早期下地活动，但不可过早负重。

（三）健康指导

1.膝关节保暖，夜间抬高下肢。

2.按照要求进行下肢的功能锻炼，直到关节的疼痛消失、下肢行走如常。

3.定期随访。

五、手外科一般护理

（一）术前准备

1.心理护理：向患者解释手术的目的、方法和注意事项。了解患者对手术的要求，取得患者密切配合。

2.按臂丛或全麻术前常规护理。

3.根据医嘱备齐各项常规检查报告，如血常规、尿常规、出、凝血时间测定、肝肾功能、B 超、血管造影、肌电图、X 线片等。

4.手术野皮肤准备：原则是超过手术部位上下两个关节以上。

5.手术前 1 天：

（1）根据医嘱做血型测定、备血，完成常规药物的皮肤过敏试验。

（2）手术前晚 10 时后禁食，12 时后禁水。

6.手术日晨按医嘱给术前用药.并将病历及患肢 X 线片带入手术室。

（二）术后护理

1.按臂丛或全麻术后常规护理。

2.体位：平卧位，患肢抬高 20°~30°，以促进血液循环，减轻肢体肿胀。显微外科手术患者需绝对卧床 10 天~14 天。

3.严密观察指端皮肤颜色、温度、肿胀、感觉、运动及切口渗血情况，如有异常情况应及时与医生联系。

4.按医嘱给予抗生素及扩血管药物，并观察药物反应。

5.如用石膏固定或用外固定支架者，按石膏固定或外固定支架常规护理。

6.恢复期必须进行早期功能锻炼，尤其是肌腱损伤者，术后 3 天~4 天后应立即进行伸屈指运动。

（三）健康指导

1.带石膏固定出院者应按期来院拆石膏。

2.带外固定支架出院者，遵医嘱随访，并注意保持钉孔的清洁和干燥。

3.按医嘱定时服药。

4.加强主动和被动运动，并逐渐加大运动幅度和量，直至手的功能恢复为止（肌腱损伤手术后.以主动锻炼为主；周围神经损伤手术后，以被动锻炼为主）。

六、断指（肢）再植术护理

断肢（指）再植是指完全或不完全断离的肢体在光学放大镜的助视下重新接回原位，恢复血液循环，使之成活并恢复一定功能的高精细手术。

常见的致伤原因有切割伤、碾轧伤、挤压伤、撕裂伤及火器伤等。根据损伤程度不同.一般可分为完全性断离，不完全性断离，多发性断离。

临床以低血容量性休克、中毒性休克为主要特征。

（一）现场急救

1.注意伤员的全身情况，如有休克或其他危及生命的合并损伤，应配合医生迅速抢救。

2.做好现场急救处理，止血、包扎。

3.正确保存断离肢体。

（1）离体的肢体应用无菌敷料或清洁布类包裹。

（2）转送时间久或炎热季节，应将离断肢体保存在低温环境中。

（3）保持肢体干燥，切忌使用任何液体浸泡。

4.迅速转送有条件进行肢体再植的医院。

（二）急诊科处理

1.注意患者全身情况，遵医嘱严密观察体温、脉搏、呼吸、血压等。

2.如患者全身情况稳定，遵医嘱摄患肢 X 线片、配血及送必要的化验检查等术前准备工作。

3.连同离断肢体送手术室施行手术。

4.遵医嘱常规 TAT 预防注射。

（三）术后护理

1.病室要求：相对无菌，室温保持 23℃~25℃，湿度 60%为宜。

2.按臂丛或硬膜外麻醉后常规护理。

3.遵医嘱观察再植肢体的皮温、肤色、毛细血管充盈情况。

（1）皮温：正常应与健侧相似或略高 1℃~2℃。

（2）肤色：颜色应与健侧一般红润，皱纹明显，指（趾）腹丰满。

（3）毛细血管充盈时间正常：指压皮肤和甲床后，在 1 秒~2 秒内恢复充盈。

（4）观察伤口渗血情况。

（5）动态观察病情变化且详细记录，及时发现问题。

4.平卧 10 天~14 天。患肢略高于心脏水平。

5.保暖，促进血液循环：术后遵医嘱可用 60W~100W 照明灯照射再植的肢体，灯距约为 30cm~45cm，24 小时持续，一般约需 2 周左右。

6.防止血管痉挛，如有以下情况需及时处理：

（1）疼痛：给予止痛剂，禁用血管收缩剂。

（2）呕吐：镇静止吐。

（3）尿潴留：应及时导尿。

（4）便秘：禁用灌肠，可用开塞露通便，或口服泻药保持大便通畅。

7.术后 2 周~3 周，可做理疗以减轻患肢肿胀。

（四）健康指导

1.患肢保暖。

2.告诉患者术后 2 周~4 周经摄片证实骨折愈合，拔除钢针后，即可行主动或被动锻炼，并教会患者锻炼方法。

3.定期门诊随访，如有特殊情况，随时就诊。

七、游离足趾移植再造手指术护理

（一）术前护理

1.做好心理护理：告知患者手术名称、方法、效果及配合等，取得配合。

2.按医嘱对有脚癣或炎症患者进行处理。

3.术前 1 周训练床上大小便，以防术后大小便困难导致血管痉挛，影响手术成功。

4.术前遵医嘱做好各种检查，并做好配血准备及药物过敏试验。

5.皮肤准备：修剪指（趾）甲，剃去毛发。一般备皮范围上、下超过两个关节。

6.手术日晨测体温、脉搏、呼吸，如有病情变化，如发热、感冒、月经来潮应延期手术。双手缺失患者需留置导尿。

7.进手术室前，按麻醉要求遵医嘱常规给药。

（二）术后护理

1.按全麻护理常规。

2.遵医嘱密切观察再造手指的血循环，一旦发现血管危象，及时通知医生。

3.观察游离移植足趾端渗血情况，如有出血，加压包扎。

4.引起血管痉挛因素是多方面的，如剧烈疼痛、尿潴留、精神紧张、呕吐、大小便困难、经常翻身、身体压于患侧、寒冷刺激等，针对上述各种原因，要及时采取相应措施。

5.再造手指术后2周~4周，遵医嘱可做再造手指主动或被动锻炼。

八、游离皮瓣移植术护理

（一）术前护理

1.心理护理：手术后被动体位时间久，生活绝对不能自理，要有心理准备。

2.协助做好各种检查，肝肾功能、心电图、出凝血时间测定。

3.术前训练床上大小便，以适应术后卧床需要，劝其戒烟。

4.手术野皮肤准备：术前1天备皮，包括受区与供区皮肤。

5.术前1天，遵医嘱做血型测定、备血，完成药物过敏试验。

6.手术日晨按医嘱使用术前用药。

（二）术后护理

1.按硬膜外麻醉或全麻护理常规护理。

2.卧位：平卧14小时左右，患侧抬高，略高于心脏水平。双下肢桥式交叉皮瓣应四周垫稳，搬动时，双下肢同时抬高，防止皮桥血管蒂撕脱。

3.严密观察生命体征，定期记录体温、脉搏、呼吸，必要时吸氧。

儿童游离背阔肌皮瓣禁用呼吸抑制剂，如哌替啶等。

4.局部观察：遵医嘱局部烤灯照射14天左右，方法同上。注意观察皮温、肤色、毛细血管充盈，并与健侧对比。发现皮瓣血循环障碍，及时通知医生。

5.做好裸露部位的保暖，防止感冒及肺部感染发生。

6.预防皮肤感染：背阔肌皮瓣创面大、渗血多，无菌巾直接垫于床上。保持创面清洁及床单干净。

7.按石膏固定护理。

8.正确进行皮温测定，并定时定点与健侧皮温相比较。

九、臂丛神经损伤手术护理

（一）术前准备

1.心理护理：向患者解释手术的目的及手术后功能恢复情况，取得配合。

2.备齐各项常规检查报告，如血常规、出凝血时间、肝肾功能、心电图、X线片。

3.手术前1天，做好药物过敏试验，并做好记录。

4.皮肤准备：认真做好手术野皮肤的清洁，术前可沐浴1次，并修剪指甲，减少术后感染。清洁范围：患手、患肢，如臂丛神经损伤者，增加患侧颈部、胸部、腋下。

5.使患者掌握术后石膏固定的体位及注意事项。

6.手术前日晚 10 时后禁食，必要时给予镇静药物。

7.手术日晨，按医嘱给予术前用药。

（二）术后护理

1.按臂丛麻醉或全麻术后护理。

2.定时观察、记录体温、脉搏、呼吸、血压，按病情需要，认真做好分级护理。

3.患侧肢体保持功能位，可适当抬高。

4.做好石膏固定护理。注意患肢有无被石膏压迫的症状，如观察指端皮肤颜色、温度、肿胀及感觉运动情况，如果发现异常，及时向医师汇报。

5.臂丛神经损伤者。术后如上臂于内收位，屈肘置于胸前的固定者，应观察石膏是否过紧，影响呼吸。如发现异常，应向医师汇报，以便及早处理。

（三）健康指导

1.经常活动患肢手指，防止关节僵硬。

2.术后应遵照医嘱长期应用神经营养药物，促进神经再生。

3.石膏绷带一般固定 3 周~6 周，去除石膏托或石膏筒后逐步伸直锻炼。

4.在神经再生过程中，可同时进行物理治疗。

十、腰椎间盘突出症手术护理

（一）保守疗法护理

1.按骨科疾病一般护理常规。

2.卧硬板床。急性期严格卧床三周，禁止坐起和下床活动。卧床期间宜在腰部垫小枕，根据病人耐受程度逐日增高至 10cm~15cm。

3.给予局部热敷和按摩。

4.起床时使用腰围，睡倒时脱下，无症状即应除去。

5.加强腰背肌锻炼。

6.恢复期禁止举重和弯腰。

7.向病人讲解发病机理，防止复发。

8.进行牵引治疗的病人，按牵引护理常规。

（二）手术治疗护理

1.术前护理：

（1）按骨科疾病一般护理常规。

（2）卧硬板床。

2.术后护理：

（1）按骨科一般护理常规。

（2）平卧 6 小时后协助病人翻身。

（3）观察伤口渗血情况，若渗出液过多，病人有恶心、呕吐、头痛等症状，须考虑脊膜破裂。如脊髓液外流，应立即处理。

（4）做好病人生活护理。

（j）术后 1 周帮助病人锻炼腰背肌，做背伸活动，并指导病人做直腿抬高活动，避免术后神经根粘连。

十一、骨盆骨折护理

1.按骨科严重创伤护理常规。

2.卧硬板床。

3.观察有无腹胀、腹痛、肛门流血情况。

4.观察有无泌尿系统损伤表现，必要时行导尿术。

5.如有皮下出血和肿胀，应在皮肤上标记其范围，观察出血进展情况。

6.如骨折不移位或移位不显著，可使髋部屈曲，以减少疼痛。

7.骨盆悬吊牵引者，吊带应平坦，完整无褶，以防褥疮。吊带宽度要适宜，不应上下移动。大小便时注意清洁。

8.尿道损伤病人保留导尿应严格无菌操作。观察尿液性质、量及颜色并记录。

9.保持病人大便通畅，多饮水、多食水果、蔬菜，必要时服缓泻剂。

10.为防止骨折移位，勿随意搬动或更换体位。每1小时~2小时用50%红花酒精按摩尾骶部及其他骨突部位，以防褥疮形成。

11.行牵引的病人，按牵引护理常规。

12.指导病人做股四头肌收缩和踝关节伸屈等被动活动。

十二、全髋和人工股骨头置换术护理

（一）术前准备

1.按骨科手术一般护理常规。

2.按硬膜外麻醉或全麻术前常规护理。

3.备齐各项常规检查报告，如血常规、尿常规、出凝血时间测定、肝肾功能、髋部及胸部 X 线片、心电图等。

4.术前 2 天~3 天开始按医嘱使用抗生素。

5.手术野皮肤准备：上至剑突以下，下至膝关节以上，前面超过腹中线 6cm~7cm，后面超过脊柱 6cm~7cm。

（二）术后护理

1.按硬膜外或全麻术后常规护理。

2.保持患肢外展、中立位，术后 6 周内避免做如内收、屈曲动作，以防髋关节的脱位。

3.密切观察患者体温、脉搏、呼吸、血压等全身情况及局部切口出血情况。

4.切口负压吸引，保持引流管通畅，注意引流液的性质和量。

5.患肢皮肤牵引 2 周~3 周。一般采用皮肤牵引，老年人皮肤易受到胶布粘贴而过敏、破溃，可使用海绵包扎做牵引，牵引重量应小于 2kg。

6.功能锻炼：

（1）术后 6 小时~12 小时后即进行股四头肌锻炼。

（2）牵引拆除后，可将上身抬高 20°~30°，在膝关节下垫软枕 1 只，使膝关节保持微屈状态。同时可以活动踝关节，以防远端关节僵硬。

（3）6 周内忌屈曲、内收及内旋，可在两下肢中间放软枕 1 只，以防止髋关节脱位。

（4）6 周~8 周后可下床，适当负重。

7.预防并发症及感染：

（1）预防肺炎、肺栓塞及血栓性静脉炎，鼓励患者利用牵引架上拉手抬高身躯，以促进呼吸及血液循环。

（2）经常保持床铺平坦、干燥、清洁、无渣屑，预防褥疮。

（3）预防泌尿系统感染。

8.预防髋关节脱位：术后 6 周内应嘱患者勿将两腿在膝部交叉放置，3 个月内勿坐小矮凳，勿蹲下，勿爬陡坡。

十三、化脓性关节炎手术护理

化脓性关节炎是指化脓性细菌引起的关节内感染，多见于儿童。

常发生在大关节，以膝、髋关节为多。

最常见的致病菌为金黄色葡萄球菌，其次为溶血性链球菌、肺炎球菌等。主要是因关节开放性损伤、急性血源性感染或因关节疼痛封闭治疗时消毒不严而引起。

临床表现为起病急，高热、寒战等急性感染全身表现，关节局部红、肿、热、痛，表浅关节有波动感，活动受限，剧痛；关节多处于屈曲畸形位，久之发生关节挛缩，并发病理性脱位、半脱位。

按骨科疾病手术一般护理常规。

（一）术前护理

1.卧床休息，患肢给予制动，固定于功能位，搬动时动作要轻稳，以免引起疼痛。

2.给予高蛋白、高热量、多维生素、易消化饮食，必要时给予输血、血浆、白蛋白等。

3.密切观察神志、体温、脉搏等变化，注意有无高热、惊厥及转移性脓肿征象。

4.高热者按高热护理常规。

5.必要时协助做脓液培养、血培养、药物敏感试验。

（二）术后护理

1.密切观察患者生命体征变化。

2.局部开窗或钻孔冲洗引流护理。

（1）保持切口引流通畅，引流袋应低于患肢 50cm，以防止引流液反流。引流袋每日更换 1 次。

（2）观察引流液量、颜色及性质，并记录。

（3）注意引流管内有无血凝块、脓液堵塞、管道受压、扭曲、松动及脱落，应及时处理。

（4）及时更换冲洗液及倾倒引流液，严格无菌操作，避免逆行感染。

（5）合理调节滴速，随着冲洗液颜色变淡逐渐减量，直至引流液澄清为止。

3.采用皮牵引或石膏托患者应限制患肢活动以减轻疼痛，防止病理性骨折和关节畸形。

4.应用大剂量抗生素时观察其疗效和不良反应。

5.功能锻炼：

（1）急性炎症期卧床休息，行股四头肌等长收缩、踝关节运动。

（2）急性炎症消退后，关节、骨质未见明显破坏，体温正常2周后可鼓励患者逐渐进行关节伸屈功能锻炼。

（3）必要时辅以理疗。

6.长期卧床者应防止肺部感染、泌尿系统感染及褥疮等并发症发生。

（三）健康教育

1.加强营养，增强抵抗力。

2.指导患者关节功能和肌肉锻炼。

3.定期复查，如有红肿等感染现象，应立即就诊。

十四、单纯性脊柱骨折手术护理

脊柱骨折是骨科常见的损伤，胸腰段骨折发生率最高，尤其为颈椎、腰椎。主要是由于外伤所致，如高处坠落、车祸、躯干部挤压伤等。

临床表现为局部疼痛和压痛。腰椎部肌痉挛，不能站立，翻身困难，腰椎骨折致腹膜后血肿，出现腹胀、肠蠕动减慢等。

按骨科手术一般护理常规。

（一）术前护理

1.平卧硬板床，保持脊柱的稳定性。搬动时保持脊柱水平位，并在一直线上，切忌躯干扭曲。

2.给予高热量、高蛋白、多维生素、富含粗纤维的食物。

3.急性症状未控制时切忌床上活动。胸、腰段脊柱骨折应鼓励患者床上行四肢主动运动。

4.训练床上排便习惯，切忌离床排便。

5.保持皮肤清洁，每2小时翻身1次，防止褥疮发生。

（二）术后护理

1.平卧硬板床，保持脊柱的稳定性，可垫海绵垫、水垫等，床铺要平整、干燥以防褥疮。

2.病情观察：

（1）观察患者生命体征变化及肢体活动度。

（2）注意切口部位渗血、渗液情况.保持引流通畅。

3.保持大便通畅，必要时给予缓泻剂。

4.根据病情鼓励患者行床上腰背肌锻炼，具体为仰卧位（挺胸、背伸）、俯卧位（飞燕点水姿势）。

5.给予心理支持，保持心理健康。

（三）健康教育

1.加强腰背肌锻炼，术后 6 周可协助患者离床活动。

2.嘱患者勿弯腰，逐渐增加运动量，必要时给予腰围保护。

3.定期复查。

十五、截瘫护理

截瘫是指脊柱的骨折和脱位、骨骼本身的病变、肿瘤等造成的脊髓平面以下的感觉、运动和反射丧失。

临床表现为不同平面节段的脊髓损伤，表现不同临床征象。颈髓损伤表现为四肢瘫；胸髓损伤表现为截瘫；腰髓、脊髓圆锥损伤表现为下肢肌张力增高、腱反射亢进；马尾损伤出现受伤平面以下感觉和运动障碍及膀胱和直肠功能障碍等。

按骨科疾病手术一般护理常规。

（一）一般护理

1.休息：平卧硬板床，保持脊柱的稳定性，翻身时头、颈、胸、腰段脊柱呈一直线，勿扭曲。高位截瘫者，颈部两侧给予沙袋制动。

2.饮食：给予高热量、高蛋白、多维生素、粗纤维饮食，鼓励多饮水。

3.心理护理：了解患者心理变化，有针对性地进行安慰，解除长期卧床、生活不能自理以及担心预后出现的焦虑、压抑的心理。

4.保持皮肤清洁，定时翻身.预防褥疮的发生。

5.保持大便通畅，必要时服缓泻剂或灌肠。

（二）保持呼吸道通畅，预防肺部感染

1.经常变换体位。

2.鼓励咳嗽、咳痰，协助拍背，痰液黏稠不易咳出给予雾化吸入。

3.对高位截瘫者早期行气管切开术者，按气管切开术护理常规。

4.若发生肺部感染，遵医嘱应用抗生素。

（三）长期保留导尿者应预防泌尿系统感染

1.保持尿管、引流袋无菌，必要时膀胱冲洗。

2.训练膀胱收缩功能。

3.导尿管每 2 周更换 1 次。

4.若发生泌尿系统感染，遵医嘱应用抗生素。

（四）正确估计截瘫程度，协助患者进行功能锻炼

1.肢体未瘫痪部位进行主动运动，如利用哑铃或拉弹簧锻炼上肢及胸背部肌肉；仰卧或伏卧位时锻炼腰背肌；借助辅佐工具练习站立和行走。

2.已瘫痪的下肢每日协助做充分伸直和外展，防止关节僵直的被动运动。

（五）行颅骨牵引者，按颅牵引护理常规。

（六）健康教育

1.教会正确搬动方法。

2.制订功能锻炼计划，使残存功能最大限度地发挥，增强日常生活自理能力。

十六、截肢手术护理

截肢是指通过手术切除失去生存能力、生理功能及危及生命的部分或全部肢体。以挽救患者的生命。

适用于四肢严重毁损伤；肢体广泛挤压伤合并急性肾衰；肢体有严重特异性感染危及生命；冻伤或烧伤而致肢体坏死；血管疾病并发肢体坏死；四肢恶性肿瘤无远处转移；慢性骨髓炎久治不愈，肢体又难以恢复功能；四肢先天性畸形不能手术矫正，严重影响功能。

按骨科疾病手术一般护理常规。

（一）术前护理

1.危重患者应先抢救生命，纠正休克，并监测生命体征变化。

2.向患者及其家属介绍截肢的必要性，消除顾虑，配合手术。

3.患肢制动。

4.严密观察患肢局部皮肤色泽、伤口出血、渗出以及肢端血液循环等情况，及时为医生提供病情变化的动态信息。

（二）术后护理

1.床旁使用护栏，防止患者坠床。

2.病情观察。

（1）观察患者生命体征变化。

（2）观察残端伤口出血情况，若有大出血倾向，立即应用止血带止血，高位截肢发生大出血时应用沙袋压迫止血。

3.保持引流管通畅，观察引流液的量、色和性质。

4.抬高残端，2 日后放平肢体。局部弹力绷带加压包扎固定，以防残端关节挛缩。

5.残肢疼痛时，遵医嘱适量应用镇痛剂、镇静剂。

6.残肢反应期后，鼓励患者床上行残肢后伸锻炼，2 周后拆线可扶拐下地，并进行残肢肌肉、关节主动性运动，适度撞击、拍打增强皮肤耐受性。为安装假肢做准备。

（三）健康教育

1.术后 6 个月可装配假肢，教会患者残肢锻炼。

2.培养独立生活能力。

3.定期复查。

十七、先天性髋关节脱位手术护理

先天性髋关节脱位是一种常见的先天性畸形。主要是由于髋臼和股骨头先天发育不良或异常，胎儿在宫内位置不正常以及韧带、关节囊松弛所致，女性多见。

临床表现为会阴部增宽，患侧髋关节活动受限，肢体短缩.臀部、大腿内侧皮肤皱折增多、加深与健侧不对称。股骨大转子上移，牵拉患肢有弹响声或弹响感。

按骨科疾病手术一般护理常规。

（一）术前护理

1.骨牵引、皮牵引者按骨牵引、皮牵引护理常规。

2.备皮，局部有感染灶或破损不可手术。

3.做好各项术前准备。

（二）术后护理

1.按连硬外或全麻后护理常规。

2.病情观察。

（1）密切观察患者生命体征变化，警惕感染征象。

（2）行蛙式支架外固定或使用蛙式、单髋人字形石膏固定。应检查石膏的松紧度，肢体有无受压、卡压，边缘有无刺激及末梢血液循环等情况。

（3）注意石膏内有无出血、石膏表面渗血情况。

3.保持引流管通畅，防止扭曲、受压、松动、脱落等，并观察引流液的量、颜色及性质。

（三）健康教育

1.保持石膏清洁、干燥，防止大小便污染。

2.石膏或支架固定 3 个月后拆除，鼓励行主动伸屈髋关节锻炼，逐渐离床活动。

3.定期复查。

第五节　神经外科疾病护理技术操作常规

一、神经外科一般护理

1.按外科一般护理常规。

2.给予高蛋白、高热量、高维生素、易消化饮食，但应限制水及钠盐摄入。不能进食者静脉补液。

3.卧位。颅内压增高清醒者及手术后清醒者取头高位（15°~30°），昏迷者侧卧位，休克者平卧位，躁动者加床档等。

4.有意识不清、走路不稳、视物不清或失明、定向障碍、精神症状、幻觉、复视及癫痫等病史者，应用床档，防止坠床。

5.严密观察意识、瞳孔、血压、脉搏、呼吸及体温变化。

6.加强呼吸道管理，保持呼吸道通畅。

7.严密观察颅内压增高的临床表现。颅内压增高者，静脉输液速度宜慢，每分钟 30 滴~40 滴，使用脱水剂、利尿剂时，速度应快。并注意观察血清钾变化。

8.休克、开放性颅脑损伤，以及脑脊液漏者，如出现有挤压性头痛、坐位或头高位时疼痛加剧、头晕、恶心、呕吐等症状，应警惕低颅压发生需及时处理。

9.严重颅脑损伤，有昏迷高热者，头部置冰帽或冰袋。

10.颅腔引流时，应严格执行无菌操作，并记录引流液的性质及量。

（1）脑室引流应将引流瓶悬挂于床头，距侧脑室的高度为 10cm~15cm，绝不可随意放低，以维持正常的颅内压。

（2）脓腔引流瓶应低于脓腔至少 30cm。

（3）硬膜外负压引流，注意保持负压状态。

11.保持大便通畅。

12.配合医生进行各项检查。

13.脑室引流者，搬动前应夹闭引流管，防止在短时间内流出多量脑脊液而出现颅低压症或小脑幕裂孔疝。

14.脑脊液耳、鼻漏者，护理见有关章节。

15.昏迷病人按昏迷护理常规。

16.癫痫者按癫痫护理常规。

17.昏迷、有脊髓压迫症状病人及肢体瘫痪或功能障碍者，应做好预防褥疮护理。

18.恢复期病人，应定时督促并协助做肢体功能锻炼，利于早日康复。

二、抽搐护理

（一）抽搐发作时的护理

1.应有专人护理，做好安全防护，防止病人坠床或摔伤。

2.口腔内放入牙垫，防止舌咬伤。

3.保持呼吸道通畅。防止误吸和舌后坠而引起窒息。及时清除呼吸道分泌物，必要时气管切开。

4.详细记录发作情况及肢体抽搐时间，对连续发作者要记录发作次数。

5.发作时不能强行喂食或用物理方法阻止病人的抽动，预防并发症发生。

6.维持合理的营养供给。持续发作者，给予鼻饲。

7.加强基础护理，保持病人舒适。

（二）抽搐发作停止后的护理

1.尽量让病人安睡以恢复体力。

2.持续发作停止后，应注意有无精神异常情况。

3.做好基础护理，保持病人舒适，预防并发症发生。

4.督促病人按时服用抗癫痫药物，无特殊情况不可减量或停药。

三、呃逆护理

呃逆多见于危重病人，常因脑干、颈髓病变、胃内大量积血等所引起的膈肌痉挛所致，多顽固而持续，常影响呼吸和进食，对病人体力消耗较大，故应密切观察和及时处理。

1.呃逆如系肺部感染或胃出血所致，应及时吸除呼吸道分泌物或胃内容物，以减少对膈肌的刺激。

2.维持合理的营养供给。应安排好进食时机，必要时给予鼻饲并做好护理。

3.呃逆持续时间较长者，病人常有上腹部疼痛（由于膈肌的腹壁肌长时间痉挛所致）可进行腹部按摩或热敷，以减轻病人的痛苦，必要时进行体针或耳针疗法。影响入睡者，可于睡前给予适当的安眠药物。

四、颅内压增高护理

颅内压增高是颅脑外科疾病的共有征象。颅内压是指颅内容物对颅腔所产生的压力，通常用脑脊液的压力来代表。

正常颅内压成人为。70mmH$_2$O~200mmH$_2$O，儿童为 50mmH$_2$O~100mmH$_2$O，颅内压持续地超过 200mmH$_2$O 时称为颅内压增高。

1.保持病人安静，嘱病人卧床休息，勿随意外出活动。

2.密切观察病人的意识、瞳孔、血压、脉搏、呼吸的变化，每4小时测量1次并记录。

3.如有阵发性剧烈疼痛，频繁呕吐，往往是脑疝的前驱症状，除加强观察、应用脱水剂外，需通知医师给予处理。禁用杜冷丁、吗啡等麻醉类药物。

4.如有反复呕吐，遵医嘱应用止吐药物，暂禁食。

5.预防便秘，遵医嘱给予病人通便剂。注意不可高位灌肠，以免增加颅内压导致脑疝形成。

五、脑疝护理

（一）小脑幕切迹疝

1.病情观察：

（1）颅内压增高病人如头痛剧烈、呕吐频繁，可考虑为脑疝先兆，应立即报告医师。

（2）意识障碍者，初期可出现烦躁不安，嗜睡，继而出现浅昏迷至昏迷，通过谈话和疼痛刺激能判断意识情况。

（3）颞叶沟回疝，压迫动眼神经，表现病侧瞳孔散大，光反应消失，病危病人，可出现病变对侧瞳孔散大，光反应消失，为预后不良征象。

（4）脑干锥体束受累可引起病变对侧肢体瘫痪，病危者可出现去大脑强直。

（5）脑疝初期可表现为血压升高，脉搏缓慢，呼吸深慢，脑干功能衰竭时血压下降，脉搏快弱，呼吸不规则，或出现叹息样呼吸，最后心跳停止。

2.一旦出现脑疝症状，按医嘱快速静滴 20%甘露醇，降低颅内压。

3.迅速做好手术前准备，及早进行手术治疗。

（二）枕骨大孔疝

1.除观察头痛（常见枕顶部疼痛）、恶心呕吐外，还须注意延髓受压症状，如呼吸变慢、意识不清等，发现异常应及时通知医生。

2.立即给脱水药物。

3.对呼吸骤停者立即行人工呼吸和给氧，必要时，配合医师气管插管，使用呼吸机辅助呼吸。

4.配合医师进行脑室穿刺，实施脑室持续引流术，以降低颅内压。

5.脑疝症状缓解后，做好颅后窝开颅探查术的准备。

六、中枢性高热护理

1.凡易引起中枢性高热的手术或颅脑损伤手术后，应每小时测体温1次，如体温逐渐升高，应及早采取降温措施。

2.预防手术后中枢性高热，可手术前使用肾上腺皮质激素或手术后使用冬眠疗法。

3.冬眠疗法常遵医嘱首先给予足量冬眠药物，如冬眠I号合剂（包括氧丙嗪、异丙嗪及哌替啶）。用冬眠药期间护理上应注意下列事项：

（1）专人监护。严密观察病情变化，在治疗前应观察并记录生命体征、意识状态、瞳孔和神经系统病征，作为治疗后观察对比的基础。

（2）取平卧位。注意保持血压平稳，防止体位性低血压。

（3）保持呼吸道通畅，预防肺部并发症。

（4）加强皮肤护理，预防褥疮。但翻身动作应缓慢、轻稳。

（5）观察有无冬眠药物不良反应，如皮疹、白细胞减少、黄疸等，及时发现异常。

（6）做好饮食护理。

4.降温还可用冰帽或冰袋，放置于头、颈、腋窝、腹股沟大血管附近，但要注意预防冻伤。

七、脱水疗法护理

脱水疗法主要是经静脉输入各种高渗性药物，减轻脑水肿，从而使颅内压下降，故常用以防治颅内压增高。但病人如合并有休克、肾功能衰竭、心力衰竭等禁用。

1.常用的脱水药物的用法：

20%甘露醇每公斤体重1.5g~2g，在15分钟~30分钟内点滴完，紧急情况下可加压推注，注射10分钟~20分钟后起降压作用，可维持5小时~8小时。室温低时，溶液析出结晶，需加热溶解后使用。

2.高渗性脱水药物，应快速滴注，否则影响作用效果，滴注时要防止药物漏出血管外，以免引起皮下组织坏死。

3.用药时要密切观察血压、脉搏及呼吸、意识、瞳孔变化。

4.记录24小时尿量，应注意及时调整水与电解质的平衡，特别注意有无低血钾。

5.多次用药时应变换静脉穿刺部位，以免引起静脉炎。

八、大脑半球肿瘤切除术护理

颅内肿瘤是指包括来自脑、脑血管、脑垂体、松果体、颅神经和脑膜等组织的颅内原发性肿瘤.也包括一小部分来源丁身体其他部位转移到颅内的继发性肿瘤。

（一）术前准备

1.患者入院按医嘱做常规检查，如肝肾功能，血尿常规。出、凝血时间，配血、备血，药物过敏试验。

2.有癫痫病史患者禁用口表测量体温。

3.有颅内压增高者切忌灌肠，3天无大便者可用开塞露等。

4.有精神症状者。为预防意外需家属陪伴，并做好交接班。

5.患者需做特殊检查（如CT、脑电图、超声波及各种造影）应由医院工作人员陪同前往。

6.皮肤准备：术前1天备皮并仔细检查手术野有无感染及破损处。

7.女性患者月经期停止手术，有发热或腹泻者通知医生另作决定。

8.做好心理护理。消除对手术的恐惧心理。术前晚，必要时给予适量的镇静药或安眠药。

9.手术前12小时禁食（针麻、局麻除外），哺乳婴儿术前4小时禁食。备齐手术中用物。

10.术日晨按医嘱给药。

（二）术后护理

1.按神经外科一般护理常规及麻醉后护理常规。

2.卧位：全麻患者在麻醉未醒之前取平卧位，头转向一侧。意识清醒、血压稳定后，宜抬高床头15°~30°。

3.手术日禁食，第2天可进流质、半流质或遵医嘱。

4.病情观察：观察意识、瞳孔、脉搏血压每半小时~1小时1次，连续6次以后每2小时1次，连续12次。如观察过程中有异常发现（如瞳孔大小、意识改变、肢体瘫痪、血压不稳）应及时与医师联系。

5.注意切口引流液情况。经常保持敷料干燥，拔出引流管后须注意有无脑脊液渗漏，发现渗漏者及时通知医师。

6.术后当日不用镇静剂或安眠药。

7.手术后6小时~8小时仍不能排尿者，可给予导尿。

（三）健康指导

1.树立恢复期的信心，对疾病要有正确的认识。避免因精神因素而引起疾病的变化，加强全身支持疗法。多进高蛋白食物，保证良好的营养。

2.按时服药，切忌自行停药。定时门诊随访，了解病情的转归。

3.术后放射治疗的患者，一般在出院后2周或1个月进行。放疗期间定时查血象，放疗治疗中出现全身不适、纳差等症状，停药后可自行缓解。

4.如去颅骨骨瓣患者，术后要注意局部保护，外出要戴帽，尽量少去公共场所，以防发生意外，出院后半年可来院做骨瓣修补术。

5.为防肿瘤复发，一般每年须做CT检查，以了解病情变化。

九、后颅肿瘤摘除术护理

（一）术前准备

1.按神经外科手术一般护理常规。

2.皮肤准备：备皮范围除了全部头发外还需包括后颈部至肩胛皮肤，备皮方法按神经外科手术一般护理常规。

（二）术后护理

1.按神经外科护理常规。

2.卧位：根据手术时的卧位，坐位手术患者回病室后给半卧位，侧卧位手术患者回病室仍给侧卧位，麻醉未醒前可向健侧卧。

3.手术当日禁食，第2天按医嘱给饮食。

4.病情观察：观察意识、瞳孔、脉搏、血压等情况，定时测量并记录，及时发现异常。

5.保持呼吸道通畅，备好吸痰用具，以备急用。

6.搬动患者时双手应托住颈部，保持水平位置。

7.绝对卧床休息。

8.注意切口渗液情况，拔除引流条后观察有无脑脊液漏。

9.尿潴留患者要及时给予导尿。

（三）健康指导

1.做好患者及家属的健康教育，使其对疾病要有充分的认识，积极配合术后治疗和护理。

3.术后仍有眼睑闭合不全者按时滴眼药水或涂金霉素眼膏。加用眼罩或纱布覆盖；有行走不稳、吞咽困难等症状的患者，需按时门诊随访，定时服药，加强功能锻炼。

4.户外活动须有人陪护，防止发生意外.并注意保暖.以防感冒而引起并发症。

5.手术不能全部切除肿瘤的患者，一般在术后1个月内需进行放疗，放疗期间定时查血象，注意营养与休息。

6.定期门诊随访，每年CT复查1次。

十、经蝶垂体瘤切除术护理

（一）术前准备

1.按神经外科手术一般护理常规。

2.皮肤准备，不需剃头，剪清双侧鼻毛。必要时准备右大腿外侧皮肤。

3.垂体或鞍区病变者，需做垂体功能测定。

（二）术后护理

1.按神经外科护理常规。

2.手术日禁食，记录24小时尿量1天~3天。

3.注意观察双鼻孔内渗液情况。

4.术后24小时后可进流质饮食，并做好口腔护理。

5.24小时后去除唇部压迫绷带，鼻腔内指套纱条48小时后拔除。随时观察鼻孔内有无清水样液体流出,同时用呋喃西林麻黄素液滴鼻每日 4 次,连续 14 天。鼻腔干燥者可根据需要用消毒石蜡油滴鼻。

6.避免术后剧烈咳嗽和用力擤鼻涕,以防脑脊液鼻漏。

7.术后绝对卧床 1 周。

8.术后第 10 天复查垂体功能,检查内容同术前。

(三)健康指导

1.做好心理护理,垂体瘤属脑内良性肿瘤,手术效果好,痊愈后可参加正常工作。

2.加强营养。多食新鲜的、高蛋白质的食物,增强体质,促进早日康复。

3.放疗时间一般在术后 1 个月左右,放疗期间少去公共场所,注意营养,定期查血象。

4.按医嘱服药,1 年 CT 复查 1 次。

十一、脑血管(动静脉畸形、动脉瘤)手术护理

颅内动静脉畸形为先天性脑血管异常,主要缺陷是脑的局部缺少毛细血管,使脑动脉与脑静脉之间形成短路,引起一系列脑血循环动力学的改变。

颅内动脉瘤是指颅内动脉管壁上的异常膨出部分,80 %发生在大脑动脉环的前部或邻近的动脉主干上。

(一)术前准备

按神经外科手术前的一般护理常规。

(二)术后护理

1.按神经外科术后护理常规。

2.密切观察生命体征的变化,常规记录 24 小时出入量。

3.卧位:根据手术时的卧位,血压平稳可给予翻身,翻身动作应轻稳。

4.根据医嘱控制血压在正常范围,防止术后再出血。

5.做好中心静脉导管的护理。

6.保持大小便通畅,小便不能自解者,保留导尿。2 天无大便,需给予通便剂。

7.保持呼吸道通畅,及时清除呼吸道分泌物,防止误吸而引起吸入性肺炎。

8.注意保暖,预防手术后并发症。

(三)健康指导

1.按神经外科一般护理常规。

2.保持大便通畅,便秘可适当用些通便剂。多食粗纤维食物,切忌用力过度,避免再次发生出血。

3.外出须有陪护,预防发生意外。

十二、脑损伤护理

脑损伤是指因遭受钝击、穿通伤、爆炸或下坠后间接伤害所造成的损伤(包括头皮损伤、颅骨骨折、颅内血肿和脑挫伤),根据受伤情况可分为闭合性和开放性

两大类。

临床以意识障碍、休克、生命体征改变、脑病灶症状及颅内压增高为主要特征。

（一）术前准备

按神经外科术前一般护理常规。

（二）术后护理

1.按神经外科术后护理常规。

2.密切观察病情变化如血压、意识、瞳孔等，观察 72 小时，稳定后再酌情根据医嘱观察。

3.颅底骨折耳鼻腔有液体流出者，用消毒纱布覆盖，切忌用棉球填塞。

4.保持呼吸道通畅，准备好吸痰用具，随时准备做好气管切开的配合和护理。

5.注意口腔内有无松动牙齿，如有应拔去。若有假牙应取下交给家属保管。

（三）健康指导

1.饮食以高蛋白、高维生素、低脂肪易消化的食物（如鱼、瘦肉、鸡蛋、蔬菜、水果等）为宜。

2.注意劳逸结合。

3.告之患者颅骨缺损的修补，一般需在脑外伤术后的半年后。

4.按医嘱服药，不得擅自停药，出院后一个月门诊随访。

5.加强功能锻炼。必要时可行一些辅助治疗，如高压氧等。

6.外伤性癫痫患者按癫痫护理常规。

十三、脊髓肿瘤（髓内、外）切除术护理

（一）术前护理

1.按神经外科术前一般护理常规。

2.皮肤准备：以病变为中心上、下五个椎体的皮肤范围备皮。

3.手术前夜给开塞露通便，术前 12 小时禁食禁水，哺乳婴儿术前 4 小时禁食。

4.术晨保留导尿。

（二）术后护理

1.搬动患者时要保持脊髓水平位，尤其是高颈位手术，更应注意颈部不能过伸过屈，以免加重脊髓损伤。

2.卧位：根据手术定卧位，高颈位手术取半卧位，脊髓手术取侧卧位，脊髓修补取俯卧位。术后 2 小时翻身 1 次，翻身时注意保持头与身体的水平位。宜睡硬板床。

3.麻醉清醒后可进流质或半流质，呕吐暂不进食。

4.观察：血压每小时测量 1 次，连续 3 次，平稳后改为每 2 小时 1 次，至停止。

（1）高颈位手术：麻醉清醒后观察四肢肌力活动，注意呼吸情况，术后可能会出现颈交感神经节损伤症（霍纳综合征：患侧瞳孔缩小，眼睑下垂，眼球凹陷）一般不需处理。

（2）胸椎手术：上肢不受影响。术后观察下肢肌力活动，术后常会出现腹胀，

排泄困难，可肌肉注射新斯的明 0.5mg 或肛管排气。

（3）马尾部手术：观察下肢肌力活动度情况及肛周皮肤感觉有否便意，在观察过程中如发现感觉障碍平面上升或四肢活动度有减退，应考虑脊髓出血或水肿，应立即通知医师采取紧急措施。

5.截瘫患者按截瘫护理。

6.术后 6 小时~8 小时不能排尿者给予保留导尿。并按保留导尿护理常规。

（三）健康指导

1.了解患者心理反应，应给予鼓励，树立战胜疾病的信心。

2.预防褥疮：按时翻身，避免局部长期受压。并保持皮肤及床单的清洁平整。

3.预防并发症发生。感觉麻木或消失的肢体应忌用热水袋，防止烫伤，瘫痪肢体要保持功能位，预防关节畸形、足下垂等。

4.保持大小便通畅，保留导尿者，应保持尿道口的清洁，做好保留导尿护理。便秘时可用通便剂。大便稀薄者，肛门周围皮肤可涂用金霉素油膏。以保护肛周皮肤。

5.指导患者肢体功能锻炼，做到主动运动与被动运动相结合。促进肢体功能恢复。并教育患者自我护理的方法。

6.加强营养，进高蛋白、高维生素、高热量的饮食。多食水果、蔬菜，以增加肠蠕动。

7.按时服药，定期门诊随访。

十四、脑脓肿护理

脑脓肿是指化脓性细菌侵入脑组织引起化脓性炎症，并形成局限性脓肿，主要原因有慢性中耳炎或乳突炎引发的耳源性脑脓肿、脓毒败血症引发的血源性脑脓肿以及外伤鼻源性和原因不明的隐源性脑脓肿。

临床以全身感染症状、颅内压增高及局灶症状为主要特征。

按神经外科疾病手术一般护理常规。

（一）术前护理

1.给予心理支持，当患者出现失语、视野缺损、偏瘫时给予安慰，避免情绪激动。

2.取平卧位，抬高床头 15°~30°，避免颅内压增高的因素，如咳嗽、用力排便等。

3.密切观察患者神志、瞳孔及生命体征的变化。

4.高热者按高热护理常规。

5.合理使用抗生素及脱水剂，注意药物副作用及效果。

6.小脑脓肿可引起步态不稳，应注意安全，防止意外发生。

7.协助各项检查。

8.术前常规皮肤准备。

（二）术后护理

1.麻醉未清醒前取平卧位，头偏向健侧；清醒后取头高位 15°~30°，躁动者加床档。

2.给予高蛋白、高热量、易消化饮食。鼓励多饮水。

3.病情观察。

（1）观察神志、瞳孔、生命体征变化，注意切口渗血情况。

（2）观察脓腔引流的量、颜色及性质，保持各引流管通畅，防止扭曲、挤压，冲洗引流管后需夹管2小时再开放。

（3）高热者按高热护理常规。

（4）观察头痛程度，注意有无颅内压增高症状。

4.合理使用抗生素及脱水剂，注意药物副作用及效果。

（三）健康教育

1.加强营养，增强体质。

2.注意头痛情况及体温变化。

3.治疗原发病，加强功能锻炼。

4.遵医嘱服用抗生素并注意有无不良反应。

5.定期复查。

十五、听神经瘤手术护理

听神经瘤为颅内常见的良性肿瘤，约占颅内肿瘤10%，发生于第Ⅳ脑神经的前庭支，一般位于桥小脑。主要原因是由于前庭神经鞘细胞增生，逐渐形成肿瘤。发病年龄30岁~60岁，女性多于男性。

临床以听神经、面神经及三叉神经为主要的颅神经损害症状，如耳鸣、耳聋、面部感觉减退、轻度面瘫、共济失调、颅内压增高等为主要特征。

按神经外科疾病手术一般护理常规。

（一）术前护理

1.注意安全，对步态不稳的患者，嘱勿自己行走，必要时须有人搀扶，以免摔伤：对喝水呛咳的患者给予饮水、进食指导，以免误吸。

2.训练床上排便习惯，增强术后的适应性。

3.协助各项检查。

4.常规皮肤准备。

（二）术后护理

1.密切观察患者神志、瞳孔、生命体征变化，注意切口有无渗出等。

2.保持呼吸道通畅，鼓励患者深呼吸，协助排痰。

3.眼睑闭合不全者，用0.25%氯霉素眼药水滴眼或金霉素眼药膏涂眼，覆盖凡士林纱布，防止角膜溃疡。

4.后组颅神经损伤进食吞咽困难、呛咳者给予鼻饲流质。

5.保持皮肤清洁，定时翻身，按轴线翻身方法进行。

6.患侧面部及口角出现带状疱疹时遵医嘱涂十扰素或消炎软膏。

（三）健康教育

1.指导患者早期配合康复锻炼，提高自理能力。

2.行走不稳者外出活动须有人陪伴，防止发生意外。患侧面部感觉减退者应防止烫伤。

3.术后仍有眼睑闭合不全者按时滴眼药水或涂金霉素眼药膏。

4.定期复查。

十六、颅骨缺损修补手术护理

颅骨缺损是指由于先天性、外伤性或手术后引起的缺损，当直径大于 2cm 时，造成外形或功能受影响者，应行颅骨缺损修复术。

临床表现以局部可触及颅骨缺损，可见脑组织外膨、搏动为主要特征。

按神经外科疾病手术一般护理常规。

（一）术前护理

1.向患者讲解颅骨修补的重要性，使之消除不良心理，配合治疗。

2.注意安全，避免缺损处碰撞及强光照射。

3.遵医嘱服用抗癫痫药物，并观察药物作用及副作用。

4.密切观察病情变化，注意有无癫痫发作先兆。

5.协助各项检查。

6.保持头皮清洁，检查头皮有无炎症性病变。

7.准备修补材料，材料塑形时应注意患者形象美观。

（二）术后护理

1.麻醉未清醒前取平卧位，头偏向健侧，清醒后取头高位 15°~30°。

2.病情观察

（1）密切观察患者神志、瞳孔及生命体征变化。

（2）注意切口渗血情况，观察局部有无肿胀、积液，以防排异反应发生。

3.遵医嘱服用抗癫痫药物，并观察药物作用及副作用。

（三）健康教育

1.加强营养，增强体质，促进头皮伤口生长。

2.保持头皮清洁，如皮下有积液应及时就诊。

3.按时服用抗癫痫药，并注意药物不良反应。

4.定期复查。

十七、脊髓压迫症手术护理

脊髓压迫症是一组由不同病因产生的脊髓及神经根受压的疾患，是神经系统的常见病。主要是由于脊髓先天性疾病、外伤性脊髓疾病、脊髓炎症、脊髓肿瘤、脊髓血管畸形、寄生虫等所致。

脊髓受损平面的不同，临床表现也各异。上颈段受损可出现四肢痉挛性瘫痪；颈膨大损害可出现上肢弛缓性、下肢痉挛性瘫痪；胸段损伤表现下肢痉挛性瘫痪；腰膨大损害可出现下肢弛缓性瘫痪；马尾圆锥损害可出现马鞍区感觉障碍及双下肢弛缓性瘫痪等。

按神经外科疾病手术一般护理常规。

（一）术前护理

1.向患者讲解治疗目的、意义，使其消除顾虑，配合治疗，树立战胜疾病的信心。

2.训练床上排便习惯。

3.协助各项检查。

4.感觉障碍者注意避免烫伤。

5.肢体运动障碍者应置功能位，防止畸形，协助更换体位，预防褥疮发生。

6.术前一日备皮。

7.如病变在骶尾部，术前1日晚及次日晨各灌肠1次，术晨留置导尿管。

8.术前6小时~8小时禁食、水。

（二）术后护理

1.卧硬板床，取仰卧位或侧卧位，防止脊柱畸形。

2.高颈髓占位及受累脊髓节段较多的患者翻身时，应注意保持头、颈、躯干一直线，防止引起呼吸及脊柱功能的改变。

3.病情观察。

（1）观察患者生命体征的变化。

（2）观察肢体感觉、运动状况。

（3）注意切口渗液、渗血情况。

4.高位颈髓占位者须颈托固定，保持呼吸道通畅，吸氧。

5.肢体感觉障碍者，防止烫伤等意外发生；肢体运动功能障碍者，置功能位，术后10日~14日进行肢体功能锻炼。

6.给予高热量、高蛋白、多维生素、粗纤维饮食，禁食辛辣、刺激性食物，多饮水。

7.保持大便通畅，便秘者给予缓泻剂。

8.保留导尿者，做好保留导尿的护理。

9.保持皮肤清洁，预防褥疮发生。

（三）健康教育

1.防止肢体畸形，上肢瘫痪者恢复先从屈伸运动开始；下肢瘫痪者进行健侧肢体肌力练习，诱发患侧无力肌群的收缩；坐起锻炼术后1个月左右开始，从仰卧逐渐改为半卧，再转为床上坐起；下地前锻炼术后2个月左右开始，练习腹肌、背肌、臂力等。

2.配合理疗、针灸、推拿，促进功能恢复。

3.排尿障碍留置导尿管者，试夹管4小时开放尿管1次，训练膀胱功能。便秘者应增加粗纤维饮食或缓泻剂。

4.感觉功能异常者，应防止烫伤、冻伤、压疮、扭伤。

第六节　泌尿外科疾病护理技术操作常规

一、泌尿外科一般护理

1.按外科手术前后护理常规。

2.正确、及时地收集送检新鲜尿液标本及肝、肾功能测定。

3.如需留取 24 小时尿液标本，必要时加入防腐剂。

4.鼓励病人多饮水。肾功能不良、高血压、水肿者应控制水、钠盐、蛋白质摄入量。

5.有尿瘘或尿失禁病人，注意会阴部皮肤清洁干燥，防止发生湿疹，床单保持清洁干燥。

6.注意尿液的颜色、性质及量，如有异常，留取标本，通知医师。

7.保留导尿护理：

（1）引流管长短适宜，用别针固定于床单上，引流袋固定于床旁。

（2）保持引流管通畅。

（3）注意尿的颜色、性质，记录 24 小时尿量。

（4）保持尿道口清洁，每日会阴擦洗 2 次。

（5）严格无菌操作，导尿管每周更换 1 次，如滑出，应及时更换。定时更换尿袋。

二、肾脏损伤护理

肾脏损伤是指外来暴力直接或间接作用于肾区所致，分为开放性损伤、闭合性损伤、医源性损伤。临床以休克、血尿、疼痛以及腰腹部肿块为主要特征。

按泌尿外科疾病手术一般护理常规。

（一）一般护理

1.休息：取平卧位，绝对卧床休息 2 周~4 周，减少搬动。

2.心理护理：消除患者紧张情绪，增加其安全感。

3.注意保暖，防止呼吸道感染。

4.预防便秘，常规使用缓泻剂，防止腹压增加引起继发性大出血。

（二）病情观察

1.观察患者生命体征变化，注意有无出血性休克发生。

2.注意尿液的量、颜色及性质，如尿色加深且腹部包块增大伴血压下降，应积极做好术前准备。

3.观察肾区及腹部体征变化，注意有无腹痛、腹胀等腹膜刺激征。

4.定时测量体温，如体温升高持续不退，警惕肺部及肾周感染。

（三）健康教育

1.3 个月内勿参加重体力劳动。

2.注意血压变化。

三、肾脏手术护理

（一）术前护理

按泌尿及男性生殖系统外科一般护理常规。

（二）术后护理

1.按泌尿及男性生殖系统外科一般护理常规。

2.卧床休息 2 天~3 天后逐步下床活动。对肾修补、肾盂切开的病人，有继发出血可能，应卧床至 1 周。肾部分切除术患者应卧床 2 周，取头低脚高位，以防肾下垂。

3.术后 24 小时禁食。如肠功能恢复良好，可逐步进食，注意少进易胀气食物。如有腹胀，可行肛管排气或按医嘱给药物。

4.观察出血和排尿情况：定时测量生命体征；注意伤口引流物量、性状及有无出血；密切观察，防止肾切除后肾蒂血管结扎线脱落而危及生命；注意尿少或尿闭情况的发生，观察有无血尿。

5.保持各引流管通畅。肾造瘘病人引流不畅需要冲洗时，每次量不超过 5mL，压力不可过大，严格无菌操作。拔管前一天，应夹管观察，并做肾盂造影，证实尿路通畅后拔管。造瘘口盖无菌敷料，侧卧位，以防漏尿。

6.肾切除病人，补液速度宜慢，以免增加唯一肾脏的负担。

7.保持切口周围皮肤的清洁干燥，敷料浸湿及时更换。

8.肾切除的女病人，在病情稳定药物治疗结束后 2 年内，应避免妊娠。

四、全膀胱切除手术护理

全膀胱切除手术用于多发性膀胱癌浸润者，复发快、每次复发肿瘤时期肿瘤体积大且明显边界者等。手术方式是切除整个膀胱，前列腺、精囊，并清扫盆腔淋巴组织，同时行尿液改道或行回肠代膀胱术。

（一）术前护理

1.按泌尿及男性生殖系统外科疾病一般护理常规。

2.做好心理护理。术前向病人充分说明手术的必要性和自我管理尿液的方法，使其配合手术。

3.给予高热量、高蛋白饮食，以增加机体的抵抗力。

4.术前 3 天给尿路消毒剂，必要时冲洗膀胱，鼓励病人多饮水，以冲淡尿液。

5.肠管代膀胱者，做好肠道清洁准备。术前 3 天每晚灌肠 1 次，术晨清洁灌肠，按医嘱给肠道杀菌剂。

（二）术后护理

1.按泌尿及男性生殖系统外科疾病一般护理常规。

2.标明各种引流导管在体内引流的部位和作用，保持通畅，注意无菌操作.定时更换引流装置。观察各引流液的量和性质，分别记录引流量，并及时倒空。

3.观察腹壁造瘘口肠管的血运，及时更换敷料，保护瘘口周围皮肤。如系肛门排尿者.亦应保护肛周皮肤。

4.直肠代膀胱术后，因肛门括约肌的作用，尿液潴留在直肠内，增加了肠道对尿液电解质的吸收，可造成高氯性酸中毒，故术后定期测血电解质，及时纠正。

5.注意观察术后肠梗阻、肠瘘等并发症。对尿粪合流的病人，注意泌尿系逆行感染的发生。

五、前列腺摘除手术护理

前列腺增生症是以排尿困难为主要特征的老年男性疾病。可能与老年激素代谢异常有关。临床表现为尿频、尿急、进行性排尿困难、急性尿潴留等。

（一）术前护理

1.按泌尿及男性生殖系外科疾病一般护理常规。

2.有尿潴留或并发尿路感染、肾功能不良时，术前应留置导尿1周左右。

3.手术日晨留置导尿，用生理盐水冲洗膀胱至冲出液体澄清后，保留100mL在膀胱内，使之稍充盈，以利于手术操作。冲洗完毕拔出导尿管，清洁阴茎及周围皮肤。

4.加强老年人的安全及心理护理。对合并高血压、心脏病、肺气肿、糖尿病等患者，按内科护理常规。

（二）术后护理

1.按泌尿及男性生殖系外科疾病一般护理常规。

2.立即将耻骨上膀胱造口管及尿道内气囊导尿管连接于密闭式冲洗装置，气囊导尿管的充水管与引流管切勿接错。

3.膀胱冲洗时，冲洗速度应视出血情况而定，出血多加快冲洗速度，出血少则慢，防止导管阻塞。

4.手术后出血可随尿液引出，应严密观察血压、脉搏变化。出血较多时，可按医嘱在冲洗液中加入止血药物，注入后夹管半小时，或用低温冲洗液冲洗，亦可全身应用止血剂。

5.耻骨上膀胱造瘘4日~6日拔管后可有漏液，及时更换敷料，保护好造瘘口周围皮肤，并保持床单干燥。

6.按医嘱给抗生素。定时清洁尿道外口的分泌物，防止感染。

7.术后1周内，禁肛管排气或灌肠，以免损伤前列腺窝引起出血。便秘时可口服缓泻剂。

六、肾盂切开取石术护理

肾结石位于肾盂和肾盏中，较小的结石常聚集在。肾下盏，上尿路（肾输尿管）结石好发于20岁~50岁，常与年龄、性别、职业、社会经济地位、饮食成分和结构、水分摄入量、代谢和遗传等因素有关，它的主要临床表现为疼痛（肾盂内大结石及肾盏结石可无明显临床症状，仅表现为活动后镜下血尿）、血尿、脓尿及无尿。

（一）术前护理

1.按泌尿外科手术前常规护理。

2.若有尿路感染，术前应按医嘱应用抗生素控制感染。

3.术前1小时摄定位片，然后嘱患者卧床。

（二）术后护理

1.按泌尿外科手术后常规护理及麻醉后常规护理。

2.术中肾脏完全游离者，术后应卧床 1 周~2 周。

3.注意观察尿液颜色，有无血尿发生。

4.注意切口渗出情况，术后如有渗尿，应及时更换敷料，以免切口感染。

5.有负压引流管者，应持续负压吸引，并记录引流量，负压袋（或负压瓶）每日更换 1 次。

6.结石疏松、多发性结石者，术后排尿时用纱布过滤，以了解有无残石排出。

7.术后 7 天，摄尿路平片，了解有无残留结石或碎片及其部位。

（三）健康指导

鼓励患者多饮水，多运动，多食新鲜蔬菜、水果、酸性食物，以防结石再发。

七、输尿管切开取石术护理

输尿管结石绝大多数来自肾脏，由于输尿管的直径自上而下、由粗变细。结石常停留在输尿管解剖上的 3 个狭窄部位：肾盂输尿管交界处、输尿管越过髂血管处、输尿管的膀胱壁段，由于下段输尿管比上段窄，所以结石大量在输尿管下 1/3 处停留。肾和输尿管结石单侧为多，双侧占 10%。主要临床表现为疼痛、呈现阵发性绞痛，病人常常疼痛难忍，辗转不安，并伴有恶心、呕吐。根据结石对黏膜损伤的程度不同，可表现为肉眼或镜下血尿，以后者更为常见。

（一）术前准备

1.按泌尿外科手术前常规护理。

2.做好中段尿培养，有尿路感染者，根据医嘱用抗生素控制感染。

3.监测血肌酐、尿素氮、肌酐清除率，了解对侧肾脏功能。

4.术前 1 小时拍摄定位片，然后患者卧床。定位片与以前拍摄的 X 线片一起带入手术室，以做比较。

（二）术后护理

1.按泌尿外科手术后常规护理及麻醉后常规护理。

2.注意观察尿液颜色，有无血尿，记录 24 小时尿量。

3.注意观察切口渗出情况及有无漏尿发生，如有漏尿可于漏尿处插入一根多孔之硅胶管，并须用负压吸引。经常更换切口敷料，保持局部清洁干燥。

4.术后腹胀明显者可予肛管排气。

（三）健康指导

鼓励患者多饮水，以防结石再发。

八、钬激光输尿管下段结石碎石术护理

钬激光是一种脉冲式激光，对周围组织的损伤小，可通过软光纤维传递，具有切割、气化、凝固、止血等功能，与输尿管镜相结合，是治疗输尿管结石的有效方法。它是一种微创技术，具有住院时间短、痛苦小等优点，碎石效率高，结石排净率高，可粉碎任何结石，可同时处理狭窄、息肉等并发症，具有良好的可重复性，可用于各种方法治疗后的复发性结石及排石、体外震波碎石等保守治疗失败

的病人。

（一）术前护理

1.按泌尿外科手术前常规护理。

2.做好中断尿培养，有尿路感染者，根据医嘱用抗生素控制感染。

3.向患者简要介绍此项技术的原理、方法、手术效果、并发症及注意事项，使患者以最佳心态接受手术。

4.术前 1 小时摄定位片，嘱患者卧床。定位片与以前拍摄的 X 线片一起带进手术室，以做比较。

（二）术后护理

1.按泌尿外科手术后常规护理。

2.病人术后常规放置三腔导尿管，妥善固定，24 小时内严密观察尿液颜色、性状并记量。

3.观察有无并发症发生：疼痛（输尿管穿孔）、发热、尿血等，如有异常，及时通知医生并给相应处理。

4.观察有无留置双"丁"管引起的不良反应，如尿路刺激症状及尿液逆流等。给予解痉治疗，调整体位，指导患者站立排尿，定时排空膀胱等。

5.拔尿管后.鼓励患者多饮水、勤排尿，并观察尿中有无细小碎石排出。

6.出院后半月来院拔除双"丁"管。

九、耻骨上膀胱造瘘术护理

（一）术前准备

1.按泌尿外科手术常规护理。

2.协助做好腹部平片和静脉肾盂造影，以了解有无合并膀胱占位、结石等。

3.按医嘱应用抗生素控制膀胱内感染。

4.如有留置导尿管，应加强冲洗。

5.患者送手术室后，备好膀胱冲洗用物 1 套及消毒引流瓶（或引流袋）。

（二）术后护理

1.按泌尿外科手术后常规护理及麻醉后常规护理。

2.耻骨上膀胱造瘘管接消毒引流瓶（袋），妥善固定，保持引流管通畅。

3.遵医嘱定时行膀胱冲洗，每次注入量为 20mL~50mL，反复低压冲洗，至冲出液澄清为止。

4.经常观察尿色及尿量变化，鼓励患者多饮水，以利冲洗尿路。

5.观察瘘口处有无尿液渗漏，保持局部切口干燥。如冲洗通畅，而无尿液引出时，可能为造瘘管深度不宜所致，可适当调整位置。

6.拔除造瘘管后，如有漏尿，应留置导尿数日，待造瘘口愈合后，再行拔管。

（三）健康指导

1.指导患者学会膀胱冲洗，告知其操作的注意要点，以便带管出院者自行冲洗。

2.多饮水，以利冲洗尿路。

3.保持造瘘口周围清洁、干燥。

4.每月来院更换造瘘管 1 次。

十、同种异体肾脏移植手术护理

（一）术前护理

1.按泌尿外科手术前护理常规。

2.做好心理护理，向患者讲解手术方式及术后注意事项，了解患者病情及生活习惯。指导患者学会床上大小便。

3.术前除做好常规检查外，还应做好尿肌肝、尿素氮、供血者血型、淋巴细胞毒素试验、HL-A 位点配型等。

4.术前 l 天给少渣饮食。

5.术前给服骁悉 1g，以抗排斥反应。

6.患者送手术室时，带入药品包括：甲强龙、地塞米松、呋塞米、VitC、VitK1、10%葡萄糖酸钙，备齐病史及各项化验报告。

7.做好病房清洁消毒工作。病房彻底打扫后，用乳酸熏蒸消毒，准备好消毒床单及一切用具，包括血压表、听诊器、量杯、口表、消毒引流瓶、便器、痰杯、坐浴盆等。

（二）术后护理

1.按一般外科护理常规及麻醉后护理常规。

2.了解患者一般情况，手术经过、尿量多少、补液量及输液速度、激素用量等，并及时执行各项术后医嘱。

3.术后 2 天内每小时测量体温、脉搏、呼吸、血压各 1 次，平稳后每 2 小时测量 1 次，记录每小时尿量及颜色。

4.术后第一个 24 小时内补液原则：排尿量小于 200mL/时，补液量为尿量的全量；排尿量为 200mL/时~500mL/时，补液量为尿量的 70%；排尿量大于 500mL/时，补液量为尿量的 1/2；补液种类为 5%葡萄糖与乳酸林格氏液各 50%，两者交替使用，以缩短多尿期

5.取平卧位，移植侧下肢屈曲 15°~25°，减少切口疼痛，降低手术血管吻合处张力。以利愈合。但应避免过度屈曲，并禁止做静脉注射。

6.术后肠蠕动恢复，肛门排气后，给高热量、高蛋白、多维生素、易消化的软食，鼓励患者多饮水。

7.观察切口渗血情况及有无外科并发症（切口出血、血肿、尿瘘、淋巴瘘、肾破裂等）。保持局部清洁干燥，腹带要高压灭菌后使用。

8.准确记录 24 小时出入液量、饮食情况及计算蛋白含量。

9.每日早晚各测体重 1 次，并记录。

10.应用大剂量免疫抑制剂时，注射部位要严格消毒，并保持皮肤清洁干燥。

11.加强基础护理，预防呼吸道感染，鼓励患者做深呼吸，痰液黏稠时，给予雾化吸入。

12.移植后 1 个月内，应重点观察有无急性排斥反应发生，注意防止感染，严格执行无菌操作，加强病室消毒隔离工作，注意口腔卫生。

（孙玉 冯慧 杨青 田慧 杨翠翠）

第五章　妇科疾病护理技术操作常规

第一节　妇科一般护理技术

1.入院安置床位后及时通知医师，责任护士详细介绍医院环境、入院须知等、并及时完成入院评估。

2.按医嘱留血尿标本，陪送病人进行各项功能检查，介绍检查目的和注意事项。

3.新入院患者，每日测体温、脉搏、呼吸 3 次，3 天后每日测量 1 次.观察并记录排便情况，体温超过 38℃按发热患者护理。

4.一般患者可进普食，急腹症患者暂禁食。

5.有阴道流血的患者.禁用阴道冲洗与坐浴。

6.凡有各种引流的患者，每 24 小时更换引流袋，观察记录引流情况并记量。

7.未明确诊断者。应密切观察血压、脉搏、腹痛及阴道流血等情况，必要时保留排出物及会阴垫以供检查，并认真听取患者主诉。

8.做好晨、晚间护理，入院时未做卫生处置者应在 24 小时内做好个人卫生。

第二节　妊娠剧吐护理技术操作常规

孕妇呕吐频繁，不能进饮食，体重明显下降，严重时可引起水、电解质紊乱和酸中毒，称为妊娠剧吐。

1.做好心理护理，使患者对妊娠有正确的认识。

2.按医嘱每日或隔日留尿查酮体至阴性为止。

3.注意观察呕吐物的性质，必要时记录出入量并按医嘱抽血监测电解质。

4.关心体贴孕妇，及时清除呕吐物。保持环境整洁舒适。

5.注意口腔卫生，嘱孕妇尽可能吃喜爱的食物，一般可进易消化清淡饮食，少量多餐。重症时须禁食。

6.按医嘱输液以纠正脱水、酸中毒、低钾血症等。

7.服用中药宜浓煎口服。

8.密切观察病情，谨防发生脱水、酸中毒等。

第三节　流产护理技术

凡妊娠不足 28 周、胎儿体重不足 1 000g 而终止妊娠者，称为流产。流产发生于妊娠 12 周以前者称早期流产，发生在妊娠 12 周之后不足 28 周者称晚期流产。流产又分为自然流产和人工流产，自然流产的发生率占全部妊娠的 15% 左右，多数为早期流产。

1.绝对卧床休息，减少不必要的阴道检查。

2.有阴道流血者置消毒会阴垫，保持会阴清洁，避免感染。

3.观察宫缩和阴道流血量及血的颜色，如有阴道排出物，需检查有无绒毛或胚胎组织，必要时送病理检查。

4.嘱进食粗纤维食物，保持大便通畅，如有便秘可用弱缓泻剂，禁止灌肠。

5.留晨尿送妊娠试验。

6.做好优生优育的健康教育工作，对曾有流产者给予精神支持，解除思想顾虑。

第四节　异位妊娠护理技术操作常规

受精卵在子宫体腔外着床发育时，称为异位妊娠，简称宫外孕。按其发生的部位不同，可分为输卵管妊娠、卵巢妊娠、腹腔妊娠、宫颈妊娠及子宫残角妊娠等，其中输卵管妊娠最为常见，占异位妊娠的 95% 左右。

1.心理安慰和必要的解释、宣教，使患者积极配合。

2.密切观察血压、脉搏、呼吸、面色、腹痛及阴道流血等，发现异常情况报告医师。做好阴道后穹窿穿刺和腹腔镜检查的准备。

3.保持会阴清洁，必要时保留会阴垫，注意有无"蜕膜管型"排出，帮助确诊。

4.在观察过程中禁用止痛剂及肥皂水灌肠。

5.合理饮食，卧床休息。尽量减少突然改变体位或增加腹压的动作，以免诱发出血，加重病情。

6.留晨尿做妊娠试验。

7.需手术者按腹部手术护理。

8.休克患者取休克位。立即配血、输液、给氧、保暖，并做好剖腹手术前准备。

第五节　葡萄胎护理技术操作常规

葡萄胎是因妊娠后胎盘绒毛滋养细胞增生，间质水肿，而形成大小不一的水泡，水泡借细蒂相连成串，形如葡萄得名，也称水泡状胎块。它可发生在生育期妇女的任何年龄，大于 40 岁或小于 20 岁好发；多产妇多见；曾患葡萄胎的女性再次患病的可能性是第一次患病概率的 40 倍。另外，营养因素、感染因素、卵异常、细胞遗传异常等可能与发病有关。东南亚国家或地区的发病率比欧美国家高。

1.讲解疾病知识和治疗过程，消除顾虑和恐惧。

2.卧床休息，严密观察腹痛及阴道流血，保持会阴清洁，必要时保留会阴垫观察排出物。

3.清宫前备血，建立静脉通路，准备好缩宫素和抢救药品。第 1 次清宫后一般 1 周后再行第 2 次清宫。所有宫内容物均送病理检查。

4.清宫后按医嘱给抗生素预防感染，纠正贫血。

5.进高蛋白、高维生素易消化饮食。

6.根据医嘱做好尿及血 HCG 检查的标本采集。

7.做好出院指导：一般清宫后 1 个月内每周查 1 次血 hCG，阴性后每月查 1 次，持续半年后每 3 个月查 1 次，1 年后每半年查 1 次，直至 2 年。嘱患者坚持避孕，2 年中宜采用阴茎套避孕。

第六节　月经失调护理技术操作常规

月经失调是妇科的常见病，临床主要表现为月经周期或经期不规则。流血量的异常或伴发某些异常的症状，可由良性病变或月经调节机制失常引起。

1.做好心理护理.避免精神紧张。

2.对出血多者，保留会阴垫，准确估计流血量，并观察记录血压、脉搏。

3.增加营养，纠正贫血，根据医嘱给予止血药物及补血剂，严重贫血者要做好输血准备。

4.对闭经患者查找闭经原因，改善周围环境.去除慢性病灶。

5.需要刮宫者按刮宫护理。

6.需要手术者按手术护理。

7.痛经者按医嘱给予止痛、镇静、缓解痉挛的药物，如阿托品、复方颠茄片等，禁用吗啡、哌替啶等易成瘾药物。

8.用内分泌激素治疗时要向患者解释清楚用药剂量、方法及注意事项，持续 3 个~4 个疗程，并观察药物撤退后的出血情况。

9.协助医师做好各种功能检查。

第七节　急、慢性盆腔炎护理技术操作常规

女性生殖道及其周围组织的炎症，称为盆腔炎。引起盆腔炎的病原体有来自原寄居于阴道内的菌群和来自外界的病原体。盆腔炎有急性和慢性两类。

1.给予半卧位休息，有利阴道分泌物引流。

2.进食富有营养的高蛋白、高热量、易消化食物，以增加机体抵抗力。

3.输液以补足水分，抗生素治疗应注意各种药物的疗效及毒性反应，并嘱患者多饮水，使体内毒素排出体外。

4.发热时按发热护理。

5.勤换衣服，保持皮肤外阴清洁干燥。

6.做好中药灌肠治疗的护理。

7.慢性盆腔炎患者要加强体质锻炼.劳逸结合，以增加全身抵抗力。

8.手术治疗者按手术患者护理常规。

第八节　输卵管癌、卵巢癌护理技术操作常规操作常规

1.做好心理护理，鼓励患者正确认识疾病。

2.了解患者家庭及社会支持的情况，配合治疗。

3.进食富有营养.平衡饮食，增加机体抵抗力以适应手术及化疗。

4.适当活动，卧床休息与下床活动相交替。有腹水不能平卧者。可取半卧位。

5.手术治疗按手术护理常规。

6.化疗治疗按化疗护理常规。

7.注意观察转移症状，发现异常及时报告医师。

第九节　子宫脱垂护理技术

子宫脱垂是指子宫从正常位置沿阴道下降，宫颈外口达坐骨棘水平以下，甚至子宫全部脱出于阴道口以外，常伴有阴道前后壁膨出。

1.讲解疾病知识，消除增加腹压的因素，保持大便通畅，治疗慢性咳嗽，指导患者做提肛肌锻炼。

2.子宫颈溃疡患者用 1:5 000 高锰酸钾液坐浴。

3.伴膀胱、直肠膨出，有排尿、大便困难时应给予处理。

4.需手术患者，根据术式按阴式或腹式手术护理。

5.术后休息 3 个月，半年内避免重体力劳动。

第十节　全子宫、双侧附件切除术护理技术操作常规

（一）术前准备

1.心理准备：了解患者对疾病和手术的认识，给予安慰和解释，消除顾虑和恐惧。

2.全身准备：按医嘱协助完成各项常规检查，指导患者摄入高蛋白、高热量、高维生素、低脂肪饮食，纠正贫血，将血红蛋白提高到大于等于 80g/L。

3.阴道准备：术前 3 天开始清洁阴道。手术日晨再次清洁阴道。

4.皮肤准备：手术前 1 日剃毛备皮，上至剑突下，下至大腿上 1/3，两侧至腋中线、外阴部。脐孔用棉签蘸汽油拭净，再用酒精消毒。协助患者沐浴、洗头、剪指甲、更衣，注意保暖，预防感冒。

5.消化道准备：术前晚进半流饮食，术前 8 小时禁食、禁水。手术前晚及术前 4 小时用肥皂水灌肠。

6.膀胱准备：术晨常规使用弗勒氏导尿管保留导尿，连接引流袋，保持通畅。

7.按医嘱完成药物过敏试验，对有过敏反应者，在病历夹、体温单、医嘱单、床头牌做明显标记，并通知医师。

8.其他：手术日晨了解有无月经来潮，体温升高等情况.与手术室护士核对病人姓名、床号、住院号，并做好回室准备。

（二）术后护理

1.全麻未清醒前，连硬外麻醉者，去枕平卧 6 小时~8 小时后协助翻身，术后次晨采取半卧位。

2.测血压、脉搏每 30 分钟 1 次（至少 6 次）至平稳。术后每日测体温、脉搏、呼吸 3 次，连续 3 日，正常后，改每日 1 次。

3.观察伤口有无渗血疼痛，用腹带固定，必要时，沙袋加压 6 小时。

4.保留导尿 48 小时，保持通畅，观察尿液性状，记录尿量，每日会阴擦洗 2 次。

5.全麻后患者禁食 12 小时，连硬外麻醉后禁食 6 小时，开始协助饮水，次日根据医嘱指导进食，肠蠕动恢复前禁食易产气食物。

6.做好预防术后并发症护理，减轻患者疼痛和不适。

7.术后第 3 天鼓励患者下床活动，观察有无阴道流血。

（三）出院指导

1.注意营养合理搭配，保持大便通畅。

2.劳逸结合，2 个月内勿用力提重物，避免剧烈咳嗽等增加腹压的动作。

3.保持会阴清洁，术后 1 个月可沐浴，3 个月经医师同意可恢复性生活。

4.出现阴道流血，异常分泌物时应及时就医。

第十一节　经阴道全子宫切除术护理技术操作常规

（一）术前准备

1.术前 3 天给予 1:5 000 高锰酸钾溶液坐浴，每日 2 次。清洗阴道每日 2 次。

2.皮肤准备范围：术前 1 日手术区备皮，上自耻骨联合以上 10cm 左右，下至肛门以下 5cm，包括腹股沟、外阴和大腿内侧的上 1/3 处。

3.消化道准备：术前 3 天无渣半流饮食，术前 1 天清洁灌肠。

4.术日晨排空膀胱，不需预先放置导尿管。

5.其他术前准备同经腹全子宫切除术护理。

（二）术后护理

1.同全子宫切除术护理。

2.术后导尿管留置 3 天~5 天。注意外阴部清洁，每日擦洗外阴 1 次~2 次，每次大便后需清洁会阴。

（三）健康指导

同经腹全子宫切除术。

第十二节　阴道成形术护理技术操作常规操作常规

（一）术前准备

1.心理护理：要同情、理解、安慰患者，讲清手术的目的和注意事项，以取得患者的合作。

2.按腹部阴道联合手术前准备。

3.阴道模型的准备：通常采用木质或塑料制品，长约 8cm~11cm，直径 1.5cm~3.5cm 不等，根据需要选择不同的尺寸，外套避孕套后高压蒸汽消毒后备用。

（二）术后护理

1.按经腹及经阴道手术护理常规。

2.术后用丁字带或月经带固定阴道模型，注意保持外阴清洁，每日外阴擦洗 2 次，每次大便后清洁会阴。

第十三节　早孕药物流产护理技术

（一）用药前护理

l.了解病史，详细讲清药物特点、效果、不良反应或失败的可能性，使患者有充分的思想准备，消除紧张心理。

2.备齐各项常规检验报告，如血尿常规、尿 hCG、B 超和阴道分泌物检查。

3.核对患者的姓名，测量体温、脉搏、血压、填写服药和随访日期。

（二）服药方法

米非司酮 25mg，每 12 小时 1 次，共 6 次，总量 1 50mg。于第 3 天服末次米非司酮后，即刻来院。留院观察再服米索前列醇 0.6mg。

（三）注意事项

1.服用以上两药前后均需空腹 2 小时，用温水（30℃）吞服。不能同时服用吲哚美辛（消炎痛）或退热镇痛药，药物忌入冰箱保存。

2.注意用药不良反应，如胃肠道反应，阴道出血多，及时就诊。

3.注意阴道排出物，大小便应排入痰盂内，如见组织物，即送医院检查。

4.给每位患者发一份有关药物流产服药方法及用药注意事项的书面指导材料。

（四）留院观察护理

1.核对留观床号、姓名，询问末次服米非司酮的时间，在末次服用后 2 小时，即给服米索前列醇 0.6mg。

2.在使用米索前列醇过程中，必须留院观察 6 小时，注意药物反应，观察阴道出血量和胚囊的排出时间。检查阴道排出物是否完整，如出血量过多，或排出物未见胚囊时，应留存备检，报告医师。并注意生命体征。

3.备齐缩宫素、止血药、静脉输液和输血等急救用品。

4.服米索前列醇后 6 小时，仍未见胚囊排出，可根据病人情况加服药物。

（五）健康指导

1.保持外阴部清洁卫生，2 周内禁盆浴、禁房事。

2.1 个月后随访。

3.指导避孕方法。

4.凡未见胚囊排出者，应复查 B 超。

第十四节　腹部羊膜腔利凡诺引产护理技术操作常规

（一）用药前准备

1.了解病史，向患者讲解利凡诺引产特点、效果和用药后可能出现发热反应，解除患者思想顾虑。

2.备齐各项常规检验报告，如血尿常规，血小板计数，出凝血时间，肝、肾功能，胸透。心电图和阴道分泌物检查。

3.核对受术者的床号、姓名，测量体温、脉搏、血压，术前 2 次体温小于或等于 37.5℃者方可引产。

4.配备羊膜腔穿刺包和药物，内有 7 号~9 号腰穿针、30mL 注射器、长钳、洞巾、手套、方纱布若干。利凡诺针剂 100mg，注射用水 20mL、胶布等。

5.患者排尿后，送妇检室接受引产手术。

（二）用药后护理

1.做好分级护理和引产的标记。

2.卧床休息，鼓励饮水。

3.注意主诉，观察患者的全身情况，如皮肤黄染、尿少或尿闭等，应及时报告医师。

4.严密观察宫缩和宫口扩张，如宫口扩张无进展而穹隆饱满，应及时报告医师，顶防后穹隆穿孔造成子宫破裂。

5.注意阴道出血起始时间和出血量。如有阴道排出物，应留存备查。

6.备齐宫缩剂、解痉药、止血药、静脉输血和补液等急救物品。

（三）分娩时护理

1.外阴消毒，消毒范围同一般足月分娩。消毒后垫上无菌巾和消毒盘，做好接生前的准备。

2.胎儿娩出后，按常规肌注缩宫素。胎盘娩出后，检查胎盘胎膜是否完整，软产道有无损伤，如有损伤，应协助医师给予缝合。

3.胎儿娩出半小时后，胎盘尚未娩出，给予手取胎盘术；检查胎盘胎膜不完整或阴道出血较多时，均需报告医生，准备钳刮器械，并密切观察生命体征。

（四）分娩后护理

1.嘱患者保持外阴清洁，指导卫生巾使用方法。

2.注意恶露量、色泽和气味。

（五）健康指导

1.保持外阴部清洁卫生，勤换内裤和卫生巾。1个月内禁盆浴和禁房事。

2.1个月后随访。

3.指导避孕方法。

4.如有腹痛或出血量超过月经2倍，应随时就诊。

第十五节　绒毛膜癌护理技术操作常规

绒毛膜癌简称绒癌，为一种高度恶性肿瘤，早期通过血行转移至全身，破坏组织及器官，引起出血性坏死。

最常见的转移部位依次为肺、阴道、脑及肝。妊娠绒癌50%继发于葡萄胎，多在胎块清除后1年以上；发生流产或足月分娩后各占25%，少数发生于异位妊娠（即宫外孕）后。

临床以阴道流血、腹痛、盆腔肿块、肺转移、阴道转移、脑转移和肝转移为主要特征。

按妇科疾病手术一般护理常规。

（一）一般护理

1.执行保护性隔离，病房每日空气消毒，限制探视。

2.鼓励患者进食，给予高蛋白、多维生素、易消化饮食，增强机体抵抗力。

（二）病情观察

1.观察患者体温、脉搏、呼吸、血压的变化。

2.观察有无阴道转移结节；有无咳嗽、咯血、呼吸困难等肺转移症状；有无头痛、恶心、呕吐、视力模糊、失语等脑转移症状，如有异常，立即协助处理。

3.注意有无阴道大出血、剧烈腹痛等，警惕肿瘤穿破宫腔壁。若有危象，还应立即做好急诊手术准备。

4.如化疗按化疗护理常规。

5.需手术者按妇科疾病手术一般护理常规。

（三）健康教育

1.饮食多样化.以富于营养、易消化为原则。

2.进行户外活动，以增强机体抵抗力。

3.坚持避孕（同葡萄胎）。

4.定期随访，第 1 年内每月随访 1 次，1 年后每 3 个月随访 1 次持续至 3 年，再每年 1 次至 5 次，此后每 2 年 1 次。

第十六节　功能失调性子宫出血护理技术操作常规

功能失调性子宫出血为妇科常见病。主要是由于调节生殖的神经内分泌机制失常引起的异常子宫出血，而全身及内外生殖器官无器质性病变存在。

机体内部和外界许多因素如精神过度紧张、恐惧、忧伤、环境及气候骤变，以及全身性疾病、营养不良、贫血及代谢紊乱等均可导致功血。分为排卵性和无排卵性两大类。

临床表现为子宫不规则出血，特点是月经周期紊乱，经期长短不一，出血量时多时少，甚至大量出血。

按妇科疾病手术一般护理常规。

（一）一般护理

1.耐心解释病情，减轻患者不安心理，积极配合治疗。

2.注意休息，保证充足睡眠。

3.鼓励患者多食高蛋白及含铁高的饮食，以保证营养。纠正贫血。

（二）病情观察

1.观察生命体征变化，注意阴道流血量。

2.性激素治疗时应按量给药，并观察不良反应。

3.若有大出血时.除做好一般大出血患者的护理外，还应做好手术止血准备。

（三）健康教育

1.注意休息，加强营养，保持轻松愉快的心情。

2.经期注意卫生，防止逆行感染。

3.出院带药时应遵医嘱服药，不能随意停止或增减，防止出血。

4.出血量多时及时就诊。

第十七节　腹腔镜手术护理技术操作常规

腹腔镜检查及手术是向腹腔内注入 CO_2 气体，形成人工气腹后，将腹腔镜自腹壁插入腹腔内观察病变的形态、部位及与周围脏器的关系，必要时取组织做病理检查或进行手术。适用于内生殖器发育异常、肿瘤、炎症、异位妊娠、子宫内膜异位症、子宫穿孔、下腹疼痛等原因不明的诊断及治疗。

按妇科疾病手术一般护理常规。

（一）术前准备

1.术前沐浴，腹部及外阴部常规备皮。脐孔清洁、消毒。

2.术前 1 日阴道擦洗 1 次。

3.术前 1 日下午甘露醇 250mL 口服或肥皂水灌肠 1 次。

4.术前晚无渣半流饮食，术前 6 小时禁食。

5.遵医嘱给麻醉前用药，更换手术衣裤。

6.入手术室前排空膀胱。

（二）术后护理

1.卧床休息 4 小时~6 小时。尽早下床活动.以防粘连。

2.全麻清醒后或硬膜外麻醉 6 小时后可进食。

3.术后 12 小时内应严密观察血压、脉搏、呼吸变化。

4.腹痛者遵医嘱使用止痛剂。

5.术后 4 小时~6 小时拔除尿管，尽量促使小便自解。子宫切除者可适当延长拔尿管时间。

6.注意有无并发症发生。

第十八节　宫腔镜手术护理技术操作常规

适用于探查异常子宫出血、原发或继发不孕的子宫内病因，子宫内异物取出，节育器的定位与取出以及输卵管粘堵等。

按妇科手术一般护理常规。

（一）术前准备

1.月经干净后 7 日内行手术，急诊手术除外。

2.按常规行血常规、凝血功能、心电图、白带常规检查。

3.药物过敏实验，备皮。

4.宫颈准备。

5.术前禁食 6 小时。

（二）术后护理

1.禁食 6 小时。

2.术后监测生命体征变化。

3.清醒后可下床活动。

　4.遵医嘱使用宫缩剂、止血剂、抗生素。

（杜飞 孙寻玥 刘璐）

第六章　产科疾病护理技术操作常规

第一节　产前检查

（一）孕妇预约登记及随访

1.妊娠 3 个月以上的孕妇，可开始产前登记及检查。

2.登记时阅读孕妇联系卡。

3.认真填写，项目完整，字迹清楚。

（二）初诊检查常规

1.了解病史：详细填写病史，力求完整准确，包括其现在史、过去史、月经史、婚育史和家族史，以及本次妊娠情况及有无急慢性疾病等。

2.体格检查：注意一般情况如孕妇体态、发育营养状况、皮肤有无黄疸，测量身高、体重及血压。

3.产科检查

（1）骨盆外测量。

（2）腹部检查：按四步手法检查子宫高度、胎位、胎先露、先露入盆情况，用软尺测量耻骨联合至子宫底的长度，听胎心并记录每分钟胎心率。

（3）外阴部有无肿胀、炎症、静脉曲张、分泌物及会阴情况。

4.化验血常规、血型、尿常规、肝肾功能及血糖测定。

5.预约：经初诊检查后鉴别正常妊娠和作高危妊娠，并分别预约复诊日期。若系高危妊娠应做高危评分记录，如有异常，则在高危门诊就诊。

（三）复诊检查常规

1.复诊随访预约：原则上正常孕妇产前检查次数为 8 次~10 次。

（1）一般随访预约：孕 13 周预约 20 周检查，孕 20 周~孕 28 周预约 4 周后复查，孕 29 周~孕 36 周可 2 周检查 1 次，孕 36 周始预约 1 周后复查。

（2）有异常情况者按预约复诊，如腹胀、腹痛、见红或阴道流血，尿常规异常及各种并发症，应随时检查。

（3）按预约日期，2 周没来院检查者，应督促按时检查。

2.每次检查要测体重、量血压、检测尿常规。

3.产科检查：

（1）查看病史，询问主诉，了解前次血压、体重等情况。

（2）测量宫底高度，检查胎位、胎先露及先露衔接情况，测胎心率，估计胎儿大小，注意有无胎儿宫内生长迟缓（IUGR），检查下肢有无浮肿，如检查胎心胎位有异常，可请另一位复查，必要时做 B 超。

（3）孕 28 周始指导孕妇自我监护，自测胎动，若有异常，应嘱来院检查，必要时转高危门诊。

（4）预约复诊日期，并记录在孕妇联系卡上。

（5）每日门诊结束后由专人将当日检查孕妇病历复查一遍，有遗漏及处理不妥者及时纠正。

第二节　孕妇入院护理技术操作常规

1.孕妇凭入院证入院，阅读门诊病史，按常规进行入院护理。

2.向孕妇介绍入院须知、各项规章制度，测血压、体重，带孕妇到所在床位。

3.向孕妇介绍环境，包括厕所、盥洗室、各类生活用品放置处等。

4.孕 30 周以上的孕妇，嘱其每日测胎动 3 次，并向其解释胎动及自我监护意义。

5.告知孕妇如有腹痛、胎膜早破、见红等情况及时告知当班医务人员，胎膜早破者立即平卧。

6.如有重度妊高征、先兆子痫、妊娠合并心脏病等各种内科合并症的孕妇，入院时做好各种抢救准备，发现异常立即报告医师，同时进行抢救。

第三节　产程观察护理技术操作常规

（一）第一产程

1.临产后每 4 时测 1 次体温、脉搏、呼吸、血压，如有异常，增加测量次数，并汇报医生及时处理。

2.观察宫缩。随时掌握正规宫缩开始时间，持续及间隔时间，宫缩强弱及节律，并注意子宫形态，有无压痛，及时发现先兆子宫破裂征兆。

3.观察胎心，潜伏期 2 小时听 1 次，活跃期每半小时听 1 次，宫缩紧、产程快时，随时听取，每次听 1 分钟并记录。如发现胎心大于 160 次/分或胎心小于 120 次/分且伴有不规则时，应立即给氧气吸入，进行胎心监护，同时通知医师积极处理。

4.肛门检查。了解宫口扩张、先露下降情况。根据宫缩决定肛查时间。一般潜伏期每 2 小时~4 小时查 1 次，活跃期每 1 小时~2 小时查 1 次，并画好产程图。肛查次数不宜超过 10 次，疑有胎盘位置异常应禁止肛查。如发现潜伏期延长、活跃期停滞或胎头下降梗阻等异常者，应及时通知医生。

5.破膜处理。一旦破膜立即听胎心，并观察流出羊水的量、色、质。如头先露而羊水中混有胎粪者，系提示胎儿宫内窘迫。如破膜而无宫缩，则按胎膜早破护理常规。

6.凡胎位异常、胎膜早破、阴道流血、严重妊娠高血压综合征及心脏病等，应卧床休息。正常产妇可下床适当活动。

7.宫缩不太紧时，应间断摄入一些清淡而营养丰富的半流质饮食，以适应分娩时体力消耗的需要，必要时可静脉输液补充能量。

8.督促产妇勤排尿。如排尿困难、膀胱充盈影响先露下降且诱导排尿失败时，应及时导尿。

9.初产妇宫口开全，经产妇宫口开大 3cm~4cm，入分娩室继续观察产程，做接产准备。

（一）第一产程

1.协助产妇仰卧于床上.取膀胱截石位，继续观察产妇的一般情况。分娩是剧烈的体力活动，出汗多，应以湿毛巾擦拭。解除不适，在宫缩间歇时，协助给予饮料。

2.须有专人守护，严密观察宫缩，一般每隔 5 分钟~10 分钟听一次胎心。如有异常，应及时通知医生，尽快结束分娩。

3.指导产妇正确使用腹压，如第二产程已达 1 小时还未分娩，则应通知医生，找出原因，积极处理。

4.正确观察产程，适时行外阴消毒，铺无菌巾，做好接产准备。

5.备好吸痰器等用物，及时做好新生儿的抢救准备工作。

6.接生者应按手术要求洗手、穿手术衣、戴手套、铺无菌产包、正确保护会阴，按分娩机转接生。如需做会阴切开缝合术、胎吸或产钳术，则按相应的手术操作常规进行。

7.接生和检查过程中，要严格执行无菌操作技术，杜绝一切可能感染的因素。

8.产房中的新生儿护理：

（1）婴儿出生后立即擦净全身羊水、血迹，保暖，清理呼吸道。保持呼吸道通畅。

（2）脐带处理。在距脐根 0.5cm 处结扎第一道，再于脐根上 1cm~1.5cm 处结扎第二道，距此处上 0.5cm 处剪断脐带。检查脐带断端无活动性出血，用 2%碘酒消毒断端后，用无菌纱布包扎。处理脐带过程中，须注意新生儿保暖。

（3）Apgar 评分。新生儿出生后根据新生儿心率、呼吸、皮肤颜色、肌张力、喉反射于产后 1 分钟、5 分钟、10 分钟各评分 1 次。

（4）抱示产妇，认清性别。

（5）双眼滴抗生素眼药水。

（6）行全身检查，测体重、身长、头围、胸围，如有畸形，应立即通知家属。

（7）打新生儿足印，系手圈，盖母亲拇指印（右）。裸体与母亲皮肤接触，早吸吮，并做好宣教。遵医嘱给新生儿应用维生素 K1。

（8）认真填写新生儿产时记录单。

9.胎儿娩出后，产妇无禁忌症者，给予缩宫素 10 弘~20 肛肌肉注射。

（三）第三产程

1.注意胎盘剥离征象.若阴道流血大于 2 00mL 或半小时后胎盘仍未剥离，应立即协助处理。

2.检查胎盘、胎膜是否完整，如有缺损通知医生，做必要处理。

3.检查软产道有无撕裂伤，必要时遵医嘱用缩宫素。

4.常规缝合会阴切口或撕裂伤，术毕取出带线纱布，检查阴道及肛门，防止纱布遗留体腔，遵医嘱用抗生素预防感染。

5.注意子宫收缩、宫底高度、膀胱充盈、阴道流血、会阴、阴道内有无血肿、血压、脉搏等情况。

6.产妇分娩后给予易消化营养丰富的饮料及食物。

7.产后在产房内观察 2 小时，子宫收缩好、阴道流血不多，更换会阴垫，换产妇衣裤，将母儿送至母婴同室并交班。

第四节　产前阴道流血护理技术操作常规

产前阴道流血包括胎盘早剥和前置胎盘，是产科严重的并发症，对母婴有很大危害，应积极进行抢救和处理。

1.根据主诉、症状及初步检查，了解病情的严重程度，在医师来之前，置孕妇于平卧位，测血压、脉搏、胎心，观察阴道出血量及腹痛情况，孕妇带来的内裤卫生垫等应保留，以估计出血量。

2.阴道出血多或腹痛明显，患者诉头晕、心慌、出冷汗、面色苍白等休克症状时，应氧气吸入。

3.迅速建立静脉通路，同时做血型、血红蛋白或全血化验，遵医嘱配血备用。

4.一般状况尚好者，送做 B 超或其他检查时，应用轮椅或平车推送，如需住院，通知病房做好准备。

5.密切观察阴道出血量、血压、脉搏、体温、宫底上升及胎心变化，注意休克的早期症状，重视孕妇主诉，及时和医师联系。

6.前置胎盘患者，禁止肛门检查及灌肠。

7.胎盘早期剥离易引发凝血机制障碍.应密切观察全身性出血倾向，注意有无皮下、黏膜、注射部位渗血不凝及阴道出血不止等，准备充足的抢救用物及药品，如输液、输血用具、注射器、肝素、纤维蛋白原、新鲜血液等。

8.阴道检查前应备血，开放静脉通路，做好急诊手术准备及抢救婴儿的各项措施。

9.贫血患者机体抵抗力低，应予保护性隔离，严格各项无菌操作，防止交叉感染。

10.抢救的产妇应安排专人护理，密切注意尿量，警惕失血性休克引起急性肾功能衰竭。

11.饮食护理对失血过多患者.应给高蛋白、含铁、易消化食物，有手术指征者应禁食。

12.孕妇需绝对卧床休息。注意保暖。

13.针对产妇及家属的焦急和紧张情绪，给予心理护理。

14.保持外阴清洁，每日用消毒溶液清洁外阴，用消毒会阴垫。

15.产后密切观察子宫收缩及阴道出血情况，遵医嘱使用缩宫素。

第五节 胎膜早破护理技术操作常规

临产前破膜者称为胎膜早破。羊水可一次大量排出，继以少量间断性排出。腹压增加或先露部上推时可见羊水流出，石蕊试纸测 pH 为 7.0~7.5。

1.立即听胎心，记录破膜时间。定时观察羊水颜色、性状及量，并进行描述。

2.注意观察胎心及宫缩情况，有脐带脱垂可疑者做阴道检查。

3.测体温每 4 小时 1 次，观察白细胞计数及分类的变化，注意有无体温上升、羊水混浊及胎心变化。

4.禁止灌肠。会阴清洁每日 2 次，外阴部置消毒无菌巾，保持清洁干燥。

5.绝对卧床休息。胎位不正及胎头高浮者遵医嘱取侧卧位或头低脚高位。

6.遵医嘱应用抗生素预防感染。

7.帮助孕妇分析目前状况，讲解胎膜早破的影响，使孕妇积极配合护理。

第六节 妊娠合并糖尿病护理技术操作常规

妊娠合并糖尿病时，妊娠高血压综合征、羊水过多、巨大儿等发病率可增高，常使病情复杂化.围产儿死亡率较高。

1.准确记录 24 小时尿量，测餐前 1 小时及 24 小时尿糖。

2.观察有无烦躁不安、出汗及突然昏迷等低血糖症状。必要时可给予甜食或糖开水。

3.观察有无极度口渴、软弱无力、口中烂苹果样酮味等酮症酸中毒及电解质紊乱症状.视病情轻重予以护理、抢救。

4.按医嘱进行血压、体重、肾功能、胎儿胎盘功能的监护。

5.糖尿病饮食：需控制食量，食物中应忌含糖量，给予富含维生素、纤维素和钙、铁等矿物质。

6.指导患者注意个人卫生，勤擦身。勤换衣裤，预防皮肤感染。

7.遵照医嘱准备应用胰岛素。孕期不用口服降糖药，临产或手术时改皮下注射为静脉滴注。分娩后恢复皮下注射。

8.临产时认真估计胎儿大小，预防肩难产发生。

9.缩短第二产程，减少产妇过度劳累。

10.加强子宫收缩和阴道出血情况观察，胎儿前肩娩出后即注射缩宫素预防产后出血。

11.加强新生儿观察和护理，预防呼吸窘迫综合征及低血糖的发生。新生儿娩出30分钟开始定期喂服糖水。

12.产后会阴清洁每日2次，换清洁衣裤。

13.患者可有自主神经功能障碍，易发生体位性低血压，首次起床及产后24小时内上厕所应有人陪伴。

14.指导患者出院后在内科门诊随防。

第七节　妊娠合并高血压护理技术操作常规

孕20周后发生高血压、水肿和蛋白尿症候群为妊高征。

1.重视患者头痛、恶心、胸闷、眼花等主诉，发现有先兆子痫症状时立即报告医生。

2.密切观察血压、心率、呼吸及体重变化，注意水肿分布及其程度，及时详细记录。

3.低盐饮食，食物应富含蛋白质、维生素和纤维素等。

4.指导患者取左侧卧位休息.以改善子宫胎盘循环。

5.做好心理护理，减轻患者紧张焦虑心情。

6.应用硫酸镁.应注意以下几项：

（1）肌注应选用7号~8号长针头做深部肌肉注射，左右臀部交替注射。

（2）静脉滴注时.滴速每小时1g。滴注瓶上应有醒目标记。

（3）在使用硫酸镁期间应注意观察疗效、毒性反应，若出现膝反射消失，呼吸小于16次/分，尿量小于25mL/时应立即停药，给予10%葡萄糖酸钙10mL对症治疗。

（4）使用大剂量镇静剂和降压药时，注意预防体位性低血压。

7.根据医嘱正确留取血、尿样本，及时送验。

8.密切观察胎心、宫缩及阴道流血情况。

9.注意预防子痫发生（详见先兆子痫、子痫护理章节）。

第八节　先兆子痫、子痫护理技术操作常规

妊高征患者血压大于或等于21.3kPa/14.6kPa（160mmHg/110mmHg），蛋白质大于等于5g/24小时，出现头痛、眼花、恶心、呕吐等症状称先兆子痫。在上述严重征象的基础上进而有抽搐发生，或伴有昏迷，则称为子痫。

（一）先兆子痫护理

1.每2小时1次或按医嘱测量血压，密切注意头痛、恶心、眼花等主诉变化。

2.一级护理，绝对卧床休息。

3.做好心理护理，避免情绪激动。

4.鼓励患者进食，饮食宜低盐高蛋白、高维生素，力求营养素均衡，不能进食者或食后呕吐者按医嘱静脉补充能量和液体。

5.每日测胎动 3 次，每次 1 小时。

6.严密观察产程进展，注意宫缩及宫口扩张情况，勤听胎心。

7.床旁置子痫盘备用。盘内置拉舌钳、压舌板、开口器，以备子痫发生时急救用。

8.根据医嘱进行解痉、降压、利尿、扩容等用药治疗.注意观察用药后疗效及有无药物副作用产生。应用硫酸镁治疗的注意事项，参见妊娠合并高血压护理。

9.产时准备氧气及新生儿抢救用物。

10.分娩后遵医嘱给药.产后 2 小时专人护送入母婴同室.予以详细交接班。

（二）子痫护理

1.患者置暗室，避光.专人护理，床旁备子痫盘、吸痰器、氧气、护架等急救用物、药物。

2.氧气吸入，保持呼吸道通畅，头偏向一侧防呕吐物吸入气管，有假牙者取下假牙。

3.特级护理，禁食，防止坠床。

4.密切观察血压、呼吸、脉搏和尿量，正确记录 24 小时出入量。

5.正确记录子痫抽搐时间、次数、持续时间及状况。

6.患者躁动不安时，注意有无产兆及胎心率变化。

7.子痫发作时，应预防舌咬伤或舌后坠堵塞气道。

8.及时、正确地收集和送验各种标本。

9.严密观察产程进展和阴道流血情况.警惕有无胎盘早剥、早产及急产的发生。产后注意有无软产道裂伤、会阴血肿或产后出血征象。

10.保持安静，治疗及护理操作应轻柔，集中进行，尽量减少对孕产妇刺激。

11.保持口腔、皮肤、外阴清洁，防止并发症发生。

第九节　胎儿宫内窘迫护理技术操作常规

1.密切观察产程，注意胎心变化。每 5 分钟~10 分钟听胎心 1 次，或用胎心监护仪监测，发现异常，及时处理。

2.疑有脐带隐性脱垂或脐带宫内受压者，可抬高床脚、转换胎位，观察胎心变化。

3.给氧气吸人，左侧卧位以改善胎儿血氧供应，遵医嘱静脉注射大三联药物（10%葡萄糖 40mL，维生素 C 500mg，地塞米松 5mg）或能量合剂，以减少胎儿颅内出血.改善血液循环及减少脑部淤血。

4.迅速结束分娩。若宫口开全，胎心好转，可行胎头吸引或产钳助产；若宫口尚未开全，胎心仍未好转，可行剖宫产术。

5.胎儿娩出后，按新生儿窒息抢救常规护理。

第十节　新生儿窒息抢救及护理技术操作常规

1.估计胎儿出生后窒息的可能性大者，分娩前备好急救药品及器械，做好复苏准备。

2.胎儿娩出后立即清除口腔、呼吸道内羊水、黏液，保持呼吸道通畅，并进行触觉刺激促使啼哭，禁止倒悬新生儿乱拍乱打的粗暴手法。呼吸恢复后给氧气吸入，注意保暖。

3.胎粪污染且苍白窒息者，应行气管插管，吸出气管内黏液、羊水，然后人工正压通氧，每分钟40次~60次，至建立自主呼吸后拔出气管导管改为常压吸氧。

4.新生儿复苏后应继续观察呼吸、心率、面色及精神状态，加强护理。给予侧卧位，延期哺乳。重度窒息新生儿复苏后，还须遵医嘱继续纠正酸中毒，给能量合剂以改善组织缺氧状态。

5.按医嘱给抗生素及维生素K1预防感染及颅内出血。

第十一节　产后出血护理技术操作常规

产后24小时内阴道出血量达500mL以上为产后出血.可因胎盘滞留或残留、子宫收缩乏力、软产道撕裂、凝血功能障碍引起。

1.子宫收缩乏力者，立即腹部按摩子宫，按摩必须待子宫收缩好转，出血控制后才能停止，及时建立静脉通道、静脉滴注或推注缩宫素（催产素）。

2.若子宫收缩良好仍有出血，应进一步检查软产道是否损伤，及时寻找出血原因.对症处理。

3.准备输液、配血、输血及急救物品，正确测量出血量。

4.产妇平卧、吸氧.注意保暖，保持环境安静。

5.严密观察心率、呼吸、血压及阴道出血等.及时补充血容量。

6.如发现脉搏细弱、血压下降、呼吸急促、面色苍白等现象。立即报告医师，根据医嘱及时给药。

7.消除紧张、恐惧心理，适当解释病情及各种护理措施、目的，增加安全感，以取得配合.利于康复。

8.止血后应在产房观察2小时，随时注意观察宫缩。阴道流血及全身一般情况，送母婴同室床边交接班，继续观察24小时出血量。

9.产后增加营养，酌情纠正贫血及给抗感染药物。

第十二节　会阴切开缝合术护理技术操作常规

会阴切开缝合术是为了防止会阴造成的分娩阻滞以及自然分娩或手术产所引起的严重会阴损伤。常用于初产妇会阴体过高、过短、坚韧或准备使用产钳、胎吸助产或臀位助产、早产等。

（一）术前准备

1.用物准备：会阴切开剪、持针器、血管钳有齿无齿小镊子、三角针、圆针、丝线、肠线、导尿管、局麻用具1套，0.5%~1%普鲁卡因，0.5%碘伏液等。

2.病人准备：

（1）取膀胱截石位，常规消毒会阴，铺无菌巾。

（2）导尿，排空膀胱。

（3）予0.5%~1%普鲁卡因做阴部神经阻滞麻醉或局部麻醉。

（二）操作及注意事项

1.左手中、食二指伸入阴道内，撑起左侧阴道壁。

2.将会阴切开剪在切口部位放好，一般放在会阴后联合中线偏左45°位置（如会阴高度膨隆时，角度应扩大到60°~70°）。

3.待宫缩时做会阴全层切开，切口长约3cm~5cm，直切即在会阴正中做切口，长约2cm~3cm.出血处用纱布压迫止血.必要时结扎止血。

4.胎儿胎盘娩出后，缝合切口。缝合前在阴道内塞带尾纱布块，阻止宫腔内血液下流，使视野清晰。

5.黏膜用0号或1号肠线连续或间断缝合，注意有效止血，勿留空腔。

6.皮肤用1号丝线间断缝合，注意两断面对齐。缝线不宜过紧。

7.缝毕取出阴道内带尾纱布，按摩子宫压出宫腔血块仔细检查有无阴道血肿。

8.做肛查，了解有无肠线穿透直肠。

9.严格无菌操作，避免粪便污染切口。

第十三节　胎头吸引术护理技术操作常规

胎头吸引术是为了加速胎头娩出，缩短第二产程。常用于胎头位置不正，胎儿窘迫或产妇有心、肝、肾严重疾病及妊娠高血压综合征等。

（一）术前准备

1.用物准备：胎头吸引器、50mL或100mL注射器、止血钳、消毒石蜡油、会阴侧切用物1套，必要时准备新生儿急救用物。

2.病人准备：同会阴切开缝合术，经阴道检查宫口确已开全，无头盆不称，胎头已过坐骨棘。

（二）操作及注意事项

1.初产妇应先行会阴切开术。

2.吸引器开口端涂以润滑剂，以左手食指和中指分开阴道口，右手持吸引器，旋转滑入阴道紧贴胎儿头顶部，调整吸引器牵柄，使与胎头矢状缝方向一致。

3.检查有无阴道壁、宫颈等软组织嵌入吸引器内。缓慢抽出空气约 150mL，造成 26.7kPa~40kPa 的负压。等待 2 分钟~3 分钟，使产瘤充分形成，再行牵引。

4.在宫缩时，沿着产轴按分娩机转缓缓牵引。并鼓励产妇配合宫缩向下用力，助手须注意保护会阴。

5.待胎头即将娩出时放开止血钳，解除负压。取下吸引器，然后按分娩机转助产。

6.吸引器滑脱.可重新放置，滑脱两次应改用产钳术。全部牵引时间不宜超过 20 分钟。

7.胎儿娩出后，仔细检查宫颈、阴道及会阴.发现裂伤及时缝合。会阴切开者行缝合术。

8.检查新生儿头皮损伤情况，遵医嘱给肌注维生素 K 3 天，以防颅内出血，并按手术产儿护理。

第十四节　产钳助产术护理技术操作常规

（一）术前准备

1.用物准备：

（1）产包、手套、产钳、卵圆钳 3 把以及座椅、灯光。

（2）消毒用品：0.5%碘伏棉球、血管钳、导尿管、长针头、20mL 注射器、0.5%~1%普鲁卡因溶液、肠线、器械润滑油。

2.孕妇准备：

（1）说明产钳助产的目的，以取得孕妇的配合。

（2）注意保暖。

（3）产妇取膀胱截石位，双腿架于腿架上。对时间稍长有麻木感或肌肉痉挛的产妇，应为其做局部按摩，指导产妇配合用力及放松。

（二）术中护理

1.操作程序配合：

（1）拉开产床.放置好体位，外阴常规冲洗后铺消毒巾，平铺双层消毒巾于产床上，铺产包。

（2）协助医生穿手术衣。

（3）协助医生抽 0.5%~1%普鲁卡因 20mL。

（4）胎儿娩出时，准备吸痰和急救；胎儿娩出后，给予缩宫素。

（5）医生检查宫颈时，帮助灯光照射。

（6）缝合会阴时，注意纱布及丝线、肠线的补充。

2.观察要点：

（1）5分钟~10分钟听胎心1次，观察宫缩及羊水颜色。

（2）胎盘娩出后.测血压1次.观察宫缩情况。

（3）产程长者注意宫缩及排尿情况。

（三）术后护理

1.新生儿护理后。给产妇做早吸吮，并做好有关宣教。

2.手术完毕放平产妇双腿。让产妇休息.注意保暖。

3.每30分钟观察宫缩、会阴、膀胱等情况，并记录。

4.产后2小时，更换会阴垫及衣裤，送休养室。

第十五节　剖宫产术护理技术操作常规

（一）术前准备

1.心理护理：向患者解释手术目的，消除紧张心理。

2.按硬膜外术前常规护理。禁食6小时，禁水4小时。

3.备齐各项常规检查报告，如血、尿常规、出凝血时间、血型等。

4.手术野皮肤准备：范围上界剑突下缘下线，下界耻骨联合平面，两侧至腋中线。清洁外阴。

5.按医嘱给术前用药。

6.留置导尿管。

（二）术后护理

1.按硬膜外麻醉术后常规护理。

2.头偏向一侧.去枕平卧6小时。

3.定期观察记录脉搏、呼吸、血压.半小时1次，共6次。

4.注意观察切口渗血、阴道流血及子宫收缩情况。

5.禁食6小时后改流质饮食至半流质。肛门未排气前，禁食糖及牛奶等产气食物，排气后给普食。

6.保持导尿管通畅，注意尿量、颜色，一般24小时后拔管。

7.术后正确记录24小时尿量.有内科合并症者，记24小时出入量。

8.观察体温和恶露性质，保持外阴清洁，每日消毒液擦洗2次。若体温超过38℃或恶露有臭味，即提示有感染可能。应通知医生及时治疗。

9.鼓励病人早期活动。情况良好者，24小时~48小时后可下床活动，有利于各器官的功能恢复。

10.做好新生儿皮肤接触、早吸吮护理。

第十六节　新生儿一般护理技术操作常规

1.接收新生儿入室须详阅记录，了解出生情况及注意事项，并核对婴儿手圈，检查性别、床号、出生日期、时间是否正确，检查新生儿脚印、母亲手印是否清晰、新生儿有无畸形，并详细记录。

2.根据 Apgar 评分和新生儿分娩前后情况决定护理分级。

3.观察体温变化，每日测体温 2 次，如体温低于 36℃或高于 37.5℃应每 4 小时测 1 次。早产儿及体温低于 36℃者，应置新生儿保暖床。如体温升高超过 38℃者，可喂白开水或 5%葡萄糖水并报告医师查明发热原因，对症处理。

4.出生后 24 小时内给侧卧位，左右侧卧位定时交替。注意面色、呼吸，及时清除口腔分泌物以防发生吸入性肺炎。必要时氧气吸入。

5.婴儿入室后，尤其 2 小时内，密切观察脐带有无渗血、出血、若有出血须重新结扎。

6.观察新生儿第一次大小便并记录。如超过 24 小时无尿、24 小时~48 小时无胎粪排出者，应通知医生.查明原因给予处理。

7.眼睛护理。每日用生理盐水自内眦向外擦洗两眼，分泌物过多者，用抗生素眼药水滴眼，每日 3 次~4 次；发现脓血性分泌物，应涂片查淋病双球菌。如阳性。立即上报，并给其父母及婴儿 3 人同时治疗。

8.口腔护理。新生儿口腔黏膜柔嫩，不宜擦洗，以免损伤而致感染。

9.沐浴。新生儿每日晨沐浴 1 次。调节室温至 26℃~28℃。操作时动作应轻柔，防止受凉和损伤；勿使浴水进入婴儿口、鼻、耳内及污染脐带；注意皮肤及全身有无感染；核对手圈。床边隔离婴儿应最后沐浴。早产儿、难产儿等出生 3 日内不宜多动者，可在床上擦浴。

10.脐带护理。出生 12 小时之后即可断脐，用 75%酒精消毒后，沿脐根剪去脐带残端，覆盖无菌纱布加压包扎，24 小时~48 小时脐断面干燥后即可暴露。

11.臀部处理。每次哺乳前换尿布，注意观察大小便性状，以了解喂养情况。大便后应用温水洗净擦干，并涂以鞣酸软膏，避免发生红臀。

12.每日观察并记录体温、体重、哺乳量及脐部情况，如有精神不振、抽搐、呕吐、黄疸、红臀等，应通知医生，及时给予处理。

13.正常新生儿 24 小时内接种乙肝疫苗，24 小时后接种卡介苗，手术 3 天后接种卡介苗。

第十七节　新生儿抚触护理技术操作常规

（一）抚触前准备
1.房间应整洁、安静、温度适宜，一般在 25℃左右。
2.抚触时间一般在沐浴后、睡前、两次进食之间。
3.抚触者洗净并温暖双手。
4.准备润肤油、爽身粉、大毛巾、尿布及清洁衣服。
（二）抚触的顺序

前额→下颌→头部→胸部→腹部→上肢→下肢→背部→臀部

（三）抚触的方法

1.额部：两拇指指腹由中央至两侧推。

2.下颌部：两拇指指腹由中央向两侧以上滑行。

3.头部：一手托头，另一手食、中、无名指指腹从前额发际抚向后发际。最后停在耳后。换手抚触另半部。

4.胸部：双手食、中指指腹分别由胸部外下方向对侧上方交叉抚触.

5.腹部：双手食、中指指腹轮换从右下腹至右上腹，左上腹至左下腹做顺时针抚触，避开新生儿脐部。

6.四肢：双手交替从近端向远端滑行达腕部.然后在重复滑行过程中节段性用力.挤压肢体肌肉.再从近至远进行抚触手掌、手背，再抚触每个手指.同法抚触下肢。

7.背：以脊柱为中点，双手食、中、无名指指腹向外侧滑行，从上到下。然后从上到下抚触脊柱两侧。

（四）注意事项

1.确保按摩时不受打扰，可放柔和的音乐帮助放松。

2.选择适当时间进行按摩。不宜在新生儿饥饿和过饱时进行。

3.注意与新生儿情感交流。

4.观察新生儿有无不适反应和异常表现，如出现哭闹、肤色发生变化、呕吐等反应时，应暂停抚触。

5.抚触应避开乳腺及脐孔，有血肿部位不宜抚触。

第十八节　新生儿游泳护理技术操作常规

（一）游泳前准备

1.房间应清洁、安静，室温在28℃左右，水温在38℃左右。

2.选择足月正常分娩的剖宫产儿，顺产儿（0个月~10个月），孕32周~孕36周分娩的早产儿、低体重儿，（体重在2 000g~2 500g住院期间无须特殊治疗者）。

3.吃奶后1小时游泳，每天2次，10分/次~15分/次。

4.选择适宜的新生儿游泳圈和游泳桶，使用前进行安全检查（如型号、保险按扣是否漏气）。

5.水质用特殊新生儿游泳液配方或洁净水。

（二）游泳的方法

1.新生儿脐部贴防水护脐贴以免污染脐部。

2.新生儿套好游泳圈检查下颌是否垫托在预设位置，要逐渐且缓慢入水。

3.游泳完毕迅速擦干新生儿身上的水，注意保暖。

4.取下防水护脐贴，予以碘伏消毒棉签或75%酒精消毒脐部，且用一次性护脐带包扎。

（三）注意事项

1.进行新生儿游泳前要严格掌握适应征和禁忌症。

2.游泳期间必须专人看护，新生儿与看护者的距离必须在监护人的一臂之内。

3.住院期间为防止交叉感染，游泳桶内套一次性塑料袋，做到一人一池水。

4.观察新生儿有无不适反应和异常表现，如出现哭闹、肤色发生变化、呕吐等反应时应停止游泳。

第十九节　母婴同室护理技术操作常规

1.按产后护理常规接待新产妇。

2.宣传母乳喂养和母婴同室的优点，发放母乳喂养的宣传资料。新生儿入室后即刻喂哺，第一次哺乳护理人员应在旁指导正确的哺乳姿势。

3.宣传母乳喂养的好处，树立母乳喂养的信心，要求产后 24 小

时内至少让新生儿吸吮 8 次~10 次。

4.鼓励产妇早期起床活动，了解母乳喂养情况，指导产妇正确估计奶的摄入量。

5.教会产妇正确挤奶，做好乳房异常情况的护理（如乳头皲裂、奶胀等），指导哺乳中可能碰到的一些问题及解决方法。

6.向产妇宣教新生儿一些常见生理现象及新生儿护理常规（如喂养、沐浴等）。

7.加强产后宣教，产褥期卫生及产后营养指导。

（杜飞 孙寻玥 刘璐 王敏）

第七章　儿科疾病护理技术操作常规

第一节　儿科一般护理技术操作常规

1.患儿在门诊或急诊室经医师初步诊断后，确定需要住院时由医师签发住院证，在导诊员指导下，由家属到住院处办理入院手续。

2.迎接新患儿与家属，及时通知医师，并进行详细的入院宣教及安全告示，介绍床位医师及护士。为患儿提供舒适、安全、清洁的环境。

3.严格执行消毒隔离制度，按年龄与病种合理安置床位，防止院内感染。

4.及时执行医嘱，按分级要求进行护理，书写护理记录单。

5.加强巡视，观察病情变化，发现异常，及时汇报医师并配合处理。

6.进行各项护理操作，应认真执行查对制度，杜绝差错事故发生。

7.根据不同年龄和病情，做好患儿的心理护理。

8.做好健康教育和出院康复指导。

第二节　新生儿护理技术

1.患儿入室后，由本室当班护士进行沐浴、换衣、套手圈，安排床位。

2.认真做好护理体检，并与家长核实患儿性别，书写护理病历。

3.维持体温稳定。保持适宜的环境温湿度。室温维持在 22℃~24℃，相对湿度 55%~65%。注意保暖，可使用婴儿温箱。护理操作时，不要过分暴露新生儿。

4.保持呼吸道通畅。及时清除口、鼻腔的黏液及呕吐物。避免物品阻挡新生儿口、鼻或压迫其胸部。保持合适体位，如仰卧时，避免颈部前屈或过度后仰；俯卧时，头侧向一侧，专人看护。防止窒息。

5.预防感染。

（1）建立消毒隔离制度和完善清洁设施。接触新生儿前后勤洗手。室内湿式清洁。做好各项监测工作。新生儿用品均应"一人一用一消毒。"

（2）保持脐部清洁干燥。每日脐部护理 1 次~2 次，发现问题，及时处理。

（3）做好皮肤护理。每日沐浴一次。勤换尿布，便后温水清洗并涂鞣酸软膏，有红臀者，按红臀护理常规进行护理。

6.合理喂养。

（1）正常足月新生儿提倡早期哺乳。

（2）定时、定磅秤、定地点测量体重。

7.确保安全。避免新生儿处于危险的环境中，如可能触及的热源、电源及尖锐物品。工作人员指甲保持短而钝。使用暖箱者，应严格执行操作规程。

（一）早产儿护理

1.按新生儿护理常规。

2.体重低于2 000g的早产儿，应放入暖箱（按暖箱操作常规），各种治疗、护理应集中进行。

3.吸吮能力差、喂奶后有呕吐或体重低于1 500g的未成熟儿，宜采用鼻饲或滴管喂养。喂哺时，易发生发绀的患儿，可以在喂哺前后几分钟，给予氧气吸入。

4.吸氧患儿，应采用空氧混合仪给氧。持续吸氧不超过3天。

5.密切观察病情变化，严密观察早产儿生命体征，进食情况，精神反应，哭声、反射、面色及皮肤颜色等变化。发现异常及时汇报医生，及时处理。

（二）新生儿窒息护理

1.按新生儿护理常规。

2.急救复苏。

（1）保持呼吸道通畅，迅速清除口、鼻、咽部分泌物。

（2）予以吸氧，根据血氧饱和度调节氧流量，必要时，给予呼吸机应用并做好相应监护。

（3）建立静脉通道，准确、及时执行医嘱。

（4）注意保暖，将患儿置于远红外保暖床上抢救。病情稳定后置暖箱中保暖。

3.复苏后护理。

（1）严密观察并记录体温、呼吸、心率、面色、神志、反射、吸吮力、肌张力及有无抽搐发生。发现异常，及时汇报医生处理。

（2）使用心电监护仪时，保持监护仪功能状态良好。

（3）合理用氧及观察用药反应。

（4）注意能量的供给，必要时予以静脉营养支持。

（三）新生儿缺血缺氧性脑病护理

新生儿缺血缺氧性脑病是由各种因素引起的缺氧和脑血流的减少或暂停而导致的胎儿及新生儿的脑损伤，是新生儿窒息后的严重并发症之一。病死率高，少数幸存者留下永久性功能性神经功能缺陷，如智力障碍、癫痫、脑性瘫痪等。

主要表现为意识和肌张力变化，严重者伴有脑干功能障碍、根据病情程度分轻、中、重3度。

1.按新生儿护理常规。

2.加强监控，控制惊厥。

（1）给氧。选择适当的给氧方法。

（2）严密监护患儿的呼吸、心率、血氧饱和度、血压等。注意观察患儿的神志、瞳孔、前囟张力，肌张力及抽搐等症状，观察药物反应。

（3）遵医嘱给予镇静剂、脱水剂。

3.早期康复干预。

（四）新生儿颅内出血护理

新生儿颅内出血是新生儿时期常见的缺氧或产伤引起的脑损伤。主要表现为：意识改变、眼症状、颅内压增高、呼吸改变等症状。

1.按新生儿护理常规。

2.保持绝对安静，抬高床头，尽量减少对患儿的移动和刺激，护理工作尽量集中进行，动作做到轻、稳、准，忌沐浴。

3.观察病情，如出现烦躁不安、尖叫、呻吟、呼吸暂停等，立即报告医师。

4.保持呼吸道通畅，及时清除呼吸道分泌物，防止发生窒息，病情好转后，遵医嘱按需喂养。

5.危重者、暂不喂奶者，按医嘱给予静脉补液，保证液量按需滴入。

6.必要时氧气吸入，注意选择适当的给氧方式。

7.按医嘱给予镇静剂、脱水剂等。

8.做好出院指导，嘱定期门诊随访。

（五）新生儿破伤风护理

新生儿破伤风是由破伤风杆菌侵入脐部而引起的急性感染性疾病，临床以全身骨骼肌强直性痉挛和牙关紧闭为特征。

1.按新生儿护理常规。

2.控制痉挛，保持呼吸道通畅。

（1）置单独、安静、光线较暗的病房内，专人看护。

（2）各种治疗护理尽量集中进行。

（3）氧气吸入，有缺氧、发绀者间歇用氧，选用面罩给氧。避免鼻导管给氧。

（4）遵医嘱给予破伤风抗毒素、镇静剂等。

（5）避免反复穿刺，最好使用留置针。

（6）密切观察病情变化。尤其注意观察抽搐发生的时间、强度、持续时间和间隔时间。备齐抢救用物。

3.按接触隔离实施隔离措施，一切接触患儿的用品应先消毒再清洗，医用废物须焚烧。

4.每日口腔、脐部护理 1 次~2 次，脐部伤口换下的敷料焚烧。

5.早期痉挛频繁者应禁食，给予静脉营养支持。在喉痉挛减轻后，给予鼻饲喂养。喂养前先检查胃内余奶，超过奶量1/3，可暂停 1 次。病情稳定后，遵医嘱按需喂养。

（六）新生儿黄疸护理

新生儿黄疸是指新生儿时期血清胆红素浓度升高引起的皮肤、巩膜及黏膜黄疸，分为生理性黄疸和病理性黄疸两类。病理性见于新生儿溶血症、新生儿感染及先天性胆道畸形等梗阻性疾病。

临床表现为：

1.生理性黄疸：出生后 2 日~3 日出现黄疸，4 天~5 天达到高峰，7 天~l0 天消退。足月儿不超过 2 周，早产儿不超过 4 周。

2.病理性黄疸：出生后 24 小时内出现，进展速度快，黄疸程度重，足月儿血清胆红素每日大于 $205\mu mol/L$，早产儿每日大于 $256\mu mol/L$。持续长，足月儿大于 2 周，早产儿大于 4 周或退而复现。

3.新生儿肝炎综合征：一般时间在出生后 2 周~3 周出现黄疸，并逐渐加重，厌食、体重不增，大便色浅及肝脾肿大，血清胆红素以结合胆红素增高为主。

4.胆红素脑病：一般在出生后 2 日~7 日，黄疸突然加深，患儿反应差、嗜睡、拒乳、双眼凝视、肌张力增高、角弓反张甚至抽搐，留下后遗症。血清胆红素以未结合胆红素增高为主。

（1）按新生儿护理常规。

（2）一般护理：

①尽早喂养，及时建立肠道菌群，以减轻黄疸。

②遵医嘱正确应用蓝光疗法，保护眼及会阴部，观察副作用，如发热、皮疹、腹泻、呕吐，停止光疗后自愈。

（3）病情观察：

①评估黄疸的程度、范围及进展情况。

②观察患儿哭声、吸吮力和肌张力等临床表现，注意有无胆红素脑病。

③观察大小便次数、量、颜色及性质，如出生后不久大便呈灰白色，则提示有先天性胆道闭锁；如黄疸持续不退，大便色浅，有时呈灰白色，则提示有新生儿肝炎综合征；如存在胎粪延迟排出，应予灌肠处理，促进大便及胆红素排出。

④注意皮肤有无破损及感染灶，脐部有无分泌物，如有异常及时协助处理。

（4）健康教育：

①新生儿溶血症应做好产前咨询及预防性服药。

②胆红素脑病者，注意有无后遗症出现。给予康复治疗和护理。

③红细胞 G6PD（6-磷酸葡萄糖脱氢酶）缺陷者，忌食蚕豆及其制品。保管患儿衣物时勿放樟脑丸，以免诱发溶血。

（七）新生儿硬肿症护理

肿，常伴有低温及多器官功能受损。主要是由于寒冷、早产低体温、窒息引起。临床表现为低体温、拒乳、反应差、哭声低、心率慢、少尿、肢体发凉、皮肤变硬、色暗红，按之如橡皮样，轻度凹陷。重者出现心、肾、肺多脏器损害，甚至出现 DIC。

1.按新生儿护理常规。

2.一般护理：

（1）保证足够的热量及水分，吸吮力差者鼻饲或静脉补充。

（2）做好皮肤护理，勤更换体位，护理治疗集中进行，以免影响复温。

3.复温：

（1）一般在 12 小时~24 小时体温恢复正常范围，轻症可予棉絮、绒毯包裹，外加热水袋保暖。

(2) 重症患儿放入 28℃暖箱，以每小时提高箱温 1℃逐渐升至 30℃~32℃，相对湿度 55%~65%。

4.病情观察：

(1) 观察体温、呼吸、心率、心音及精神状态，注意哭声、反应能力、吸吮能力等变化。

(2) 注意硬肿程度、皮肤色泽、尿量等情况。

(3) 注意有无出血倾向及并发症发生，如败血症、肺炎、DIC 等。

(八) 新生儿败血症护理

新生儿败血症是指细菌侵入血循环并生长、繁殖、产生毒素造成的全身感染，主要是由于新生儿免疫系统功能不完善，皮肤黏膜屏障功能差、血中补体少等因素引起。其病原菌以葡萄球菌、临床以全身严重中毒症为主要特征。重者出现硬肿、出血倾向、休克、DIC。

1.按新生儿护理常规。

2.一般护理：

(1) 鼓励母乳喂养，病情危重拒奶者，应给予鼻饲喂养或静脉营养，以保证足够的营养、水分和热量。

(2) 高热者应调节环境温度，按高热护理常规。体温不升者应采取保暖措施，以维持正常体温。

(3) 保持呼吸道通畅，必要时给氧。

(4) 注意保护血管，有计划地更换穿刺部位。

(5) 消除局部病灶，如脐炎、鹅口疮、皮肤破损等，促进皮肤病灶早日痊愈，防止感染继续蔓延扩散。

3.病情观察：

(1) 观察呼吸及面色，注意有无呼吸不规则、发绀或面色苍白。

(2) 观察消化道症状，注意有无呕吐、腹胀、腹泻。

(3) 观察神经及精神症状，注意有无烦躁不安、精神萎靡、嗜睡、昏迷，若出现呻吟、尖叫、两眼凝视或抽搐，应及时协助医师处理。

(4) 注意有无出血倾向，观察出血部位和出血量。

(5) 观察药物作用及副作用。

(6) 配合做好脓液、血液培养和药敏，以了解抗生素使用的效果。

(九) 新生儿肺炎护理

新生儿肺炎可发生在宫内、分娩过程中或出生后。前两者称宫内感染性肺炎，后者称出生后感染性肺炎。新生儿肺炎主要是由不同病原菌引起的肺部感染性疾病，与羊水、胎粪、乳汁以及其他分泌物吸入等因素有关。临床表现为呼气性呻吟、气促、发绀和吸气性凹陷，进行性加剧。重者可有呼吸不规则、呼吸暂停和呼吸衰竭。

1.按新生儿护理常规。

2.一般护理：

（1）保持室内空气新鲜，温度、湿度适宜。

（2）取侧卧位，注意保暖。

（3）喂养应以少量多次为主，一次不宜喂得过饱，以防呕吐后误吸，病情严重者可给予鼻饲喂养或静脉补液。

（4）保持呼吸道通畅，勤翻身、拍背、吸痰、雾化吸入等，必要时给予氧气吸入。

（5）严格控制输液速度和量，滴速不宜过快，以 4 滴/分~6 滴/分为宜，以免发生肺水肿。

3.病情观察：密切观察体温、呼吸、心率的变化，如有面色苍白、口吐白沫、口唇青紫、呻吟等临床表现，以及拒乳或吃奶差等情况，说明患儿病情加重，应及时协助医师处理。

第三节　高热护理技术操作常规

1.按儿科一般护理常规。

2.卧床休息，随时测量体温，注意观察体温变化。

3.给予高维生素、清淡易消化的流质或半流质饮食，保证充足水分摄入，饮食后注意清洁口腔，多饮水。

4.降温措施：体温升至 39℃以上者，予以物理降温或遵医嘱药物降温。降温后隔 30 分钟~60 分钟测量体温，并记录。

物理降温的方法：

（1）头置冰袋或毛巾冷敷。

（2）降低环境温度。

（3）松解衣被。

（4）洗温水浴（水温 34℃）。

（5）30%~50%酒精擦浴。

5.加强基础护理：

（1）勤换内衣，保持皮肤清洁，及时更换汗湿的衣服。

（2）根据病情每日测体温 4 次~6 次，并观察热型，协助诊断。

6.做好口腔、皮肤清洁，防止感染。

7.观察病情，凡有哭吵、烦躁不安、拒食、惊厥等异常表现时，及时与医生联系。

第四节　肺炎护理技术操作常规

肺炎系不同病原体或其他因素所致的肺部炎症。以发热、咳嗽、气促、呼吸困难和肺部湿啰音为共同临床表现。此病是儿科常见疾病中能威胁生命的疾病之一。

按儿科一般护理常规。

（一）病情观察

1.观察有无嗜睡、精神萎靡、烦躁不安、昏迷、惊厥、呼吸不规则等神经系统症状，及时通知医师及时处理。

2.观察有无面色苍白、烦躁、气急加剧、心率加速、肝脏在短期内急剧增大等心力衰竭的表现。护士应熟悉洋地黄药物治疗的剂量及使用注意事项。

3.观察呼吸的频率、节律、深浅度的改变，如发现有双吸气、呼吸暂停等中枢呼吸衰竭危象，应与医师联系，及时处理。

4.合并脓胸、脓气胸，应配合医师抽气排脓，或做胸腔闭式引流。

（二）对症处理

1.高热时，按高热护理常规。

2.气急烦躁时，给予半卧位，氧气吸入，按医嘱用镇静剂。

3.重症患儿，做好口腔护理，以增进食欲，防止真菌性口腔炎。

4.补液时应严格控制静脉输液速度，以防肺水肿及心力衰竭的发生。纠正呼吸性酸中毒时应用碱性药物，速度宜慢。天气寒冷时，进行输液的肢体要注意保暖。

5.氧气吸入。根据缺氧情况决定氧浓度。

6.保持呼吸道通畅，清除口、鼻腔分泌物，必要时喂奶及服药前吸痰，鼓励患儿咳嗽排痰，勤翻身，轻拍患儿背部，促使其咳痰。分泌物黏稠而不易咳出时，可采用超声雾化吸入。

（三）健康教育

1.饮食应富有营养、易消化的流质或半流质，有气急、发绀的患儿，在喂奶或喂药时应抱起，奶头孔不宜过大。咳呛严重者，必要时可用滴管或鼻饲管喂养。

2.准确执行医嘱，严密观察药物毒副作用。

第五节　哮喘护理技术操作常规

支气管哮喘，简称哮喘，是由嗜酸性粒细胞、肥大细胞和 T 淋巴细胞等多种细胞参与的气道慢性变态反应性炎症，使易感者对各种激发因子具有气道高反应性，并可引起气道缩窄，临床表现为反复发作性咳嗽和伴有哮鸣音的呼气性呼吸困难，常在夜间（和）或清晨发作、加剧，又自行缓解或治疗后缓解，以 1 岁~6 岁患病较多，大多在 3 岁以内起病。

（一）一般护理

1.保持病室空气新鲜，阳光充足，环境安静、舒适、室内避免放置花、鸟、羽毛等易引起过敏的物质。

2.保证休息，做好心理护理，鼓励锻炼，提高活动耐力。

3.饮食宜选清淡易消化饮食，鼓励多饮水。避免诱发哮喘发作的食物，如牛奶、蛋、鱼虾等。

4.哮喘发作时给予半卧位，保持呼吸道通畅，按医嘱用镇静剂、解痉剂及氧气吸入或氧喷治疗，并观察疗效。

（二）病情观察

严密观察面色、呼吸、脉搏、如有心力衰竭现象应立即与医师联系处理。各种处理后，症状不见改善，而出现意识不清，发绀、呼吸浅、呼吸暂停等呼吸衰竭征象时，立即做人工呼吸，并通知医师，做好气管内插管的一切准备工作。

（三）健康教育

健康教育，鼓励锻炼，提高活动耐力，寻找哮喘发作因素，去除各种诱发因素。

第六节　充血性心力衰竭护理技术操作常规

充血性心力衰竭简称心衰，是指心脏在充足的回心血量的前提下，心搏出量不能满足周身循环和组织代谢的需要，而出现的一种病理生理状态。心功能代偿期，临床无症状。心功能失代偿期，出现静脉回流受阻，体内水潴留、脏器淤血等。

1.按儿科一般护理常规及先天性心脏病护理。

2.绝对卧床休息，取半卧位。保持呼吸道通畅，必要时吸氧。给予易消化、营养丰富的饮食，少量多餐，控制钠盐的摄入。

3.应用洋地黄类药物治疗时的护理。

（1）严格按时间及剂量给药，宜在饭前口服，以免呕吐。

（2）用洋地黄前用听诊器听心律及心率（1分钟），并做好记录。如年长儿心率每分钟低于80次，婴幼儿每分钟低于100次，应与医师联系后再决定是否用药。

（3）洋地黄达到疗效的主要指标是：心率减慢、气促改善，肝脏缩小、尿量增加、安静、情绪稳定。

（4）密切注意洋地黄的毒性反应，如有无恶心、呕吐等肠胃道症状，有无嗜睡、昏迷、视力模糊、绿视等神经系统症状，以及有无心律失常，如过早搏动、心动过缓等，应及时报告医师。

4.心理护理，密切注意其心率、心律、呼吸及血氧情况。

5.严格控制补液量及补液速度。

第七节　病毒性心肌炎护理技术操作常规

病毒性心肌炎是指病毒侵犯心脏，以心肌炎性病变为主要表现的疾病，伴有心包炎和心内膜炎。

临床表现为发病前1周~4周内有呼吸道或消化道的病毒感染史而出现相应的局部或全身症状，重者可发生心力衰竭、心源性休克、心律失常或心脑综合征。

按儿科疾病一般护理常规。

（一）一般护理

1.保持环境安静，温、湿度适宜，阳光充足，减少不良刺激。

2.急性期伴有心力衰竭和心脏扩大者应绝对卧床休息 3 个月~6 个月，病情好转后逐渐增加活动量。

3.给予高热量、高蛋白、多维生素、易消化饮食，心功能不全伴水肿者应限制钠盐及水摄入量。

4.呼吸困难者，给予氧气吸入。

（二）病情观察

1.密切观察体温、脉搏、心率、心律、呼吸、血压变化，注意有无心源性休克发生。

2.注意有无乏力、胸闷、心悸、心前区不适等心肌受累表现。发现异常及时协助处理。

3.观察洋地黄毒性反应，用药前后应测量心率、了解心前区不适等心肌受累表现，发现异常，及时协助处理。

4.慢性心肌炎患儿长期服用激素时，应注意观察有无高血压、低血钾、消化性溃疡等副作用。

5.控制输液的速度及量，以防肺水肿及心力衰竭的发生。

（三）健康教育

1.向患儿及家长介绍医疗保健知识，使之对疾病有正确认识。

2.加强锻炼，增强体质，防止呼吸道、消化道等病毒感染，在疾病流行期少去公共场所，一旦发病及时就诊。

3.注意营养，保证休息，防止复发。

第八节　先天性心脏病护理技术操作常规

1.按儿科一般护理常规。

2.避免患儿情绪激动、剧烈活动及啼哭，以免加重心脏负担。保持大便通畅，保持病房安静，适当限制体力活动。

3.注意营养，给予高蛋白、高热量、多种维生素饮食，给予足够的水分。

4.加强对病情的动态观察，注意神志、面色、呼吸等，并注意有无气急、烦躁、心率增快等心力衰竭早期症状。如呼吸困难者，给予半卧位及氧气吸入；如有烦躁不安、心率增快现象，应及时与医生联系处理。

5.需静脉补液时，输液速度必须严格控制，不宜太快，以防加重心脏负担，促使心力衰竭。

6.四联症患儿：

（1）给予足够的水分，定期喂开水，必要时静脉补液，预防脱水。

（2）加强护理，避免啼哭，以免引起脑缺血、缺氧。一旦发生，应将小儿置于膝胸卧位并配合医生进行抢救。如年长儿主诉头痛时，应提高警惕，防止昏厥。

附 C：

心导管检查术护理

（一）术前护理

1.做好解释工作，减少患儿对检查的恐惧心理。

2.观察体温情况，如有发热，暂停检查。

3.术前 3 天开始肌肉注射抗生素，预防感染。

4.术前 6 小时起禁食、禁水。

5.术前 1 小时，按医嘱用镇静剂。

（二）术后护理

1.患儿于麻醉清醒前，应去枕平卧，头侧向一侧，注意呕吐，以免吸入呼吸道。

2.每 30 分钟测量血压 1 次，连续 3 次，注意脉搏、呼吸，特别注意有无心律紊乱现象。

3.卧床休息 12 小时~24 小时，穿刺侧肢体制动 8 小时，血管穿刺局部以沙袋压迫 2 小时~4 小时，并观察患侧趾端颜色及足背动脉搏动。

4.注意切口渗血，保持切口清洁，防止感染，如有渗血要找出原因，及时处理。

5.原有心衰者，观察有无心衰加重现象。

第九节　风湿热护理技术操作常规

风湿热是一种累及多系统的炎症性疾病，初发与再发多与 A 组乙型溶血性链球菌感染后的变态反应、自身免疫密切相关，好发年龄为 5 岁~15 岁。

临床发热，伴关节炎、心脏炎、较少出现舞蹈病、皮下结节、环形红斑。

按儿科疾病护理常规。

（一）一般护理

1.保持居室阳光充足，注意保暖，避免寒冷和潮湿。

2.绝对卧床休息，无心脏炎休息 2 周，有心脏炎时，轻者休息 4 周，重者休息 6 周~12 周.伴心力衰竭者待心功能恢复后再卧床休息 3 周~4 周。血沉接近正常时方可逐渐下床活动，活动量应根据心率、心音、呼吸、有无疲劳而调整。

3.给予高蛋白、高热量、多维生素、易消化的饮食，伴心力衰竭者适当限制钠盐，少食多餐。

4.对舞蹈病患儿应采取必要的安全保护措施，防止跌伤。

（二）病情观察

1.观察心率、心律及心音等变化，注意有无烦躁不安、面色苍白、多汗、气急等心力衰竭表现。

2.伴有心房颤动者，注意有无偏瘫、失语、腰痛及肢体疼痛，以便能早期发现脑、肾、肺、肢体等部位的栓塞现象。

3.密切观察药物副作用，如长期服用水杨酸制剂及肾上腺皮质激素时，应注意有无胃肠道症状、消化道出血及感染倾向，并予饭后服用以减少反应。

（三）健康教育

1.避免受凉，以防止呼吸道感染。

2.注意休息，避免过度活动。

3.坚持长期治疗，定期复查。

第十节　小儿腹泻护理技术操作常规

小儿腹泻是因多种病原、多种因素引起的以大便次数增多和大便性状改变为特点的一组临床综合征，是儿科的常见病。根据病因分为感染性和非感染性两类，以前者更为多见。

（一）一般护理

按儿科护理常规。

1.饮食宜清淡易消化，少量多次。重型腹泻应暂禁食，指导饮食卫生。

2.遵医嘱给予正确补液，掌握输液速度和补液原则："先快后慢，先盐后糖，先浓后淡，见尿补钾"。

3.加强生活护理及皮肤护理。勤换尿布，预防红臀。

4.预防交叉感染，接触患儿后应注意清洗双手，做好大便的管理，保持床单整洁。

（二）病情观察

1.观察呕吐、腹泻的次数、颜色、性质、尿量。

2.密切观察脱水情况，如皮肤弹性、前囟凹陷程度、精神状态等。

（三）健康教育

1.宣传母乳喂养的优点，指导合理喂养。

2.注意饮食卫生。

3.增强体质，适当户外活动，防止受凉或过热。

第十一节　婴儿红臀护理技术操作常规

1.每次便后用温水洗净，并涂红霉素软膏。

2.Ⅰ°臀红，可涂青鱼肝油。

3.Ⅱ°臀红，表皮破损，百多邦外用，暴露臀部。

4.Ⅲ°臀红，表皮破损，面积较大，伴有渗血。暴露臀部，或用烤灯，严重者可给予抗菌药物，以防感染。烤灯照射时，需要注意：

（1）使用 40W~60W 灯泡。

（2）灯泡距离臀部 30cm~50cm，防止烫伤。

（3）照射时间一般为 1 5 分钟~20 分钟，每日 2 次。

（4）在烤灯照射过程中，应注意保暖。

5.臀部伴真菌感染可涂克霉唑软膏、达克宁霜等。

第十二节　急性肾炎护理技术操作常规

急性肾小球肾炎简称急性肾炎，是儿科常见的免疫反应性肾小球疾病，主要临床表现为急性起病、水肿、血尿、蛋白尿和高血压。本病多见于感染之后，其中多数发生于溶血性链球菌感染之后，被称为急性链球菌感染后肾炎。而由其他感染因子引起的急性肾炎，称为急性非链球菌感染后肾炎。

1.按儿科一般护理常规。

2.密切观察病情

（1）及时发现并发症的发生，如患儿出现烦躁、喘憋、不能平卧、头疼、眩晕、呕吐、尿少等症状时，应警惕有无心力衰竭、高血压脑病、急性肾功能衰竭的发生，应立即报告医师，及时处理。

（2）观察降压药的疗效，利血平肌肉注射时，应及时复测血压，因此药可致患儿鼻塞、嗜睡、面红、体位性低血压。在护理时嘱患儿缓慢起床及站立，避免直立性低血压发生。

3.准确记录 24 小时出入量，并注意尿色的改变。

4.协助留取晨尿，及时送检。

5.应用利尿剂期间，每日测体重 1 次，了解水肿增减情况。

6.注意保暖，减少探视，防止感冒加重病情。

7.饮食：有浮肿及高血压患儿，应限制钠盐摄入，每天 1g~2g。有氮质血症时应限制蛋白质的摄人量，每日 0.5g/kg。除非严重少尿或循环充血，一般不必严格限水。

8.休息：发病 2 周内，应卧床休息，待浮肿消退、肉眼血尿消失、血压正常，才可下床在室内活动。血沉降至正常可恢复上学，但应避免剧烈运动，直至阿迪氏记数恢复正常，才能正常活动。

第十三节　肾病综合征护理技术操作常规

肾病综合征简称肾病，是多种病因所致。肾小球基底膜通透性增高，导致大量蛋白尿的一种临床症候群。临床具有四大特点：大量蛋白尿；低蛋白血症；高胆固醇血症；高度水肿。

1.按儿科一般护理常规及急性肾炎护理。

2.密切观察并发症的发生，如感染、电解质紊乱，应及时与医师联系。

3.预防感染：

(1) 与感染患儿分室居住，天气变化时要随时增减衣服，注意口腔清洁，预防呼吸道感染。

(2) 饮食：按医嘱给适量优质蛋白、低盐饮食。浮肿消退后给普通饮食。

(3) 休息：有浮肿、蛋白尿时，应卧床休息。症状消失。可逐渐增加活动，合理安排作息制度。

(4) 加强皮肤护理，注意床单清洁、整齐，勤换内衣裤，以防皮肤磨损。

(5) 遵医嘱合理用药，观察药物治疗的疗效及副作用，激素治疗时，要预防继发感染，避免摔跤，防止骨折，并注意观察血压。免疫抑制剂应用时，注意血象及肝肾功能测定，观察有无出血、胃肠道反应、脱发等副作用。

第十四节　营养不良护理技术操作常规

按儿科疾病一般护理常规。

(一) 一般护理

1.病室应保持清洁，阳光充足，温、湿度适宜，防止交叉感染。

2.调整饮食：

(1) 指导家长合理喂养。

(2) 循序渐进地给予高热量、高蛋白、多维生素饮食。

(3) 观察患儿的消化情况，如大便的形状、气味等，根据情况添加辅食，不可操之过急。

3.保持口腔、皮肤清洁，防止并发症发生。

4.定期测体重，评估营养状况是否改善。

5.输液、输血时，应控制滴速和液体总量，防止心力衰竭及肺水肿的发生。

(二) 病情观察

1.注意面色、呼吸、脉搏及神志的变化。

2.注意有无电解质紊乱、酸碱平衡失调，尤其是夜间应防止低血糖发生。

(三) 合并多种维生素缺乏的护理

1.维生素 A 缺乏时常出现干眼病、角膜炎或角膜溃疡，可用生理盐水湿润角膜或涂金霉素眼膏。

2.肌注维生素 AD 时部位准确，穿刺宜深。

3.维生素 C 缺乏时易引起毛细血管脆弱、黏膜出血，护理时动作应轻柔。

(四) 健康教育

1.向家长讲解营养不良的常见病因及预防方法。

2.指导家长合理喂养，讲解母乳喂养的重要性。

3.加强户外活动，多晒太阳，注意补充富含维生素 D、钙、蛋白质等营养食品，防止佝偻病发生，定期复查。

第十五节　维生素D缺乏性佝偻病护理技术操作常规

维生素D缺乏性佝偻病简称佝偻病，是指缺乏维生素D所致的一种慢性营养缺乏病，见于婴幼儿，主要是由于日光照射不足，维生素D摄入不足；生长速度快，需要维生素D增多。

慢性肝胆、胃肠道疾病可影响维生素D的吸收、利用。

临床分为活动期（初期、激期）、恢复期和后遗症期。活动期主要表现为易激惹、烦躁、易惊、夜啼、多汗枕秃、骨髓改变、颅骨软化、方颅、佝偻病手镯或足镯、肋骨串珠、鸡胸或漏斗胸；恢复期可见下肢弯曲成"O"形或"X"形腿；后遗症期仅遗留不同程度的骨骼畸形。

按儿科疾病一般护理常规。

（一）一般护理

1.病室光线充足，空气新鲜，每日定时户外活动，直接接触阳光。

2.采用母乳喂养，及时添加辅食及补充维生素D和钙片，喂鱼肝油时直接滴在舌面上，保证达到指定剂量。

3.避免早坐、久坐、早走，保持正确姿势，宜侧卧位，预防骨髓畸形骨折。护理操作时应避免重压和强力牵拉。

（二）药物护理

1.维生素D注射时宜深部肌肉注射，以利吸收。注射维生素D制剂前，必须口服钙剂1周或静脉补钙3日，以免使血钙降低而发生搐搦。

2.静脉注射钙剂时应稀释后缓慢推注，以免血钙突然升高引起心脏骤停。

3.钙剂勿与牛奶混合喂服，宜在两餐之间。口服10%氯化钙时，应稀释3倍~5倍，以免刺激胃黏膜。

（三）健康教育

1.提倡母乳喂养，并及时添加副食及维生素D。应从生后第2周开始给予维生素D预防剂量，每日400U~800U。

2.合理安排生活，要经常进行户外活动和日光浴。

3.注意母亲孕期和哺乳期的保健，饮食应富有营养并多晒太阳。

第十六节　血液病护理技术操作常规

1.按儿科一般护理常规。

2.防止交叉感染，单病种应安排在同一病室（重点指白血病患儿），避免与感染性疾病的患儿接触，室内空气保持流通，每天通风2次，每天紫外线消毒1次。限制探视者。

3.防止出血护理：

（1）婴幼儿期患儿，要加强安全保护措施，防止由于外伤引起出血。

（2）尽量少用肌肉注射药物，以免深部出血。必须注射时。须较长时间压迫止血，防止再出血发生。

（3）采血后，用干棉球压迫止血，直至不出血，并加强观察是否有出血现象。

（4）宜用软毛牙刷，避免挖鼻以免损伤鼻腔黏膜，引起出血和继发感染。

4.出血护理：

（1）鼻中隔出血时，患儿应平卧。少量渗血，用1:1 000肾上腺素棉球或明胶海绵剪成条形填塞鼻孔，鼻额部冷敷。大量出血时，报告医师，应请耳鼻咽喉科会诊，用碘仿纱条进行后鼻孔填塞，一般保存24小时~48小时。应经常用消毒石蜡油滴入鼻孔以保持润滑，并加强口腔护理。

（2）口腔出血：常见为牙龈出血，局部处理可用明胶海绵压迫止血。饮食不宜过热过硬，以免刺激引起再度出血。

（3）胃肠道出血：患儿禁食，要密切观察面色、脉搏、血压、尿量。记录呕吐、便血量，如患儿有面色灰白、四肢冰冷、出冷汗、心悸等症状，应及时报告医师，采取抢救措施。

（4）颅内出血，患儿有头痛、头昏、嗜睡、神志模糊、瞳孔散大等神经系统症状，应去枕平卧，头侧向一侧，保持呼吸道通畅，做好大静脉穿刺，氧气吸入等抢救准备。

5.预防感染：

（1）严格按无菌原则进行技术操作。

（2）注意皮肤清洁干燥，防止破损。保持会阴部清洁，对白细胞降低者，可用1:5000高锰酸钾坐浴，每日1次，防止肛旁脓肿发生。

（3）加强口腔护理，每餐饭后漱口，按医嘱可用0.05%氯已定或复方硼砂溶液漱口。

6.化疗时护理：

（1）注意保护静脉，穿刺宜从远心端到近心端，并熟练掌握穿刺技术。

（2）静脉注射药物时，药物不能外漏，推药前后，均用生理盐水冲静脉。万一药液外漏，用25%硫酸镁湿敷，0.25%~1%普鲁卡因局封。

（3）鞘内注射时，术后须平卧4小时~8小时，并注意观察有无头痛、恶心、呕吐、感觉障碍等毒性反应。

（4）激素治疗时，注意保暖，预防继发感染，避免摔跤，防止骨折。

（5）患儿使用化疗药物后常有恶心、呕吐、食欲减退、脱发及骨髓抑制情况发生.甚至出现出血性膀胱炎等反应，因此应嘱患儿多饮开水或按医嘱补液，应使用新鲜配制药液。

7.增加营养、注意饮食卫生，给予高蛋白、高维生素、高热量饮食，鼓励患儿进食，多饮水。

8.消除心理障碍，建立战胜疾病的信心。

第十七节　营养性缺铁性贫血护理技术操作常规

营养性缺铁性贫血是指由于体内铁储存缺乏引起血红蛋白合成减少导致低色素小细胞性贫血，主要是由于先天性储铁不足、饮食缺铁、生长发育快及丢失过多或吸收减少引起，以婴幼儿及青少年发病率最高。

临床表现为起病缓慢、面色苍白、乏力、食欲不振、对周围环境缺乏兴趣、注意力不集中、智力及动作发育迟缓，严重者可出现心力衰竭。

按儿科疾病一般护理常规。

（一）一般护理

1.注意休息，适量活动，对严重贫血者，应根据其活动耐力下降程度制定休息方式、活动强度及每次活动时间。

2.给予营养丰富的饮食，如动物肝脏、鸡蛋、蔬菜、水果等，注意合理添加辅食，纠正偏食、择食等不良习惯。

3.保持口腔清洁，预防感染。

（二）药物护理

1.口服铁剂应饭中或餐中服用，以减少胃肠刺激。

2.铁剂不宜与牛奶、钙剂和咖啡等同服，以免影响铁的吸收。

3.口服液体铁剂时应使用吸管。以免牙齿长时间接触铁剂而变黑。服用铁剂后大便发黑应事前告诉家属，停药后可恢复正常。

4.注射铁剂应精确计算剂量，分次深部肌肉注射，每次应更换注射部位，以免引起组织坏死。

5.观察疗效。铁剂治疗有效者，用药后 3 日~4 日网织红细胞上升，1 周后可见血红蛋白逐渐上升。如服药 3 周~4 周无效，应查找原因。

（三）健康教育

1.掌握科学的喂养知识。

2.合理安排膳食，培养良好的饮食习惯。

3.加强体育锻炼，增强其抗病能力。

第十八节　原发性血小板减少性紫癜护理技术操作常规

原发性血小板减少性紫癜（ITP）是指血小板免疫被破坏，外周血中血小板减少的出血性疾病，是小儿最常见的出血性疾病。主要病因是病毒体吸附于血小板表面，改变血小板抗体性而导致的一种自身免疫性能低下的疾病。

临床以自发性皮肤黏膜出血、血小板减少，束臂试验阳性为主要特征。

按儿科疾病一般护理常规。

（一）一般护理

1.急性期应卧床休息，血小板低于 $20×10^9/L$ 时，常有自发性出血，应绝对卧床休息。

2.给予高蛋白、高热量、多维生素的饮食，禁食坚硬及带刺食物，牙龈出血、消化道出血者应给予温凉流质饮食，出血量多时应禁食。

3.做好患儿及家属的心理护理，消除恐惧。

（二）病情观察

1.观察生命体征变化。

2.注意有无出血倾向，如皮肤黏膜、消化道、泌尿道、颅内出血等症状。

3.监测血小板数量的变化。

（三）避免出血

1.限制剧烈活动，忌玩锐利玩具，以免碰伤、刺伤、摔伤。

2.减少肌肉注射，以免发生深部血肿。

3.尽量避免哭闹，以免加重出血。

（四）健康教育

1.教会患儿及家属压迫止血方法。

2.知道自我防护方法，防止上呼吸道感染。

3.避免使用阿司匹林等抗凝药，以免加重出血。

第十九节 急性白血病护理技术操作常规

急性白血病是指造血干细胞的克隆性恶性疾病，发病时骨髓中异常原始细胞（白血病细胞）大量增殖并浸润各器官、组织，使正常造血功能受到抑制，临床分为急性淋巴细胞白血病和急性非淋巴细胞白血病两大类。

临床上多数起病较急，少数起病缓慢，以发热、贫血、出血等白血病细胞浸润引起的症状为主要特征。

护理常规

按儿科疾病一般护理常规。

（一）一般护理

1.根据病情适当休息，有高热、严重贫血、出血症状，以及在化疗过程中，应绝对卧床休息。

2.给予高蛋白、高热量、多维生素、易消化的饮食，鼓励患儿进食，化疗期间多饮水。

3.中枢神经系统白血病，鞘内注射后，须去枕平卧 8 小时。

（二）病情观察

1.观察体温的变化。

2.注意口腔、咽喉、肛周皮肤有无异常。

3.观察皮肤黏膜、消化道、泌尿道及颅内有无出血倾向。

4.注意有无白血病细胞浸润脑膜的表现。

5.高热时按高热护理常规，忌用酒精擦浴。

（三）防止出血

1.保持口腔清洁，忌食坚硬食物，防止牙龈出血。牙龈出血时可用明胶海绵贴敷或肾上腺素棉球压迫止血。

2.勿用手挖鼻，鼻出血时可用1%麻黄素或0.1%肾上腺素棉球填塞。

3.有颅内出血征兆时，应制动，头部罩冰枕，吸氧。

4.消化道出血时，按消化道出血护理常规。

（四）预防感染

1.保持病室环境整洁，每日空气消毒。限制探视。

2.严格无菌技术操作，保持口腔、皮肤、肛周清洁。

3.患儿白细胞低于 $3.0×10^9$/L，行保护性隔离。

（五）药物护理

1.观察化疗药的疗效及副作用。

2.化疗时应注意保护血管，防止药液外渗。如有外渗，立即用硫酸镁湿敷或用生理盐水加利多卡因及地塞米松局部封闭，外涂美宝烫伤药。

（六）健康教育

1.少去公共场所，防止上呼吸道感染。

2.适当进行体育锻炼，增强抗病能力。

3.定期复查。

第二十节　中枢神经系统感染性疾病护理技术（化脓性脑膜炎、病毒性脑膜炎）操作常规

化脓性脑膜炎是指各种化脓菌引起的脑膜炎，主要是由肺炎链球菌（肺炎双球菌）、流感嗜血杆菌、脑膜炎双球菌引起，以婴幼儿多见，病死率较高。

临床以发热、头疼、呕吐、烦躁、惊厥、脑膜刺激征和脑脊液改变为主要特征。

病毒性脑炎是指由各种病毒引起的一组以精神和意识障碍为突出表现的中枢神经系统感染性疾病，80%由肠道病毒引起。

临床以脑实质损害及颅内高压为主要特征。首发症状多有不同程度的发热、意识障碍，轻者出现表情淡漠、嗜睡，重者出现颅内压增高，严重者出现脑疝甚至呼吸循环衰竭。

按儿科疾病一般护理常规。

（一）一般护理

1.保持室内安静.避免不良刺激。

2.给予富有营养、清淡、易消化的流质或半流质饮食，不能进食者给以鼻饲。

3.取平卧位或头高足低位，抬高头部 15°~30°，频繁呕吐时取侧卧位，腰穿后应去枕平卧 6 小时~8 小时。

4.保持皮肤、口腔清洁，如昏迷患儿应做好眼部及耳部护理。眼睑不能闭合者可用金霉素眼膏涂眼，并用生理盐水纱布遮盖。注意勤翻身、拍背，防止褥疮及坠积性肺炎的发生。

5.高热时应用冰枕或冰袋敷大血管处，也可用酒精擦浴或服用退热药物。

6.惊厥时应将头偏向一侧，及时吸出口、鼻、咽部分泌物，保持呼吸道通畅，防止窒息。压舌板放于上下臼齿之间，防止舌咬伤。

7.恢复期应加强功能锻炼，促进语言、运动功能的恢复。

（二）病情观察

1.观察生命体征、神志及瞳孔的变化。若出现意识障碍、囟门改变、瞳孔改变、躁动不安、频繁呕吐、四肢肌张力增高等惊厥先兆，提示有脑水肿、颅内压升高的可能；若出现呼吸节律不规则、瞳孔忽大忽小或两侧不等大对光反应迟钝、血压升高，提示有脑疝、呼吸衰竭。

2.注意有无并发症发生，患儿在治疗中发热不退或退而复升、前囟饱满、颅缝裂开、呕吐不止、频繁惊厥，应立即协助处理。

3.颅内压增高者，腰穿前应先快速静脉输入脱水剂，防止脑疝发生，同时要避免药液外渗。如发生渗出，立即用硫酸镁湿热敷，以免引起局部组织坏死。

（三）健康教育

1.保持皮肤清洁干燥，防止褥疮。

2.指导家属及患儿锻炼的方法，如语言训练、肢体按摩及被动运动等。

3.注意保暖，预防上呼吸道感染。

4.定期复查。

第二十一节　蓝光疗法护理技术操作常规

（一）目的

以波长 420nm~470nm 的蓝色荧光管照射患儿皮肤，可使患儿血清及照射部位皮肤的间接胆红素转变为光—氧化胆红素，经胆汁及尿液排出体外，达到降低血清间接胆红素含量的目的。

（二）用物准备

蓝光箱一台，黑色眼罩或墨镜 1 副、尿布，护理记录单。

（三）操作方法与护理

1.患儿放人光疗箱之前，应先调好光管的升降把手，上方的蓝光灯管距离患儿 42cm，下方的蓝光灯管距离患儿 28cm，测体温、脉搏、呼吸，预热箱温 30℃，剪短指甲，戴眼罩，丁字形尿布遮住会阴部，脱去衣服，方可将患儿放入蓝光箱内。

2.每小时测量体温、脉搏、呼吸，并记录箱温，通常箱温应保持在 30℃~33℃，相对湿度 55%~65 %，患儿体温维持在 36.5℃~37.5℃。

3.照射期间每 2 小时喂奶 1 次，在两次喂奶之间喂 5%葡萄糖液，入量平均为每小时 10mL/kg 或稍多，详细记录出入量。

4.每日详细记录光照部位皮肤黄疸情况，将患儿包裹后抱到自然光下观察。

5.光照时间遵医嘱执行，一般可持续照射 6 小时~8 小时。

6.观察副作用，早期患儿可出现呼吸节律不规则，多能自动转为规则。少数患儿经照射后胸腹和四肢部位皮肤可能出现轻度皮疹，不需做特殊处理。

7.蓝光照射结束后护理。去眼罩，检查眼部有无感染发生，并用新霉素眼药水滴眼；沐浴，检查皮肤有无破损、炎症或皮疹等；称体重，测体温，每 4 小时测体温 1 次，连续观察 2 日。

8.光疗后复查胆红素，光疗箱消毒备用。

（四）注意事项

1.光照前应检查灯管，若灯管不亮应及时调换，有灰尘时及时擦拭，检查是否漏电。

2.光疗箱温直接影响患儿体温，必须保持箱温恒定，以患儿体温变化为依据，及时调整箱温。如夏季天气炎热时，可开空调降温、拉开侧窗等。冬季天气寒冷，可在室内放置电暖炉等。

3.照射期间密切注意病情变化，发现异常及时处理。

4.蓝光灯管使用时间过长会影响疗效效果，应设立记录卡，照射超过 300 小时应更换灯管。

5.蓝光可引起视觉损伤，护理人员应戴墨镜，以阻断蓝光对眼的刺激。

第二十二节　保暖箱应用护理技术操作常规

（一）目的

保暖箱使用是用科学的方法，创造一个温度和湿度相适宜的环境，使患儿体温保持稳定，以提高未成熟儿的成活率。

（二）入保暖箱条件

1.凡出生体重在 2 000g 以下的新生儿。

2.体温不升、新生儿硬肿症等异常新生儿。

（三）保暖箱温度与湿度标准

温度是根据早产儿体重及出生天数决定，见表 6-1。相对湿度为 55%~65%。

（四）保暖箱使用方法

1.使用前将保暖箱预热，一般先调至 28℃，然后每小时提高箱温 1℃，注意加水于水箱中以保持相对湿度（根据上表，按早产儿体重调节所需温度）。

表 7-1　不同体重早产儿暖箱温度参考数

新生儿体重(g)	保暖温度(℃)				湿度
	35	34	33	32	
1000 以下	出生 10 天以后内	10 天以后	3 周以后	5 周以后	55%~65%
1000~1500	/	初生 10 天内	10 天以后	4 周以后	同上
1500~2000	/	初生 10 天内	2 天以后	3 周以后	同上
大于 2500	/	/	初生 2 天内	2 天以后	同上

2.将患儿仅包裹尿布、穿单衣置温箱。

3.护理、治疗集中操作，避免过多开启箱门，影响箱温。

4.勤测体温，根据体温来调节箱温。

5.暖箱每日用消毒液内外擦拭 1 次，水箱用水每日晨更换 1 次。出箱后，彻底消毒，备用。

6.暖箱不宜放在阳光直射或对流风位置，以免影响箱内温度控制。

（五）出箱标准

1.体重增到 2 000g 左右或以上。

2.连续 3 天体温正常且一般情况良好者。

（米兰　王敏　冯慧）

第八章 眼科疾病手术护理技术操作常规

第一节 内眼手术护理技术操作常规

指导各项术前检查和专科检查。

（一）术前护理

1.做好解释工作，说明手术的必要性和后果以及注意事项，解除思想顾虑及紧张心理，使其配合治疗。

2.注意休息。根据病情给予平卧或半卧位。

3.给高热量、易消化的半流或软食，多食蔬菜水果，保持大便通畅。

4.抗生素眼液滴眼.睡前涂抗生素眼膏连用数日。必要时做结膜囊细菌培养。预防术后感染。

5.按医嘱应用散、缩瞳剂。白内障、视网膜脱离者应充分散瞳，角膜移植者，一般应缩瞳，便于检查和手术。

6.指导病人（视网膜脱离者例外），学会预防咳嗽和打喷嚏的方法，（舌尖顶压上腭或用手指压人中）。

7.每日测体温、脉搏、呼吸 2 次。必要时测血压，如有异常，应给予处理。

8.术前 1 日洗头、理发、更衣、剪睫毛，术前早晚各 1 次行泪道冲洗和结膜囊冲洗。

9.全麻者按全麻术前护理。

10.按医嘱术前用药。

（二）术后护理

1.全麻者按全麻术后护理。

2.根据手术要求给予平卧、俯卧或半卧位。

3.注意观察术后有无渗血、渗液，敷料是否松脱或移位，如有异常，给予及时处理。

4.伤口剧痛病人，应检查绷带是否包扎过紧，有无眼压增高现象，酌情应用镇静剂或止痛剂。

5.嘱病人卧床休息，勿大声说话，避免咳嗽和打喷嚏.以防伤口裂开。

6.按医嘱给半流或易消化、营养丰富的软食。

7.双眼包扎或需卧床休息者，应协助做好生活护理。

8.注意保暖，预防感冒。术后病人应与绿脓杆菌等特殊感染者隔离。

9.保持大便通畅，避免用力排便而致伤口裂开和前房积血，影响伤口愈合。必要时服用缓泻剂。

10.定时测量体温、脉搏、呼吸。对有高血压、心脏病的病人应每日测血压.注意观察有无伴随其他症状，以便及时配合医生处理。

11.出院前，教会病人点眼药水及涂眼膏方法。指导病人出院后数日内不可剧烈运动与重体力劳动。定期复查。

第二节 白内障摘除与人工晶体植入手术护理技术操作常规

晶状体混浊影响视力者称为白内障。世界卫生组织防盲规定：晶状体混浊而矫正视力在 0.5 以下者，才归入白内障诊断范围。白内障是主要致盲性眼病，分为老年性白内障、糖尿病性白内障、外伤性白内障、并发性白内障和先天性白内障等。

（一）术前护理

1.按内眼术前护理常规。

2.了解白内障类型，协助医生做好视力、光定位、色觉、眼压等项检查。人工晶体植入者加查角膜曲率、A 超、屈光度等。

3.术前晚及术晨常规冲洗泪道及结膜囊。手术日晨按医嘱滴用散瞳药物。

4.注意有无眼压变化，如眼压增高，按医嘱服用降眼压药。

5.老人应注意观察生命体征及全身情况，如有异常及时处理。情绪紧张者手术日晨口服镇静剂。

6.糖尿病性白内障，术前应控制血糖。

（二）术后护理

1.按内眼术后护理常规。

2.取平卧位，保持头部固定，限制头部活动 3 天。

3.给半流或易消化软食，3 天内避免用力咀嚼。糖尿病者给糖尿病饮食。

4.术后 2 周勿用水洗脸或淋浴，避免将污水流入眼内。

5.密切观察伤口出血情况。对有前房积血者，应立即取半卧位或高枕卧位，防止血液流人玻璃体内。

6.嘱病人避免低头弯腰动作，术后 1 个月禁看电视、打牌等。

7.注意眼疼痛情况，如出现持续性眼痛、发热、分泌物增多，应考虑有眼压增高及感染的可能，需及时处理。

8.老年性白内障应避免术后复明而情绪激动，诱发心、脑血管意外。

9.术后第一天去除手术眼敷料，遵医嘱点抗生素眼药水，嘱病人勿揉眼或作猛烈瞬目动作。

10.点眼药水注意无菌操作，动作轻柔，防止压迫眼球而致眼内出血。

11.出院指导，交代病人按时服药，点眼药水，定期复查，3 个月以后配戴适度透镜片，以提高视力。

第三节　青光眼手术护理技术操作常规

青光眼是指具有病理性高眼压或视乳头血流灌注不良合并视功能障碍及视乳头萎缩、凹陷。青光眼是我国的常见眼病，占致盲眼病的第四位，人群中发病率约为0.21%~1.64%。青光眼失明后是不可能复明的，故早期诊断及治疗十分重要。

（一）术前护理

1.心理护理，使患者在住院期间精神愉快，与家属积极配合，共同去除一切诱发因素。

2.密切观察患者头痛、眼胀、虹视、雾视等高眼压先兆，必要时测眼压，并与医生及时联系。

3.有高血压者应注意控制血压。

4.睡眠时宜抬高枕头，以防因头部充血使上巩膜静脉压增高而导致眼压升高。

5.饮食要易消化，多食蔬菜，禁止吸烟、饮酒、喝浓茶和咖啡以及吃辛辣等刺激性食物。

6.做各种诱发试验时。应给患者解释清楚，使患者积极合作。眼压高时不能服用止痛片，以避免掩盖病情。按医嘱给降眼压药物时要注意药物作用及反应。

7.术前不能用阿托品、癫痫类药物，以免扩瞳引起眼压升高。

8.术前须按医嘱检查视野，测量眼压。

9.全麻者按全麻手术护理常规准备。

10.按内眼手术护理常规。剪手术眼睫毛，冲洗泪道和结膜囊。

（二）术后护理

1.按内眼手术后护理。

2.不需绝对卧床休息，双眼包扎者协助生活护理。

3.次日去除包扎敷料，并按医嘱点抗生素眼药水。

4.原发性青光眼手术后，必须注意非手术眼有无青光眼发作，如有症状，立即通知医生处理。

5.急性闭角型青光眼手术后，常因反应性虹膜炎而滴用散瞳剂，以防发生虹膜后粘连。而非手术眼仍滴用缩瞳剂，防止诱发青光眼，必须严格查对，防止差错发生。

6.防止受凉、咳嗽，保持大便通畅。

7.行抗青光眼滤过手术者，术后宜早期做眼球按摩，以促进手术滤过口通畅，房水排出增加，眼压下降，维持疗效。

8.出院指导。向病人交代有关注意事项，如用药、情绪、睡眠、饮食、活动、大小便等。养成生活规律，以防复发，定期复查。

第四节　角膜炎及角膜溃疡的护理技术操作常规

细菌性角膜炎是由细菌所致的角膜炎的总称，是常见的角膜炎。常见的致病菌有肺炎双球菌、金黄色葡萄球菌、表皮葡萄球菌、大肠杆菌、链球菌。匐行性角膜溃疡是典型的细菌性角膜溃疡，因常伴有前房积脓，故又称前房积脓性角膜溃疡。绿脓杆菌性角膜溃疡是由绿脓杆菌引起的最严重的细菌性角膜溃疡。

1.根据病情，选用细菌敏感滴眼液滴眼或抗生素球结膜下注射及全身应用，尽快控制感染。

2.保持结膜囊内清洁。及时清除分泌物。分泌物多者戴黑色眼镜.无分泌物者可用眼垫遮盖，避免刺激。

3.患眼滴1%阿托品眼液，充分散瞳，防止虹膜后粘连，以利眼部休息。减轻炎症反应，止痛。

4.局部湿热敷.促进血液循环。加速炎症吸收。

5.有穿孔危险者，服用降眼压药，限制活动。保持大便通畅。

6.滴眼液时，动作要轻柔.切勿按压眼球。以防角膜穿孔。

7.嘱病人勿用力闭眼，防止受凉，避免咳嗽或打喷嚏。

8.如有绿脓杆菌感染者应隔离。如有条件可安置单人房间。要严格遵守操作规程，所用药物及物品固定专用.用后消毒。污染敷料、棉签等应集中焚烧，防止院内感染。

9.前房积脓久治不愈者，可行前房穿刺或冲洗。必要时行眼球摘除术。

10.角膜已穿孔或形成瘘管者，有条件时，可考虑行角膜移植术。

11.避免情绪波动，加强营养，有条件时要适当进行锻炼，以提高机体抵抗力。

第五节　视网膜脱离手术护理技术操作常规

视网膜脱离是指视网膜的神经上皮层与色素上皮层之间的分离，可分为裂孔性.非裂孔性以及牵引性3大类。

（一）术前护理

1.按内眼术前护理常规。

2.卧床休息，限制头部活动。必要时包盖双眼，以减少眼球转动，使视网膜平伏，便于查找裂孔。

3.协助病人做好生活护理，注意保暖，预防感冒等并发症。

4.术前应充分散瞳，瞳孔散大不明显时，可于结膜下注射散瞳合剂，以便眼底检查，确定裂孔位置。

5.手术日晨少食，必要时应用镇吐药物，防止术中过多牵拉眼肌。引起呕吐。

（二）术后护理

1.按内眼术后护理常规。

2.按手术要求选择卧位，头部相对固定，避免过多活动，以利伤口愈合。

3.给予易消化半流饮食。严重呕吐者暂禁食，并应用镇吐药物及输液。

4.注意观察伤口有无疼痛及出血情况，包扎敷料有无移位或松脱。

5.保持大便通畅，注意防止受凉咳嗽及打喷嚏，以免用力使视网膜重新脱离。

6.术后双眼包扎 2 天~3 天，遵医嘱按时点抗生素及扩瞳眼液，动作轻柔，注意无菌操作。

7.病人因卧床时间较长，离床活动时，应防止发生晕厥等现象。对独眼或黄斑部较大裂孔或多个裂孔者，可酌情延长卧床时间。

8.嘱病人尽量避免弯腰、低头和剧烈活动，并做好生活护理。

9.病人出院时，应嘱附其半年内避免参加重体力劳动或震动，禁止高空作业。

第六节　眼外伤护理技术操作常规

机械性、物理性和化学性等因素直接作用于眼部，引起眼的结构和功能代谢损害，统称为眼外伤。依据眼外伤的致伤因素，机械性眼外伤通常包括眼挫伤、眼球穿孔伤、结膜角膜异物伤及眼球内异物；非机械眼外伤包括热烧伤、化学伤、辐射伤和毒素伤等。眼外伤是最主要的单眼致盲原因。

（一）术前护理

1.详细了解伤情，致伤时间，有无异物存留及异物性质，曾否处理，协助检查视力。

2.检查伤眼时，动作要轻，如有虹膜玻璃体等嵌顿创口处或创口裂开者，更应注意防止挤压伤眼，使眼内容物流出。

3.有前房和玻璃体大量积血者给予半卧位、注射止血等药物，必要时应用脱水剂。以促进血液和渗出物吸收，降低眼压。

4.预防感染，局部和全身尽早应用抗生素，注射破伤风抗毒素。

5.注意体温、脉搏、呼吸、血压变化，有无合并颅脑、颌面部等其他部位损伤，如发现异常，还应观察意识、瞳孔等变化，及时配合医生处理。

6.眼球穿孔伤者禁忌冲洗，可用无菌棉签清除污物，局部滴抗生素眼液或球结膜下注射抗生素。

7.做好心理护理，安慰病人。需手术者，应向其说明手术的必要性、预后及注意事项，尤其是眼球摘除者，按内眼手术前护理。

（二）术后护理

1.按内眼术后护理常规。

2.卧床休息 2 天~3 天，伤口过大或手术伤及视网膜者，酌情延长休息时间。

3.注意观察手术眼有无出血、疼痛或感染情况，若病人出现发热、患眼渗液较多、疼痛及刺激症状明显加重并有视力下降，应及时与医师联系。

4.经常检查伤眼改变及有无类似葡萄膜炎症状，及早发现，及时治疗，以免引起交感性眼炎。

第七节　斜视手术护理技术操作常规

两眼不能同时注视目标，一眼注视目标时另一眼偏离目标，表现眼位不正，称为斜视。多为眼外肌或支配眼外肌的神经功能异常所致。根据病因分为共同性斜视和麻痹性斜视两大类。

（一）术前护理

1.做好耐心细致的解释工作。

2.协助医生行三棱镜检查及角膜缘牵引缝线试验。

3.手术日前1日洗头、洗澡、更衣，搞好个人卫生。

4.手术日清淡少食，避免术中因过分牵引眼肌而致恶心呕吐。

5.手术日晨冲洗结膜囊，遵医嘱给予口服镇静剂。

（二）术后护理

1.平卧、限制头部活动.禁止眼球转动。

2.双眼包扎1天~2天，协助生活护理。

3.预防感冒，避免咳嗽。

4.清淡易消化半流饮食2天~3天后，无恶心呕吐者给予普食。

5.术后第一天，遵医嘱点抗生素眼水，动作轻柔，注意无菌操作。

6.术后5天~7天拆除伤口缝线。

7.出院指导。向病人交代注意事项。如用药、饮食及活动等，注意眼部卫生，定期复查。

第八节　虹膜睫状体炎护理技术操作常规

1.注意观察瞳孔大小，对光反应是否正常以及虹膜纹理、颜色，有无新生血管，结节形成。

2.用1%阿托品眼液或眼膏点眼。充分散瞳的次数和剂量依病情而定，防止虹膜后粘连。观察用药反应，尤其是对儿童和老人要谨慎使用。

3.瞳孔难以散大或已发生虹膜后粘连者，可用1%阿托品液和双星明眼液交替滴眼。必要时结膜下汴射散瞳合剂。

4.及时有效地应用皮质激素和抗生素。如局部滴药、结膜下或球后注射，同时全身应用.以控制炎症发展。

5.患眼每日行湿热敷或超短波理疗，促进局部血液循环，加速炎症吸收及止痛。

6.戴有色眼镜，以减轻眼部刺激。

7.密切观察病情变化，注意有无其他全身症状，若经药物控制，局部刺激症状改善不明显，甚至加剧并伴有头痛、呕吐、视力下降，提示继发青光眼可能，主动配合医生及时处理。

8.慢性反复发作者。可行免疫检查。考虑做免疫疗法。

9.协助医生寻找病因。针对病因进行治疗。以防复发。

第九节　视网膜动脉（静脉）阻塞护理操作常规

视网膜动脉阻塞是指视网膜中央动脉或其分支阻塞。视网膜静脉阻塞是指视网膜中央静脉或其分支阻塞。

1.心理护理：由于此类眼疾可致视力急剧下降，视力损害严重。患者常有焦虑、恐惧心理，护士要热情解答患者的疑问，做好心理疏导工作.消除焦虑恐惧心理，坚定信心，配合治疗及护理。

2.急救处理：动脉阻塞者遵医嘱立即吸入95%氧及5%二氧化碳混合气体10分钟，每小时1次。球后注射托拉苏林、乙酰胆碱扩张血管。静脉阻塞者立即溶栓治疗，积极寻找病因，治疗原发疾病。

3.综合性治疗可全身应用扩血管类、维生素及神经营养剂。

4.教会病人自行按摩眼球方法，即闭眼后用手指压迫眼球5秒~10秒，然后立即松开手指5秒~10秒，重复数次，其目的是降低眼压，使视网膜血管扩张。

（孙玉 米兰 时芬 王敏 冯慧 杜飞）

第九章　耳鼻喉科疾病护理操作常规

第一节　耳鼻喉科疾病一般护理技术操作常规

一、病人人院后，安置床位，介绍入院须知。

二、一般病人进普食，急重症按医嘱给予饮食。

三、每日测体温、脉搏和呼吸 2 次。体温 37.5 ℃以上每日测 3~4 次。

四、定时巡视病房，特别注意呼吸困难、出血、眩晕等病情，以便及时处理。

五、保持病室和病床的清洁卫生，帮助病人搞好个人卫生。

六、根据不同疾病，定时施行局部治疗，如点耳、点鼻、含漱、冲洗上颌窦等。

七、准备急救用品，如氧气、气管切开包、急救药等，以便随时取用。做青霉素等药物过敏试验，记于病历首页。

八、心理护理和健康教育：注意做好与病人及其家属的沟通工作，及时解释和说明病情，通过多种形式及时了解病人的心理活动及需求并予以满足，以取得病人对治疗和护理的配合。鼓励病人树立战胜疾病的信心。术后交代注意事项，做好出院指导，告诉病人用药的具体方法、复诊的时间、饮食、休息及有关注意事项，以利康复。

第二节　耳科疾病一般护理技术操作常规

一、病人人院后送至指定床位，向病人介绍病区环境和有关制度。测体温、脉搏、呼吸、血压、体重，并通知主管医师。

二、嘱病人注意休息，病室内经常保持整洁、安静、空气流通，降低噪声，调节适宜的温、湿度。

三、新人院病人每日测体温、脉搏、呼吸 3 次，连续 3 日。体温在 37.5℃以上者，每日测 4 次；体温达 39℃以上者，每 4 小时测 1 次；待体温恢复正常 3 日后改为每日 1 次。每日记录大、小便 1 次。

四、按医嘱进行分级护理。

五、24 小时内留取三大常规标本送检。

六、经常巡视病房，及时了解病人的生活起居、饮食、睡眠和神志等情况，做好相应的护理工作。

七、严密观察病人的神志、面色、舌象、脉象，耳部内外红、肿、热、痛的程度和耳道分泌物的色、质、量、气味，以及听力障碍、耳鸣等症状的变化，并做好记录。若发现病情突变，立即报告医生，并配合处理。

八、按医嘱给予相应饮食，注意饮食宜忌。

九、按医嘱准确给药。内服药应根据类型不同，在服药的时间、温度、方法上应各有区别。观察用药后的效果和反应，并做好记录。

十、对手术病人，应做好术前准备与术后护理。

十一、严格执行消毒隔离制度，防止交叉感染。

十二、心理护理和健康教育：注意做好与病人及其家属的沟通工作，及时解释和说明病情，通过多种形式及时了解病人的心理活动及需求并予以满足，以取得病人对治疗和护理的配合。鼓励病人树立战胜疾病的信心。术后交代注意事项，做好出院指导，告诉病人用药的具体方法、复诊的时间、饮食、休息及有关注意事项，以利康复。

第三节　内耳开窗术护理技术操作常规

一、术前护理

1.执行耳鼻喉科一般护理。

2.术前一日准备皮肤，范围为耳周围 6~10 cm，需植皮者应准备同侧大腿内侧皮肤。

3.术前按医嘱服安眠药。

4.术日晨禁食。

5.用 3% 双氧水清洗外耳道分泌物，75% 酒精对外耳道皮肤进行消毒，以消毒棉球堵塞外耳道口。女病人应将患侧头发梳向健侧后固定。

二、术后护理

1.病人取平卧位或健侧卧位卧床休息一周。

2.注意有无头痛、恶心、呕吐。

3.术后第二日更换外部敷料，6~7 日拆线，10~14 日取出外耳道纱条。外耳道口以消毒棉球堵塞，避免污水进入。

4.嘱病人术后一周内勿用力擤鼻，以免影响移植片愈合。

5.用抗生素控制感染。

6.出院前做听力检查，术后 3~6 个月复查。

三、心理护理和健康教育

注意做好与病人及其家属的沟通工作，及时解释和说明病情，通过多种形式及时了解病人的心理活动及需求并予以满足，以取得病人对治疗和护理的配合。鼓励病人树立战胜疾病的信心。术后交代注意事项，做好出院指导，告诉病人用药的具体方法、复诊的时间、饮食、休息及有关注意事项，以利康复。

第四节　鼓室成形术护理技术操作常规

一、术前护理

同内耳开窗术前护理。

二、术后护理

1.病人取平卧或健侧卧位。如无眩晕、发烧等症状，次日可下床活动。

2.用1%麻黄素生理盐水点鼻，保持咽鼓管通畅。

3.术后第二日更换外部敷料，6~7日拆线，10~14日取出外耳道纱条。外耳道口以消毒棉球堵塞，避免污水进入。

4.嘱病人术后一周内勿用力擤鼻，以免影响移植片愈合。

5.用抗生素控制感染。

6.出院前做听力检查，术后3~6个月复查。

三、心理护理和健康教育

注意做好与病人及其家属的沟通工作，及时解释和说明病情，通过多种形式及时了解病人的心理活动及需求并予以满足，以取得病人对治疗和护理的配合。鼓励病人树立战胜疾病的信心。术后交代注意事项，做好出院指导，告诉病人用药的具体方法、复诊的时间、饮食、休息及有关注意事项，以利康复。

第五节　鼻科疾病一般护理技术操作常规

一、病人入院后送至指定床位休息，向病人介绍病区环境和有关制度。测体温、脉搏、呼吸、血压、体重，并通知有关医生。

二、病室内保持清洁、空气流通，根据病情调节相宜的温、湿度。

三、对新入院的病人每日测体温、脉搏、呼吸3次，连续3日。体温在37.5℃以上者，每日测4次；体温达39℃以上病人，每4小时测1次，待体温恢复正常3日后改为每日1次。每日记录大、小便1次。

四、按医嘱进行分级护理。

五、24小时内留取三大常规标本送检。

六、经常巡视病房，及时了解病人的生活起居、饮食、睡眠和神志等情况，做好相应的护理工作。

七、严密观察病人的神志、面色、脉搏、头痛的性质、部位，以及鼻腔分泌物的色、质、量、气味的变化和鼻腔出血、破溃、嗅觉等情况。

八、按医嘱给予相应饮食，注意饮食宜忌。

九、按医嘱准确按时给药。观察用药后效果和反应，并做好记录。

十、对手术病人，应做好术前准备与术后护理。

十一、严格执行消毒隔离制度，防止交叉感染。

十二、心理护理和健康教育：注意做好与病人及其家属的沟通工作，及时解释和说明病情，通过多种形式及时了解病人的心理活动及需求并予以满足，以取得病人对治疗和护理的配合。鼓励病人树立战胜疾病的信心。术后交代注意事项，做好出院指导，告诉病人用药的具体方法、复诊的时间、饮食、休息及有关注意事项，以利康复。

第六节　鼻部手术护理技术操作常规

一、术前护理

1.执行耳鼻喉科一般护理。

2.剪鼻毛、剃胡须，如行鼻侧切开，须准备面部皮肤。

3.清洁鼻腔。有萎缩性鼻炎者术前用温生理盐水清洗鼻腔痂皮，每日1~2次。

4.术前晚可用镇静剂。

5.进手术室前嘱病人排空大、小便。

6.局部麻醉者术前可进少量饮食。全麻者术日晨禁食，按医嘱给术前用药。

二、术后护理

1.取半卧位，减轻头部充血，便于引流及吐出分泌物。如果有头晕或虚脱应改为平卧位。全麻者未清醒时去枕平卧，头偏向一侧。

2.注意鼻部出血。渗血量较多时，对鼻部进行冷敷或肌注止血药。疼痛时给予镇痛药。

3.嘱病人尽量避免打喷嚏，以免鼻内堵塞纱条松动脱出。鼻内纱条一般于24~48小时取出，取出填塞物后，24小时内应安静卧床休息。不擤鼻涕，用1%麻黄素生理盐水点鼻。

4.为避免口腔干燥，可用湿纱布覆盖口部，口唇干裂可涂液状石腊，必要时行雾化吸入。

5.进半流食或软食。

6.注意体温变化。术后发现病人出现剧烈头痛、恶心、呕吐等脑膜刺激症状，应及时通知医生。

三、心理护理和健康教育

注意做好与病人及其家属的沟通工作，及时解释和说明病情，通过多种形式及时了解病人的心理活动及需求并予以满足，以取得病人对治疗和护理的配合。鼓励病人树立战胜疾病的信心。术后交代注意事项，做好出院指导，告诉病人用药的具体方法、复诊的时间、饮食、休息及有关注意事项，以利康复。

第七节　上颌窦根治术护理技术操作常规

一、术前护理

1.同鼻部手术术前护理。
2.给含漱剂清洁口腔。
3.如上颌窦分泌物较多，术前日作上颌窦穿刺冲洗。

二、术后护理

1.同鼻部手术护理。
2.取半卧位，头偏向健侧，以减轻肿胀，利于引流。
3.患侧颊部用纱布垫压迫和四头带固定 24~48 小时。
4.保持口腔清洁，进食后用含漱剂漱口。但术后一周内勿刷牙。勿用力擤鼻。
5.术后 24~48 小时可抽出填塞的纱条。如出血较多，可逐步抽除。
6.取下上颌窦压迫带后可行热敷，并可冲洗窦腔。

三、心理护理和健康教育

注意做好与病人及其家属的沟通工作，及时解释和说明病情，通过多种形式及时了解病人的心理活动及需求并予以满足，以取得病人对治疗和护理的配合。鼓励病人树立战胜疾病的信心。术后交代注意事项，做好出院指导，告诉病人用药的具体方法、复诊的时间、饮食、休息及有关注意事项，以利康复。

第八节　喉部疾病一般护理技术操作常规

一、病人入院后送至指定床位，向病人介绍病区环境和有关制度。介绍主管医生护士。测量体温、脉搏、呼吸、血压、体重。

二、病室环境保持清洁、舒适、安静、空气新鲜，根据病情适当调节温湿度。

三、对新入院的病人每日测体温、脉搏、呼吸 3 次，连续 3 日。体温 37.5℃以上者，每日测 4 次；体温达 39℃以上者，每 4 小时测 1 次，待体温恢复正常 3 日后，改为每日 1 次。每日记录大、小便 1 次。

四、按医嘱进行分级护理。

五、24 小时内留取三大常规标本送检。

六、经常巡视病房，及时了解病人的生活起居、饮食、睡眠和情志等情况。做好相应的护理工作。

七、严密观察病人的神志、面色、声音、脉搏，注意咽喉部黏膜的颜色、有无肿胀、假膜及脓性分泌物。有呼吸困难者，应严密观察呼吸。若发现病情突变，可先应急处理，并立即报告医生。

八、按医嘱给予相应饮食，注意饮食宜忌。

九、按医嘱准确按时给药。观察用药后效果和反应，并做好记录。

十、对手术病人，应做好术前准备与术后护理。

十一、心理护理和健康教育：注意做好与病人及其家属的沟通工作，及时解释和说明病情，通过多种形式及时了解病人的心理活动及需求并予以满足，以取得病人对治疗和护理的配合。鼓励病人树立战胜疾病的信心。术后交代注意事项，做好出院指导，告诉病人用药的具体方法、复诊的时间、饮食、休息及有关注意事项，以利康复。

第九节　急性喉阻塞护理技术操作常规

一、心理护理：安慰病人，使之镇静休息，避免躁动以减少氧耗量。

二、一般取半卧位。随时吸出口咽部分泌物，给予氧气吸入。

三、密切观察呼吸困难程度，如发绀、呼吸频数、咳嗽、喉鸣声响、鼻翼扇动，三凹征等，与医生保持联系。

四、呼吸困难程度较轻者，可进饮食，但须避免误吸呛咳。嘱病人尽量少说话，小儿勿哭啼。有炎症者可用抗生素、肾上腺皮质激素等雾化吸入或静脉点滴。

五、呼吸困难趋向加重者，应做气管切开，按常规护理。

六、对喉梗阻，应治疗其病因方能彻底解除，例如咽后壁脓肿应行切开排脓。

第十节　气管切开术术后护理技术操作常规

一、半卧位或平卧位，去枕使颈部舒展，并应经常更换体位，以减少肺部并发症发生。儿童应固定双手，防止抓脱套管。

二、病人术后丧失讲话能力，需由专人守护，以便了解病人的需要。

三、术后可进流质或半流质饮食，注意进食有无呛咳及吞咽困难。

四、病室内保持温暖、清洁、湿润，按时做雾化吸入疗法，防止气管内结痂造成阻塞。

五、注意保持呼吸道通畅，按时冲洗、消毒内套管，在拔出内管时，应固定好外管，以防一并拔出。随时吸出套管内的分泌物，并鼓励病人咳嗽。应注意无菌操作，防止感染，外管如要更换应在手术1周后方可进行。

六、注意观察有无创口出血、皮下气肿及感染情况。皮下气肿伴有呼吸困难者，应考虑合并气胸、纵隔气肿的可能，如发现异常情况，应及时报告医生予以处理。

七、伤口敷料要保持清洁、干燥，如渗血或污染，应随时更换。经常检查病人套管固定带的松紧，过松易于脱落，过紧会影响血液循环。

八、拔管前应先试行堵管，堵管后要严密注意病情变化，以及呼吸情况，如果发声正常，呼吸平稳，可于24~48小时拔管，拔管后继续观察1~2天。伤口处以蝶形胶布拉紧皮肤，盖以无菌纱布，一般不需缝合。

九、病人带管期间、拔管前后，应随时准备气管切开或气管插管等急救器械，以防万一。

十、心理护理和健康教育：注意做好与病人及其家属的沟通工作，及时解释和说明病情，通过多种形式及时了解病人的心理活动及需求并予以满足，以取得病人对治疗和护理的配合。鼓励病人树立战胜疾病的信心。术后交代注意事项，做好出院指导，告诉病人用药的具体方法、复诊的时间、饮食、休息及有关注意事项，以利康复。

第十一节　气管、支气管异物护理技术操作常规

一、术前护理

1.向家属了解异物种类、发病后症状和经过情况。

2.患儿取半坐位或半卧位，避免哭闹和躁动，以免异物活动而嵌于声门处发生窒息。

3.迅速准备直接喉镜、支气管镜、异物钳、吸引器、氧气等急救物品。

4.支气管内异物的患儿全身情况不良者，行支持疗法，按医嘱给抗生素、输液、吸氧等。应密切观察T、P、R、Bp。手术多需全麻，术前禁食。

二、术后护理

1.密切观察有无呼吸困难。

2.按医嘱应用皮质激素和抗生素。

3.有吸气性呼吸困难时，给予吸氧，并准备气管切开。

三、心理护理和健康教育

注意做好与病人及其家属的沟通工作，及时解释和说明病情，通过多种形式及时了解病人的心理活动及需求并予以满足，以取得病人对治疗和护理的配合。鼓励病人树立战胜疾病的信心。术后交代注意事项，做好出院指导，告诉病人用药的具体方法、复诊的时间、饮食、休息及有关注意事项，以利康复。

第十二节　喉癌根治术护理技术操作常规

一、术前护理

1.心理护理：做好与病人的沟通工作，介绍疾病及手术的相关知识，说明手术的必要性，讲清术后发声能力的恢复程度、留置鼻饲管及气管套管的必要性，以求病人合作。

2.做好全身卫生准备，术前1天洗澡、备皮。备皮范围：颈部从乳突尖及下颌骨下缘起，双侧至颈侧后方，下至第三肋骨及肩部，面部剃胡须。

3.注意口腔卫生和呼吸道感染情况。

4.术前8~12小时禁食。选好合适胃管（17~18号），术前预先置入或者术中置入，备气管套管或者全喉切除后套管。

5.慢性器质性疾病、营养不良等均应于术前处理和纠正。

6.按全麻准备，如需肥皂水灌肠的患者应按麻醉前常规术前用药。

二、术后护理

1.按气管切开常规护理。

2.严格交接班，严密观察病情变化，严密观察输血、输液是否通畅及有无反应，若条件允许，设专人护理。

3.术后少量出血可予压迫止血。发现有新鲜出血不止，应立即打开创口，重新止血。

4.创口处理，术后第二天更换敷料，如负压引流渗出不多，可于48小时内撤出。

5.应用抗生素控制感染，如有感染，可加大抗生素的剂量，直到除去引流物的时间或者持续引流物感染被控制为止。

6.防止肺部并发症。加强气管内吸引，滴入抗生素液。如为喉部分切除术或者喉功能重建术，术后误吸情况明显，可戴用带气囊的气管套管以防误吸。

7.术后第二天开始鼻饲，等创口愈合、进食无误吸后，术后10天可拔除鼻饲管。

8.术后2~3天可坐起，争取早日下床活动。

9.喉部分切除或者喉功能重建术者，创口愈合后可堵管说话，喉全切除者，待痊愈后，训练食管发音或者安装发音管。

三、心理护理和健康教育

注意做好与病人及其家属的沟通工作，及时解释和说明病情，通过多种形式及时了解病人的心理活动及需求并予以满足，以取得病人对治疗和护理的配合。鼓励病人树立战胜疾病的信心。术后交代注意事项，做好出院指导，告诉病人用药的具体方法、复诊的时间、饮食、休息及有关注意事项，以利康复。

（孙玉 米兰 时芬 王敏 冯慧 杜飞）

第十章 口腔外科疾病护理技术操作常规

第一节 颌面外科护理技术操作常规

（一）术前护理

1.按外科手术一般护理常规。

2.做好解释工作，取得患者的配合。

3.口腔或面部如有慢性感染病灶时按医嘱做适当处理。术前2天~3天，应洁牙或用漱口液漱口3次~4次。

4.配血。做药物过敏试验，检查各项化验常规及胸片报告。

5.皮肤准备：

（1）头面部手术须剃去头发，下颌、腮腺、颈部手术时须剃去耳周6cm的头发。

（2）植骨术前2天开始准备皮肤，全身沐浴。取自体肋骨者应剃腋毛；取髂骨者应剃去阴毛，清洁脐孔周围皮肤。

（3）腹部及大腿内侧取筋膜或体皮时应剃阴毛。

（4）做前臂游离皮瓣患者，术前3天开始用肥皂水清洗取皮部位，剪去指甲，清除甲垢。

（二）术后护理

1.检查包扎敷料松紧及渗出情况，如创口渗血较多时，报告医生并协助处理。

2.根据病情需要，做好口腔护理，保持口腔卫生。

（三）饮食护理

1.颌骨骨折或颌肿瘤切除后，口腔内有游离皮瓣，腭裂患者，需较长时间进流质饮食。调配时，需计算食物中的热量和钾、钠，以及各种维生素的含量。

2.手术后张口受限，口腔内有创面的患者，腭裂术后第3周进半流质饮食。

3.口腔术后恢复阶段，腭裂手术后第5周开始进软食。

第二节 上下颌骨骨折护理技术操作常规

（一）对症护理

1.急症入院时观察生命体征、神志、瞳孔的变化。

2.保持呼吸道通畅，及时吸出口腔内分泌物。

3.外伤严重、牙颌错位影响呼吸时，应做紧急气管切开的一切准备。

4.在全身状况稳定后，协助医生行局部清创，并做清洁全身皮肤准备，理发剃须，行手术复位。

5.如有软组织损伤者，必须在 24 小时内完成 TAT 试验。TAT 阳性患者做脱敏试验。

（二）术后护理

1.手术复位后，必须进行有效的固定，4 周~6 周后，用弹力绷带做成吊帽进行外固定。

2.牙颌固定时间较长者应鼓励患者多饮水，多漱口，注意口腔卫生。

3.术后 4 周~6 周内进流质饮食，注意营养的摄入量，维持水、电解质平衡。

第三节　唇裂修补术护理技术操作常规

（一）术前护理

1.按口腔颌面外科的一般术前护理。

2.向患儿家长做好解释工作，取得家长配合。

3.手术前 3 天进行汤匙训练。母乳喂养的患儿应断奶，不可使用奶瓶喂养。

4.手术前 3 天用呋喃西林麻黄素滴鼻。

5.保持口周皮肤清洁。

6.保暖，预防呼吸道感染。

（二）术后护理

1.按整复外科一般护理常规。

2.按全麻护理常规。密切观察体温、脉搏、呼吸，保持呼吸道通畅至清醒。

3.幼儿应约束双手的活动，以免损伤或感染伤口。

4.注意保暖，防止手术后上呼吸道感染、流涕，而使唇部伤口糜烂、破溃甚至裂开。

5.手术后 24 小时可将外敷料去除，不用药物及油膏涂抹，保持创面清洁、干燥。为减少创缘张力，防止外物触撞，可用唇弓保护创口。

6.手术后 5 天~6 天拆线，若患儿拆线时哭闹不合作，可适当给予镇静剂。拆线后一周内，防止跌倒撞伤而导致伤口裂开。

第四节　腭裂成形术护理技术操作常规

（一）术前护理

1.按整复外科一般护理常规。

2.做好口、鼻腔清洁工作。术前 3 天用 0.25%氯霉素滴鼻，每日 4 次，生理盐水漱口，每日 3 次。

3.对患有口腔、耳、鼻、咽部感染病灶者，应控制感染，以防再行手术。

（二）术后护理

1.按整复外科一般护理常规。

2.按全麻护理常规。严密观察体温、脉搏、呼吸，注意呕吐物颜色及量。

3.保持呼吸道通畅，及时吸出口内分泌物。注意吸引管不能直接吸引伤口部位。

4.密切观察病人有无声音嘶哑、喉头水肿现象。

5.手术后 24 小时内，严密观察伤口出血情况，如有出血，采用无菌技术压迫止血或药物止血。必要时配合医师做创口探查结扎止血。

6.全麻清醒后 6 小时至 2 周内，可给温冷流质饮食，第 3 周逐步改为半流质或软食。

7.手术后 2 周内患者必须保持安静，严禁大声哭叫。

8.认真做好口腔护理。每次食后用温开水漱口，以保持口腔清洁。

9.切口内填塞的碘仿纱条可在 8 天~10 天内拔除，拔除后 2 小，时内禁食，以免食物遗留在松弛切口内。

l0.成人缝线一般可在术后 2 周拆除。幼儿不必拆线，任其自行脱落。伤口愈合后 1 周开始进行语言训练。

第五节　腮腺肿瘤手术护理技术操作常规

腮腺肿瘤可发生于任何年龄，良性肿瘤以多行性腺瘤最多见，恶性肿瘤以腺泡细胞癌、黏液表皮样癌、腺样囊性癌常见。

临床表现：良性肿瘤以无痛、生长缓慢、活动肿块为主要特征；恶性肿瘤以疼痛、浸润性生长、侵犯神经、出现不同程度面瘫、张口受限为主要特征。

按口腔科疾病手术一般护理常规。

（一）术前护理

1.向患者解释手术目的、方式及术后并发症的发生，如合并口角歪斜、眼睑闭合不全，应及时治疗。

2.备美兰于术前腮腺导管注射。

3.备皮范围。患侧耳上、耳后 5cm 毛发，长发者应将患侧头发梳向对侧，结成小辫。

（二）术后护理

1.麻醉清醒后取半卧位。

2.给予半流质饮食，避免进刺激腮腺分泌的食物。抑制腺体分泌的药物应饭前 30 分钟服用。

3.保持引流通畅，观察引流液的性质及量。注意切口有无渗出、肿胀，若渗液较多，及时协助处理。

4.切口局部加压包扎.松紧度适宜，过紧影响呼吸，过松会导致渗血、渗液、涎瘘致感染，影响切口愈合。

5.观察有无口角歪斜、闭眼不全等并发症。

（三）健康教育

1.拆线后仍需加压包扎 1 周。保持局部清洁，防止感染发生。

2.如有不适及时门诊复查。

第六节　颞颌关节强直手术护理技术操作常规

颞颌关节强直是指器质性病变导致长期开口困难或完全不能开口。临床上分为两类，一类为关节内强直，主要是由于炎症、关节损伤引起，另一类为颌间挛缩，主要是由于损伤形成挛缩瘢痕。

临床以张口困难。面部形成发育障碍畸形，咬合关系错乱，髁突活动减弱或消失，口腔或颌面部瘢痕挛缩或缺损、畸形为主要特征。

按口腔疾病手术一般护理常规。

（一）术前护理

1.向患者解释手术目的、方式及注意事项，以利配合手术。

2.准备术中用物、硅胶、X 线片等。

（二）术后护理

1.密切观察患者意识、瞳孔、血压、脉搏、呼吸等变化。

2.注意切口有无出血及硬膜胶和支撑物松弛移位等。

3.手术后 7 日~10 日内给予流质饮食。

4.保持口腔清洁，防止感染。

5.手术后 10 日开始练习张口，防止关节僵硬导致手术失败。

（三）健康教育

1.指导患者配合理疗，促进功能恢复。

2.张口训练：术后 7 日~10 日开始使用阶梯形张口训练器，由低到高训练张口，张口度以颞颌关节部感觉疼痛为度，每日训练时间越多越好，训练期至少半年。

3.手术后半年摄全景片，了解颞颌关节结构及功能情况。

4.指导患者白天使用张口器练习张口，晚上戴上颅颌绷带。

5.定期复查。

第七节　下牙龈癌手术护理技术操作常规

下牙龈癌多为鳞状细胞癌，生长较慢，以溃疡型多见，男性多于女性，好发于磨牙区。

临床表现为压痛、牙齿松动及牙龈部肿块，肿瘤侵及口底及颊部引起张口困难，淋巴转移多见于患侧下颌及颏下淋巴结。

按口腔科疾病手术一般护理常规。

（一）手术前护理

1 向患者解释手术目的、方式及注意事项以利配合。

2.备皮范围。上至下眼睑、下至颌骨下 2cm~6cm，理发。取胸大肌皮瓣应剃去腋毛。

3.下颌骨切除需植骨者，术前 3 日应用抗生素。

4.保持口腔清洁、洁牙处理。

（二）手术后护理

1.取平卧、头正中位，两侧用沙袋固定。

2.观察生命体征变化。

3.保持呼吸道通畅，及时清除分泌物，气管切开者按气管切开护理常规。

4.注意切口有无渗液、渗血，以及皮瓣颜色、温度、弹性等情况。取皮区应加压包扎，渗血较多的用沙袋压迫。

5.保持引流通畅，记录引流液量、颜色及性质。术后 24 小时内引流量超过 200mL 或短期内有大量出血，应及时处理。若引流液呈淘米水样混浊，提示有乳糜漏，应立即拔管，局部加压。

6.给予鼻饲流质，保持口腔清洁。

（三）健康教育

1.注意休息，不宜参加体力劳动。

2.指导患者正确使用斜面导板，保持咬合关节正常。

3.下颌骨切除植骨者，应避免短期内进坚硬食物。

4.定期复查，按时化疗及服用抗肿瘤药物。

第八节　舌癌根治手术护理技术操作常规

舌癌是口腔颌面部常见的恶性肿瘤，男性多于女性。主要是由于长期机械刺激恶变而成，如残冠、残根、锐利牙尖、不合适的假牙等；过度的烟、酒嗜好，以及营养和代谢障碍；癌前白斑、红斑等。

临床表现为早期呈蕈状突起，随即向基底浸润，表面产生溃疡，开始无痛，病变向深层组织扩展后，则有自发剧痛，说话、进食、吞咽受限；晚期可蔓延至口底及颌骨，并向后至舌腭及扁桃体。

按口腔科疾病手术一般护理常规。

（一）手术前护理

1.向患者说明手术目的、方法以及可能出现的问题，如手术后短期内不能进食、说话不清、流涎等。以消除紧张情绪，使其配合治疗。

2.备皮范围。手术野及转瓣区皮肤均应准备。

3.备血，普鲁卡因皮试。

4.保持口腔清洁，漱口液含漱 3 日。

5.遵医嘱应用抗生素。

6.手术前置胃管。

（二）手术后护理

1.全麻清醒后取半卧位，以利于呼吸及减轻颌面部水肿。

2.给予鼻饲流质 1 周。

3.严密观察患者生命体征变化及伤口出血情况。

4.保持口腔清洁，漱口液含漱每日 2 次。

5.观察口底肿胀情况，及时清除口内分泌物，保持呼吸道通畅，行气管切开者按气管切开护理常规。

6.行舌、颌、颈联合根治术者应保持负压引流通畅，并观察引流液的量、颜色及性质。

7.对有下颌骨 L 型或方块切除者，应观察咬合关系。

8.观察颈部皮瓣及口底皮瓣血运情况，防止皮瓣坏死。

（三）健康教育

1.遵医嘱化疗。

2.发声训练。

3.及时处理癌前病变，加强防癌宣传，开展防癌普查。

4.定期随访，预防复发。

（孙玉 米兰 时芬 王敏 冯慧 杜飞）

第十一章　手术室护理技术操作常规

第一节　嗜铬细胞瘤切除术

【适应症】

肾上腺或肾上腺外较大的嗜铬细胞瘤，周围有较厚的包囊包裹，包囊与周围组织紧密粘连，且表面有较多曲张血管，难与周围组织剥离。

【麻醉】

连续硬膜外或全身麻醉。

【体位】

侧卧位，腰部对准腰桥。

【物品准备】

泌尿外科开腹器械包1个，大敷料包1个，手术衣4件，单极电刀1套，n8双腔导尿管1根，硅胶引流管1根，

【手术步骤及配合】

1.常规消毒皮肤，铺无菌单，手术区域皮肤无菌保护膜，铺无菌开腹大洞巾。

2.切口　取一般可采用第12肋下缘切口，切口自脐上2cm，腹直肌外缘斜向外上方，达第11肋间前段。

3.切开皮肤，皮下组织，必要时可以切除第12肋骨，钝性分离显露肾脏，并用电凝或1号丝线结扎止血。

4.用止血钳及剪刀分离、切开肾周筋膜，游离肾上极及腹侧面，并钝性分离肾上极与膈肌间脂肪组织，暴露肾上腺组织。

5.用手钝性分离肾上腺周围组织，于肾上腺下极处钳夹切断并用7号丝线结扎肾上腺动脉，此时注意病人血压变化，输液加快。然后游离肾上腺的后面用丝线结扎肾上腺的中、上动脉。

6.腺门部的血管用7号丝线进行缝扎，然后切除瘤体，清理观察有无残留的腺体，充分止血，放置烟卷引流1根。用1号丝线依次缝合皮下组织及皮肤，覆盖无菌刀口敷贴。

第二节　等离子体电切前列腺增生症手术

【适应症】

腺体较大，且突人膀胱内，有较多残余尿，一般多于 50mL。

【麻醉】

一般采取连续硬膜外或腰硬联合麻醉。

【体位】

取截石位，两腿分开架起，不必过于屈曲，平放于支架上即可，并根据病人体型调整架腿架的角度与高度。

【物品准备】

3000mL 生理盐水、冲洗液和特制 "Y" 形硅胶冲洗输液器，Gyms 电切镜手术器械、等离子体电切成像系统和电切仪、电切器械包 1 个、F20 三腔气囊导尿管。

【手术步骤及配合】

1.常规消毒皮肤，铺无菌单，手术区域采用 3L 脑外科粘贴巾引流冲洗液和尿液，为保持敷料清洁干燥，防止感染，铺无菌大洞巾。

2.术前调整好冲洗液的高度，并接好电源，检查各种仪器是否完好，备用，同时将电切仪的脚踏板放置于合适的位置以便手术者使用方便。

3.配合手术者连接好电切镜和高频发生器、24F 镜鞘、300 观察镜、电切环及电视监视系统、冷光源与生理盐水冲洗液，同时用窗帘遮蔽光线防止荧光屏反光，随时调节电凝输出功率，注意随时更换排空的冲洗液，使其处于持续冲洗状态，以冲掉膀胱内血液使视野清晰。医生用塑料围裙作自我保护。

4.插入电切镜，依次放人操作件及窥镜，连接冲洗液及出水导管，接好导光索及电源线。手术者取坐位，根据手术者的高低调整手术台高低，使放好的电切镜和术者眼平面相同。

5.手术者先观察膀胱内及前列腺的情况，然后开始电切。

6.手术结束时，用 Ellik's 器反复冲洗膀胱，以便将膀胱内的组织碎片全部排除出。取出电切镜，放置 F20 三腔气囊导尿管，并向囊内注入 30mL 生理盐水，调整位置后，反复冲洗至冲洗液变淡，结束手术。

第三节　膀胱部分切除术

【适应症】

1.不能经尿道电切的较大的局限性表浅性膀胱癌。

2.远离膀胱颈、膀胱三角区的独立性浸润性癌，肿瘤以外的膀胱壁无原位癌者。

3.肠道肿瘤浸润膀胱壁或与膀胱壁发生粘连者。

4.肿瘤虽已有全膀胱切除的指征，但病人不具备全切除的条件，或不愿意接受时可考虑行膀胱部分切除术。

【麻醉】

连续硬膜外麻醉。

【体位】

仰卧位，臀部用沙袋垫高。

物品准备　泌尿外科开腹器械包 1 个，大敷料包 1 个，手术衣 4 件，单极电刀 1 套，"S"形拉钩 3 个，n0 三腔导尿管 1 根，硅胶引流管 1 根。

【手术步骤及配合】

1.常规消毒皮肤，铺无菌单，手术区域皮肤无菌保护膜，铺无菌开腹大洞巾。

2.切口　取下腹正中切口或弧形切口。

3.切开皮肤、皮下组织，直达腹直肌前鞘再纵向切开腹直肌前鞘，分开腹直肌，直达腹膜，电凝或 1 号丝线结扎止血。

4.进入膀胱前间隙，用右手食指包裹纱布，将腹膜反折及膀胱周围筋膜向上后方推开，用空针穿刺穿出尿液。证明为膀胱后，检查肿瘤位置及输尿管口位置，用纱布保护伤口。在靠近肿瘤的一侧切开膀胱。

5.于膀胱外朝肿瘤部位进行分离，在离肿瘤 2cra 处用血管钳钳住膀胱壁，切开膀胱。同样方法边游离边切开，将肿瘤周围 2cra 的正常膀胱壁一并切除。如切除范围包括一侧的输尿管膀胱连接部，应做输尿管膀胱吻合术。

6.用蒸馏水冲洗膀胱伤口，以免癌细胞扩散。从尿道插入 F20 三腔导尿管，作术后引流和冲洗膀胱之用。

7.充分止血后，清点敷料、器械，用 1—0 肠线全层连续或间断缝合膀胱，在缝合过程中，应同时用 1—0 肠线第二层缝合，以免当第一层缝合完毕，无法显露切口深部做第二层缝合。

8.于膀胱前间隙放置"烟卷"引流一条，彻底止血后，再次清点敷料、器械，用 1 号丝线缝合皮下组织及皮肤，覆盖无菌刀口敷贴。

9.术后立即用生理盐水冲洗导尿管，以防血块堵塞管腔。

第四节　耻骨上前列腺切除术

【适应症】

1.腺体较大，且突人膀胱内，有较多残余尿，一般多于 50nl。

2.同时存在膀胱结石。

3.膀胱内有较大憩室须同时处理时。

4.需要探查膀胱内情况（存在肿瘤或异物）。

【麻醉】

连续硬膜外麻醉。

【体位】

仰卧位，骶部抬高，头、足稍低，枕部及腰部悬空处各垫一薄枕，使躯干呈轻度过伸状态，保持耻骨联合上缘与脐成一水平面。

【物品准备】

泌尿外科开腹器械包 1 个，大敷料包 1 个，手术衣 4 件，单极电刀 1 套，"S"形拉钩 3 个，120 三腔导尿管 1 根，硅胶引流管 1 根。

【手术步骤及配合】

1.常规消毒皮肤，铺无菌单，手术区域皮肤无菌保护膜，铺无菌开腹大洞巾。

2.切口　取下腹正中切口或弧形切口。

3.切开皮肤，皮下组织，直达腹直肌前鞘再纵形切开腹直肌前鞘，分开腹直肌，直达腹膜，电凝或 1 号丝线结扎止血。

4.进入膀胱前间隙，用右手食指包裹纱布，将腹膜反折及膀胱周围筋膜向上后方推开，用空针穿刺穿出尿液，证明为膀胱后，用两把组织钳牵开膀胱前壁，在其间用电刀切开膀胱前壁，然后钝性扩大膀胱切口。

5.用 3 个 "S" 形拉钩牵开膀胱，观察膀胱内情况，如有否结石、憩室或肿瘤等，然后观察前列腺增生情况，并同时辨清双侧输尿管口。用尖刀或电刀在突人膀胱的前列腺增生腺体（下称"腺瘤"）上弧形切开膀胱颈粘膜及前列腺包膜，用弯剪分离腺瘤与外科包膜之间的平面。

6.用食指沿上述平面伸人外科包膜内，将腺瘤从外科包膜内剥离。剥离腺体时，指尖应紧贴腺瘤表面，以免损伤包膜。

7.腺瘤被剥离后，于其尖部用拇、食指贴近腺体捏断或用弯剪剪断尿道。

8.剜出腺瘤后，探查有无残余腺瘤。用 "S" 形拉钩显露膀胱颈，迅速将湿纱布填塞腺窝止血，压迫 5—10 分钟。如膀胱颈后唇、腺窝过高或合并膀胱颈挛缩，则于膀胱颈后唇粘膜与肌层之间做潜行分离。楔形切除其肌层，并将其粘膜用1—0铬制肠线缝合于腺窝后壁上固定，形成一向前下的漏斗，以避免术后发生排尿困难。

9.于膀胱颈后唇创缘相当时钟5、7点处用1—0肠线做贯穿肌层和外科包膜的"8"字形缝合，以结扎前列腺动脉，附近出血点也应贯穿缝扎止血。

10.去除腺窝纱布块，用窄拉钩显露腺窝，出血点用电凝或缝扎止血。

11.从尿道插入20号或22号三腔气囊导尿管，若膀胱颈太宽，则于导尿管前方用1—0肠线将腺窝前缘做1-2针"8"字形缝合，以缩小口径。将25mL生理盐水充盈导尿管球囊，拉紧导尿管并将阴茎退缩，于尿道外口处束一纱条（或牵引导尿管于一侧大腿内侧用胶布固定），使球囊产生张力持续压迫膀胱出血，将膀胱与前列腺窝隔离，以免腺窝内血液进入膀胱内。必要时可加行膀胱造瘘。如因下尿路长期梗阻、慢性炎症或可能存在不稳定膀胱，估计术后可能发生膀胱痉挛，则于导尿管末端缝一7号丝线将导尿管末端悬吊于膀胱前壁并将其固定于腹前壁，以减少球囊和导尿管对膀胱三角区的压迫刺激，同时包皮系带处也缝一7号丝线备用。

12.清点敷料、器械，用5号铬制肠线将膀胱前壁切口粘膜连续缝合，用3号肠线间断缝合其浆肌层，外加数针4号丝线的膀胱周围筋膜间断缝合。

13.彻底止血后，膀胱前间隙置烟卷或负压式烟卷引流。

14.再次清点敷料、器械，用1号丝线缝合皮下组织及皮肤，覆盖无菌刀口敷帖。

15.术后立即用生理盐水冲洗导尿管，以防血块堵塞管腔。

第五节　肾脏移植术

【适应症】
原则上，任何肾脏疾病所引起的终末期肾功能衰竭均可考虑肾移植。
1.慢性肾小球肾炎；
2.慢性肾盂肾炎；
3.多囊肾；
4.糖尿病肾病；
5.间质性肾炎；
6.遗传性肾炎；
7.狼疮性肾炎；
8.高血压肾病；
9.阻塞性尿路疾病（梗阻性肾病）或中毒性肾病；
10.不可逆急性肾功能衰竭（肾皮质坏死、急性肾小管坏死或孤立肾外伤）。

【禁忌症】
1.绝对禁忌症

（1）全身情况差，不能耐受手术者；

（2）未控制的肿瘤患者；

（3）HIV 感染；

（4）活动性感染，包括脓毒血症；

（5）预期寿命<2 年。

2.相对禁忌症

（1）肿瘤；

（2）感染；

（3）复发性肾脏疾病；

（4）全身性复发疾病；

（5）代谢性疾病复发。

【物品准备】

泌尿外科开腹器械包 1 个，显微器械包 1 个，大敷料包 1 个，手术衣 6 件，单极电刀 1 套，Satinsky 钳 4 把，F18 双腔导尿管 1 根，硅胶引流管 1 根，双"厂形管 1 根，冰盐水及冰肾保液。

【手术步骤及配合】

1.供肾的修整

（1）将尸体供肾放入冰盐水中，并且用冰肾保液灌注肾脏，同时用止血钳将左肾静脉与下腔静脉交界处横断，再把主动脉前壁纵向剪开，将左右肾分离后分别修整。必须辨认出肾动脉，观察是否有多支血管，然后向肾门方向分离出肾动脉约 2-2.5cm，遇供应肾上腺或肾外小分支用 1 号丝线结扎。不管单支或多条动脉，均在其主动脉壁开口处保留 2mm 以上的主动脉壁使其成袖口状。

（2）保留肾门区脂肪及肾下极与输尿臂上段毗邻组织（输尿管肾三角区），以免影响输尿管血液供应，其余肾周脂肪应予切除。肾静脉亦向肾门区分离 3cm 左右，遇肾上腺静脉和性腺静脉用 1 号丝线结扎，切断。

2.供肾的植入

（1）体位　平卧位。术前常规插入 F18 双腔气囊导尿管 1 根。

（2）常规消毒皮肤　铺无菌单，手术区域皮肤无菌保护膜，铺无菌开腹大洞巾。

（3）切口　目前常采用 Alexander" L"形切口。下腹切口依次切开皮肤、皮下组织。切口纵向部分显露腹外斜肌腱膜，于腹直肌鞘外侧剪开腹横筋膜见腹膜；切口横向部分止于正中耻骨上两横指，用剪刀剪开腹外斜肌和腹直肌筋膜，牵开腹直肌纤维，4 号丝线结扎切断的腹壁下动、静脉。用手钝性分离侧腹膜并牵向内侧，两个"S"形拉钩显露腹膜后区的髂血管，充分游离圆韧带（女性）或精索（男性）。

（4）血管吻合

①剪开髂外动脉鞘膜，显露髂内外动脉连接区，并用手钝性向下游离至分支，逐条用丝线结扎其分支血管。近端在髂总血管分支下方用 Satinsky 钳阻断髂内动脉，

于远端分支前横断血管，经腔内注入肝素生理盐水，便可供吻合用。若髂内动脉硬化，或供肾多条动脉，修肾时保存部分主动脉壁呈袖口状，选择受者髂外动脉的正常段做端侧吻合。

②分离髂外静脉上方至髂内静脉连接处，向下至腹股沟韧带，遇小分支用4号丝线结扎。

③血管吻合前，从冷冻盒内取出供肾，认清动、静脉排向和吻合理想位置后，将肾置人塑料袋内并加入碎冰，袋下端剪一小口，引出肾静脉，上下端切勿倒置。先做肾静脉和髂外静脉端侧吻合，髂外静脉用Satinsky钳阻断部分血管，纵行切开管壁，用5—0肠线褥式缝合吻合口两端，然后吻合口前后壁均行连续缝合。接着，用5—0肠线吻合动脉。肾动脉和髂内动脉端端吻合时，后者剪成斜口，先缝合两端后连续或间断缝合吻合口。缝好吻合口前用肝素生理盐水灌人血管腔内，排除血块和空气。

④血管吻合完毕，用Satinsky钳阻断吻合口远端肾动静脉，去除原先血管阻断钳，观察吻合口有无漏血。有时需再缝合一两针止血，如仅有渗血可用棉片压迫3—5分钟即可止血。

⑤开放阻断钳，肾供血良好，肾实质即变为粉红色和触之有搏动感。若肾脏表面有散在性淤斑，为肾动脉痉挛所致，通常30分钟后转正常，局部使用罂粟碱（Papaverine）效果佳。若肾静脉阻塞，肾动脉搏动良好，肾胀大，应立即阻断动静脉，于静脉吻合口处剪开一小口，灌注肝素生理盐水，加大静脉吻合口，重新吻合。

3.输尿管植入 通常把输尿管植入膀胱。

（1）从Foley尿管中注生理盐水200mi。于切口下方游离侧腹膜，显露同侧膀胱前壁。取两把组织钳钳住膀胱壁并向头侧牵引，用小血管钳钝性分离膀胱前壁浆肌层，见膀胱粘膜突起，通过血管钳向近端粘膜下潜行2cra，形成粘膜下隧道。

（2）输尿管腔内插入双"J"形支架管，将输尿管通过精索（男）或圆韧带（女）下方引入膀胱粘膜下隧道，剪除多余输尿管远端，断口纵行剪开0.3cm成斜口供吻合。用尖刀刺开原先分离好突起的膀胱粘膜，将双"J"形支架管置人膀胱内，然后用5号可吸收缝线连续缝合输尿管和膀胱粘膜，膀胱浆肌层包埋形成隧道1.Scm，以防止尿液反流。内置支架管，术后3个月拔除。

4.缝合切口 清点敷料、器械，手术结束前，再次详细检查切口，放置"烟卷"引流1根。用1号丝线缝合皮下组织及皮肤，覆盖无菌刀口敷帖。

第六节 节胸腔镜下胃代术

【适应症】
胸腔镜食管癌切除术仅适宜于早期食管癌患者，术前应充分了解肿瘤的位置、外侵情况。

【麻醉】

采用双腔气管插管，静脉复合麻醉，以保证术中术侧肺萎缩及对侧通气，常规行心电监护及血氧饱和度监测。

【物品准备】

除常规物品外，另备胃代腹被 1 个，胸腔镜手术器械 1 套，吸引器连接管 1 套，冷光源 1 套，监视器、超声刀、电刀各 1 套，胃肠吻合器械包、胃代器械包、1 号可吸线 1 根。

【体位】

患者取右径二尖瓣体位（右胸抬离 450），颈、胸、腹三切口同时消毒。

【手术步骤及配合】

1.常规消毒皮肤，铺无菌单。

2.上腹正中切口 将切口用纱布垫保护，以腹腔自动拉钩牵开，将胃提起，用弯血管钳分次钳夹大网膜及胃左韧带，切断，用 7 号或 4 号线分 5U 结扎。胃游离后，彻底游离贲门，扩大食管裂孔（经腹游离部分食管下段），于贲门部切断食管，贲门端缝合封闭，食管端用双 10 号线结扎，进一步扩大食管裂孔径，一只手可以进入胸腔。

3.于腋后线第 6 肋间和腋前线制作一个 1.5em 胸腔镜切口，腋后线第 4 肋间各制作一个 1.5cm 操作切口，在胸腔镜观察下手术者一只手由食管裂孔进入胸腔，将肺向前扒开，暴露后纵隔，这只手能够轻抬到达奇静脉以上水平。以电钩切开食管纵隔胸膜。若肿瘤没有侵及奇静脉，奇静脉可不切断，食管游离后可由奇静脉下拉上。如奇静脉与肿瘤关系密切，则予以切断。在监视器监视下，食管断端结扎由最高胸部操作口牵出。由两个操作切口分别进入卵圆钳和超声刀，牵拉食管并且进行周围组织游离。

4.手术者一只手由食管裂孔进入胸腔，沿食管外膜进行钝性剥离，遇有条形组织，则以超声刀切割，直径 0.5em 以下血管处理无边缘结扎。器械操作与手法游离相结合，极大地提高了食管游离速度，并且凭借手感能够迅速判断 VATS 是否能够完成手术治疗。游离食管至胸顶并清扫淋巴结。由于手的介入，淋巴结清扫完全能够达到与常规开胸手术相同的切除效果。

5.颈部切口 游离食管，在胸腔镜观察下，胃经胸腔提至颈部，完成胃食管吻合。以胸腔镜检查胸、胃有无出血及有无扭转。胸部两个小切口，一个放置引流管，另一个缝合关闭。

6.覆盖敷贴，分 6U 包扎 3 个切口。

电视胸腔镜手术具有常规手术无法比拟的优点（表 52-1），主要表现在创伤轻微、术后痛苦轻、恢复快、生活质量较好等方面。

第七节 贲门切除术

【适应症】
贲门症，胃上部癌。

【麻醉】
静脉复合麻醉，气管内插管。

【体位】左侧卧位。
物品准备 大敷包1个，胸被1个，手术衣1包，左侧开胸器1个，胸科常规器械包1套，电刀1套，扩球1个，吸引器1个，长电刀头1个。

【手术步骤及配合】
1.常规消毒皮肤 贴无菌手术膜，铺无菌单，做左胸后外侧切口，切除第7肋经肋床进胸，或经第7肋间。

2.牵开肋骨，暴露胸腔 用精细剪刀剪开下韧带，将肺下叶向上牵拉，探查食管及周围淋巴结有无转移。

3.切开膈肌 在膈顶剪开膈肌，分别向前外和后内延长至肋缘和食管裂孔，用7号丝线结扎膈下血管。

4.腹腔探查 探查肝、胰、脾有无转移，在大网膜侧剪开进入小网膜，提起胃，沿胃后壁胰腺上缘找到胃左动脉根部，探查有无肿大，固定的淋巴结有无侵犯胰脾和腹主动脉。

5.游离胃 将游离的食管下段套以阻断带做牵引，清扫肺下静脉及贲门周围淋巴结。切断围绕食管的部分膈肌及其下方的小网膜，用7号丝线结扎。将食管下端和胃一起向上牵拉，用精细剪刀剪开胃和胰腺及膜结肠之间的膜状粘连。

6.胃残端直接与食管吻合 将胃小弯侧逆时针方向向后旋转90°在距边缘3cm外，将胃肌层与食管肌层用4号丝线，6X17圆针做褥式缝合4-5针。结扎后剪去中间缝线，保留两端缝线。将食管后壁切开，吸净内容物，用酒精棉球擦拭，然后做后壁间断全层缝合。

7.缝合膈肌 用10号丝线11X40圆针间断缝合膈肌，使新形成的膈肌裂孔大小适度。用4号丝线、6X17圆针将膈肌与胃浆肌层固定。

8.关胸 冲洗胸腔，放置胸腔引流管，清点器械、纱布、缝针等数目，逐层关闭胸部切口。

9.无菌敷贴，包扎切口。

第八节　纵隔肿瘤切除术

【适应症】
胸腺癌、胸骨后甲状腺、甲状旁腺瘤及其前纵隔肿瘤。

【麻醉】
静脉复合麻醉，气管内插管。

【体位】
仰卧位，肩背部下方垫一小枕，使颈项稍后仰。

【物品准备】
除常规物品外，开胸常规器械包 1 个、胸骨锯 1 套、吸引器连接管 1 套、电刀 1 套。

【手术步骤及配合】
1.常规消毒皮肤，贴无菌手术膜，铺无菌单。
2.取胸骨正中劈开切口，进入前纵隔。
3.纱布垫保护胸骨断面，用开胸器牵开，充分暴露前纵隔。
4.精细剪刀剪开纵隔浅层蜂窝组织，剥离子或海绵钳锉钝性分离两侧胸腺，扩大前纵隔的暴露。
5.长弯血管钳，精细剪刀分离肿瘤周围组织，4 号丝线结扎或缝孔止血。避免损伤左无名脉.无名动脉、喉返神经、迷走
6.切除肿瘤，仔细止血。
7.冲洗、放置引流管。
8.清点器械、敷料、缝针等数目。
9.逐层缝合切口
10.覆盖无菌敷贴，包扎伤口。

第九节　胃癌根治术

【适应症】
1.胃底贲门癌、胃体癌、多发性胃癌、残胃癌。
2.胃窦癌已侵及胃体者。

【麻醉】
静脉复合麻醉，或硬膜外麻醉。

【体位】
仰卧位。

【物品准备】
普开腹器械包 1 个、大敷料包 1 个、手术衣 4 件、单极电刀 1 套、肠切除器械包 1 个、大直角钳 2 把、胃肠吻合器 1 套、荷包缝合钳及荷包线 1 套。

【手术步骤及配合】
1.常规消毒皮肤，铺无菌单，手术区皮肤贴无菌保护膜，铺无菌开腹大洞巾。
2.切口　上腹正中切口。必要时切除剑突并可向下绕脐延长切口。
3.进腹腔后，洗手探查胃及周围脏器决定手术方式。如肿瘤达胃窦可作胃大部切除及周围淋巴结清扫。位于胃底贲门可行上半胃切除术，胃体的癌肿可做全胃切除。
4.胃大部切除范围　包括胃远端 3/4 或 4/5，上切除线距肿物上缘 6—8cm，下缘达幽门下方 2—3cra，大网膜及 1、2、3 组淋巴结。
5.周围淋巴结清扫　除大网膜全部切除外，还将清除胃区域包括贲门左右、胃小弯、幽门上下等处的淋巴结以及其他脏器处淋巴结，包括胃左动脉旁、肝总动脉旁、腹腔动脉周围、脾门、脾动脉旁、肝十二指肠韧带内、胰头后、肠系膜根部、结肠中动脉旁等。处理时弯血管钳钳夹，精细剪刀切断，7 号丝线结扎。
6.胃空肠吻合　空肠近端对胃大弯，远端对胃小弯全层吻。合，手术步骤同胃大部切除术（可用胃肠吻合器吻合）。
7.全胃切除　需将食管自胸腔轻轻拉下 3cm，如有困难可切开膈肌，分离食管下段与周围粘连，出血点用 7 号丝线结扎或 6X17 圆针、4 号丝线缝扎。
8.食管空肠吻合　游离十二指肠上部，在幽门下 3cm 处切断。6X17 圆针、4 号丝线连接缝合十二指肠残端。相同针线缝合十二指肠浆肌层，缝合包埋十二指肠残端，距十二指肠悬韧带 15—20cm~切断空肠，将远端空肠向食管靠拢，选择好肠吻合部位后（可用吻合器直接吻合），缝两针牵引线连接食管与肠壁，用蚊式钳夹持，6X17 圆针、4 号丝线长持针器间断缝合食管与肠壁浆膜层及肌层。距食管空肠吻合口约 60-80cm。空肠一近切端与空肠行端一侧吻合，切除组织放于标本容器内。吻合结束前，将胃管送入空肠输出袢，最后同样方法间断缝合前壁外层。
9.检查腹腔并用温盐水冲洗，手术者洗净双手放置引流管。
10.清点器械、敷料，用 7 号肠线连续缝合腹膜及腹直肌鞘，1 号丝线缝合皮下组织及皮肤，覆盖无菌切口敷贴。

第十节　同种异体原位肝移植术

【适应症】

进行性致命性肝病。

1.实质性病变　酒精肝、巨大肝囊肿、布加氏综合征。

2.先天性代谢性疾病、肝硬变、肝炎性肝硬变失代偿期。

3.胆道疾病、硬化性胆管炎、肝门部胆管癌。

4.肝脏肿瘤。

5.肝脏代偿性疾病。

【麻醉】

静脉复合麻醉。

【体位】

仰卧位肝区背部垫高。

【物品准备】

普开腹 1 个，多功能腹壁牵开器 1 套，肝脏移植器械 1 套，电灼器头 2 套，自体血液回收机及其配套物品 1 套，犬敷料包 2 个，手术衣 4-6 件，体外中敷料包 1 个，胸被 1 个，另备 4oCU--W 液，冰，肝素，各号无损伤线。

【手术步骤及配合】

1.供肝切取与修整　碘伏消毒，腹部大十字切口，经腹主动脉和肠系膜上动脉插管，建立两条灌注通道，切开下腔静脉后置管建立回路用 0-4℃CHCA 灌注液与 UW 液作快速灌注，切取肝脏；同时取一段长 10-12cm 髂血管备用。修整供肝置人 UW 液的冰屑中保存备用。

2.受体手术

（1）术前常规准备　洗手护士于术前 30 分钟左右洗好手，整理用物。与巡回护士清点器械、纱布、缝针等。常规消毒手术区皮肤，协助医生铺无菌单等。

（2）开腹探查　行人字切口进腹腔：上至剑突两侧沿肋缘下切口。洗手，用腹壁拉钩暴露，行腹腔探查。

腹壁用湿纱布垫保护，用多功能腹壁牵开器牵开腹壁，暴露肝脏。

（3）游离病肝　游离第一肝门，按照由浅至深，从右至左的顺序依次分离胆总管、肝固有动脉及门静脉。其周围组织及小血管均可用 1 号丝线结扎。

分离结扎肝周围各韧带，切断肝镰状韧带直至左、右冠状韧带处。切断并结扎左冠状韧带、左三角韧带、右冠状韧带、右三角韧带，直至肝下下腔静脉缘。游离肝结肠韧带、肝肾韧带至下腔静脉缘。肝周围韧带可用 7 号丝线结扎。

游离肝上、肝下下腔静脉。将肝上提，暴露下腔静脉窝位置。用长组织剪依次由上而下钝性分离下腔静脉与后壁间的疏松结缔组织，小静脉结扎并切断。剪开肝下下腔静脉鞘，分离至右肾静脉位置。

此时将供体肝脏无菌操作置于器械台上，浸泡于 UW 液的冰屑中，备好 4~C 乳酸林格氏液于无菌盆中。

（4）去除病肝　结扎并切断已游离好的肝固有动脉，用无创伤钳依次阻断肝下下腔静脉、门静脉、肝上下腔静脉，依次剪断，移出病肝。此时病人进入无肝期。将腹腔内创面彻底止血。备好 1 号、4 号丝线结扎或缝扎出血点用。

（5）供肝植入

①将供肝置入病人腹腔内肝脏原位，各面用冰纱布垫充分覆盖，用冰乳酸林格氏液时常冲洗供肝，以保证供肝处于低温状态。

②用显微器械及 3—0、4—0、5—0 涤纶线依次吻合肝上下腔静脉、肝下下腔静脉、门静脉，吻合完毕开放门静脉放静脉血，成人约 300-500mL。依次开放肝下下腔静脉、肝上下腔静脉，病人无肝期结束。

③检查血管吻合口，如有漏血缝合修补。

④吻合肝固有动脉，吻合完毕开放肝固有动脉，检查修补漏血处。

（6）胆道重建　切除胆囊 1 号丝线缝合胆囊床，5—0 薇乔线行胆总管端端吻合，置 12 号"T"形管于胆总管内。

（7）放置腹腔引流　于肝后、肝脏左下、温氏孔处各放一根引流管并固定，用 7 号丝线固定各肝周韧带。

（8）常规关腹　与巡回护士清点器械、纱布、针、核对无误后关腹，协助医生覆盖刀口，接好引流袋。

第十一节　乳腺癌根治术

【适应症】
乳癌Ⅲ期及无远处转移病人。

【麻醉】
1.持续硬膜外麻醉。
2.静脉复合麻醉，气管内插管。

【体位】
仰卧位，患侧上肢外展 900，患侧腋下垫一软枕，使患侧腋窝略抬高。

【物品准备】

甲状腺手术器械包 1 个,,；大敷料包 1 个，手术衣 4 件，单极电刀 1 套，硅胶引流管 2 根。

【手术步骤及配合】

1.常规消毒皮肤，铺无菌单，手术区皮肤贴无菌保护膜，铺无菌开胸大洞巾。

2.以肿瘤为中心在距离肿瘤边缘 4—5cm 处，围绕肿瘤作纵形、横斜形或横形切口。

3.分离皮瓣 用组织钳夹持皮肤边缘，分离皮瓣上至锁骨，下至上腹壁，内至胸骨正中线，外至背阔肌外侧缘，分离皮瓣不带脂肪组织。

4.切开肌肉，分离胸大肌，在胸大肌近肱骨附着点处，用弯血管钳钳夹切断，以电凝止血 7 号丝线结扎止血，分离胸小肌；在喙突附着点紧贴喙突，钳夹切断胸小肌，电凝止血或 7 号丝线结扎止血。

5.清扫腋动脉、静脉周围的脂肪组织及淋巴结。

6.切断胸大肌、胸小肌在肋骨上的附着点，边切边用电凝止血。将乳房、胸大肌、胸小肌、腋窝淋巴结及脂肪组织等一并整块切除，彻底止血。

7.用 40—42 无无菌蒸馏水冲洗 2—3 次，检查创面彻底止血后分别在腋窝处、胸骨旁放置引流管。

8.将两侧皮肤边缘拉拢对合，4 号丝线缝合皮下，3—0 号或 4—0 皮内缝合线作皮内缝合皮肤。

9.用无菌敷贴覆盖刀口。

第十二节 经腹、会阴联合直肠癌切除术

【适应症】

1.低位直肠癌

2.肛管和肛门周围恶性肿瘤。

【麻醉】

1.持续硬膜外麻醉。

2.静脉复合麻醉。

【体位】

头略低，大腿外展、髋膝关节略伸的膀胱截石位。骶尾部下方垫一长方枕，使臀部抬高约 300。

【物品准备】

普开腹手术器械包 1 个，直肠小包 1 个，大敷料包 1 个，手术衣 4 件，裤腿腹

被 1 个，单极电刀 2 套，另备胃肠吻合器一套，荷包缝合钳及荷包线 1 套。

【手术步骤及配合】

1.腹部手术　常规消毒皮肤，铺无菌单，手术区皮肤（腹部、会阴部）贴无菌保护膜，铺裤腿腹被。取下腹部左旁正中切口，切开皮肤，电刀依次切开腹壁各层进入腹腔，电凝止血。洗手后探查腹腔内脏器。

腹腔自动拉钩牵开腹壁，大纱布垫覆盖小肠，"S"拉钩将小肠向上拉开，充分暴露手术野。用大弯血管钳、长精细剪刀、长解剖镊、长头电刀游离乙状结肠、直肠等。

用大"S"拉钩牵开暴露骶前间隙，用大血管钳、长柄精细剪刀游离直肠背侧至盆底，达尾骨尖。

同样方法游离直肠或直肠子宫陷窝，在直肠前间隙分离直肠达前列腺下极处，或阴道上 1/3 处。游离直肠侧韧带，切断结扎直肠中动脉、静脉，游离直肠侧韧带达盆底。

游离肠系膜下动脉根部，清扫周围的淋巴组织。切断直肠上动脉、静脉，并切断乙状结肠动、静脉的远侧分支血管，7 号丝线结扎。

据肿瘤部位用考卡钳钳夹乙状结肠，手术切断。远侧断端缝合关闭。用纱布或无菌手套包好，留待自会阴切口切除。

乙状结肠近端自切口上端或左髂前上棘和脐连线的中、外 1/3 处另切口引出。如为 1 期开放，用小平镊及组织剪修剪肠端，将肠缘与切口处真皮层和皮肤作全层缝合。如为 2 期开放，仅用油纱、纱布覆盖包扎即可。然后用 6X17 圆针、4 号丝线缝合封闭乙状结肠造瘘口与腹壁之间间隙，最后逐层缝合关闭腹腔，用无菌敷贴覆盖刀口。

2.会阴部手术　用 8X24 三角针、7 号丝线缝闭肛门，用手术刀环绕肛门取梭形切口。

切开肛旁筋膜，显露坐骨肛管窝脂肪，用肛门拉钩牵开显露尾骨尖，用电刀切断肛尾韧带及盆筋膜壁层与盆腔会合。

用血管钳及电刀清除坐骨肛管窝内脂肪，钳夹切断直肠下血管，用电凝止血或4 号丝线结扎。切开耻骨尾骨肌，扩大盆腔出口，用卵圆钳将乙状结肠远端和直肠从盆腔内拖出。

两侧用肛门拉钩牵开暴露手术野，前方在会阴浅横肌和深横肌的后缘向深层解剖，显露直肠前壁，并沿直肠与前列腺间进行分离，使直肠肛管完全游离。

从会阴部移去标本，温盐水冲洗后仔细止血，会阴置引流管一条，会阴伤口逐层缝合。

第十三节　体外循环下冠状动脉搭桥术

【适应症】

1.肯定手术适应症

（1）药物治疗不能控制的3级心绞痛患者（一般体力活动严重受限，一般速度上一层楼梯，平地步行300-500米）。

（2）不稳定型心绞痛。

（3）左冠状动脉主干严重狭窄性病变者。

（4）临床有心绞痛症状，冠状动脉造影显示有3支重要血管严重狭窄性病变。

2.相对手术适应症

（1）心肌梗死后，运动实验阳性高危者。

（2）心源性休克者。

原理　　通过旁路手术，将主动脉的血流直接输送至狭窄冠状动脉的远侧段，以增加心肌血供，减轻或消除心肌缺氧。

体位　　全麻成功后，病人取仰卧位，肩胛间垫高使胸部向前突出，左上肢外展（可供插入桡动脉测压管），右上肢沿侧胸骨固定于手术台上，双下肢轻度屈膝外旋。

【手术方法】

升主动脉—冠状动脉旁路手术和乳内动脉—冠状动脉移植术。

1.升主动脉—冠状动脉旁路术　　常用的移植材料为大隐静脉。大隐静脉不能利用时也可选小隐静脉、上肢的头静脉、贵要静脉。手术包括大隐静脉的收取及血管桥吻合两步骤，两组手术人员同时进行。

（1）大隐静脉取出后，以肝素盐水低压扩张，移除表面脂肪，将所有小分支或裂口均以7—0滑线缝闭，避免造成管腔狭窄，确保静脉不受损伤，对保证术后长期通畅极为重要。

（2）建立体外循环后，心脏停跳，操作时先吻合远侧端（冠状动脉、心室室壁）用7—0滑线缝合，再吻合近侧端（升主动脉），用6—0涤纶线缝合。最常进行的顺序吻合技术是自前降支到对角支到升主动脉。

（3）冠状动脉壁行纵行切口，扩大至0.8-lem，使之略大于静脉端口径，将静脉倒置，与冠状动脉吻合剪成450喇叭口形，先将冠状动脉切口两端与静脉切口间断缝合，一般选用6—0滑线或7—0滑线。如果冠状动脉口较大可连续缝合。

（4）首先完成静脉桥与前降支的吻合，将一血管夹置于吻合近侧。冠状动脉对角支行纵切口，测量充盈后的静脉桥至对角支吻合口的距离，在静脉上做纵切口。将静脉桥与对角支行端侧吻合，用两根7—0滑线间断缝合。

（5）远侧吻合完成后，将血管夹置吻合口近侧，在心脏跳动情况下，升主动脉置侧壁阻断钳。以打洞器于主动脉壁上打洞（直径4—），左侧静脉桥应于主动脉左侧打洞，右侧打洞应偏右，以 5—0 滑线或 6—0 滑线连续缝合，完成静脉桥与主动脉的吻合，一般自主动脉近心侧开始，于远心端打结。

（6）左侧吻合完成后，移除侧壁钳，于静脉桥上用 TB 空针行穿刺排气，吻合口如有漏血以 7—0 滑线修补止血。同样方法完成右侧静脉桥与升主动脉吻合。

2.乳内动脉—冠状动脉移植术　乳内动脉是锁骨下动脉的一个分支，自甲状颈干对侧发出，于锁骨的胸骨端与锁骨下静脉深面进入胸腔，主要分支为进入前肋间的穿支及 l—6 前肋间动脉，约于第 5 或第 7 肋间处分为肌膈动脉和上腹动脉。

（1）手术均经正中劈开胸骨开口，全身肝素化前，用特制自动拉钩向上牵拉胸骨左侧口，于胸膜反折处切开左侧胸膜腔，于第 4、5 肋间胸骨边沿处用电刀进行分离。

（2）分离完成后，乳内血管暂留原位不予切断，保持血流通畅，以罂粟碱溶液喷雾血管，然后以浸透其溶液的纱布包盖血管蒂，以防发生血管痉挛。

（3）切开心包，用 7 号牵引线固定于开胸器上，建立体外循环，一般与左冠状动脉前降支吻合，于低位结扎并缝扎乳内血管远侧端；切断乳内血管，以血管夹暂时阻断血流。

（4）如同时行主动脉—冠状动脉旁路术，应先完成，然后再行乳内动脉移植术。左侧背侧放置纱布垫以抬高左心室，与吻合处的冠状动脉壁上做纵行切口 4 一，采用间断吻合，防止吻合口狭窄，移除血管夹放血、排气。无漏血后，缝 4 针固定乳内血管蒂于心外膜上，防止对吻合口产生张力。开放升主动脉阻断钳，心脏复跳后进行静脉桥—主动脉侧吻合。

【手术配合要点】

1.准备取双下肢大隐静脉，皮肤消毒时，双腿不要抬举过高，以减少过多的回心血量。

2.肝素化时间不宜过早，一般在游离完乳内动脉后实施。

3.游离左侧乳内动脉时，患者体位应水平升高向左侧倾斜 25°左右。游离右侧乳内动脉时，体位应相反。

4.游离乳内动脉时，电灼器预置 20W 左右。

【手术物品准备】

体外器械包 1 个，取游离乳内动脉专用开胸器 1 个，冠状动脉剪 45°前向剪 1 个，90°直角剪 1 把，125°后向剪 1 把，冠状血管吻合镊两把，弹簧持针器两把，血管探子 1.0—2.5mm、小血管夹、橄榄头针、主动脉打孔器 3.5-5.0mm、主动脉侧避钳、15 '双刃冠状动脉刀、钛夹钳、钛夹、滑线（5—0、6—0、7—0）、11 号、15 号、22 号刀片，电刀 2-3 个，弹力绷带，TB 注射器，备 2-3 个术野用灯。

【药品准备】

1.肝素生理盐水　配制成肝素 2%浓度。

2.罂粟碱盐水 用2%肝素生理盐水60mL加罂粟碱60mg配制而成。

第十四节 幕上下联合经岩乙状窦前

人路切除岩斜脑膜瘤
【适应症】
中斜坡肿瘤。

【术前准备】
1.CT、MRI了解肿瘤位置与周围结构的解剖关系。
2.必要时做脑血管造影，了解肿瘤血供。
3.备皮、备血、应用抗生素。

4.鲁米那钠、阿托品，术前肌注。
【麻醉】
气管内插管全身麻醉，然后实施控制性低血压。

【体位】
健侧卧位。

【手术步骤及配合】
1.切口始于耳前颧弓，绕耳上方，向下终止于乳突后1cm。显露颞窝、乳突、后颅窝侧方颅骨。
2.在乙状窦、横窦两翼钻4个孔开颅。
3.用高速磨钻完全磨除乳突皮质骨，显露乙状窦、骨性半规管、面神经垂直段。
4.切开硬脑膜，结扎岩上窦，略牵开颞叶和小脑半球，即见肿瘤。
5.电凝肿瘤基底供血血管，在显微镜下分离与肿瘤粘连的神经血管，分部切除肿瘤。

第十五节 眶上锁孔人路手术

【适应症】
颅底、鞍区及中线附近的病变。

【术前准备】
1.CT、MRI了解肿瘤位置与周围结构的解剖关系。

2.备皮、备血、应用抗生素。

3.鲁米那钠、阿托晶，术前肌注。

【麻醉】

气管内插管全身麻醉。

【体位】

中卧，头用头架固定，头向对侧转 10–600。

【手术步骤及配合】

1.切口位于眉毛的外侧畔，显露眼轮匝肌。

2.将颞肌的前缘拉向外上，向上牵拉轮匝肌以显露开颅区。

3.颅骨钻孔，显露硬膜之后，磨除眶上颅骨的内侧缘。弧形切开硬膜，基底朝向眶缘。

4.切除病变后，硬膜间断缝合，骨瓣固定，皮下间断缝合，皮肤连续缝合。

第十六节　经鼻蝶窦入路垂体瘤切除术

【适应症】

1.垂体微腺瘤。

2.突人到蝶窦的肿瘤。

3.有前置型视交叉或间隙狭小无法经颅切除的肿瘤。

4.不能耐受开颅者。

【术前准备】

1.CT、MRI 以排除其他鞍区病变。

2.蝶鞍侧位片，有助于了解蝶鞍与蝶窦的关系和形态。

【麻醉】

气管内插管全身麻醉。

【体位】

平卧位，头稍后仰。

【手术步骤及配合】

1.常规消毒铺巾后，鼻孔填人浸以肾上腺素的棉片，约 2 分钟后取出。

2.用鼻扩张器撑开鼻孔，分离鼻中隔两侧的粘膜直到蝶窦前壁。

3.用鼻中隔咬骨钳将鼻中隔扭断取出，保留，作为修补蝶鞍骨窗之用。

4.凿开蝶窦前壁，充分显露鞍底。在中线处凿开鞍底，"十"字形切开硬脑膜。

5.见肿瘤挤入蝶窦，用吸引器吸除肿瘤，再用刮匙刮除。

6.肿瘤切除后妥善止血，用骨片修补蝶鞍骨窗。用凡士林纱条填塞两侧鼻孔。

第十七节　拇趾趾尖移植再造于手指指尖术

【适应症】

拇趾或手指指尖缺损。

【麻醉】

臂丛加硬膜外麻醉。

【体位】

平卧位。

【物品准备】

手足外常规器械包1个，显微器械1套，显微镜，1台，电动气压止血仪1台。

【手术步骤及配合】

1.常规消毒皮肤，铺无菌巾。

2.设计　按伤指情况在趾甲中分以远设计，拇趾胫侧保留一舌形瓣在拇趾，趾尖腓侧近端设计一三角形皮瓣。

3.切开皮肤　先在趾背部解剖趾背静脉，向近端游离适当长度后切断，再顺静脉属支向拇趾腓侧趾端解剖游离至拇趾指尖，在趾蹼处解剖出跖背动脉与跖底动脉及其吻合后发出的拇趾腓侧趾底动脉。解剖游离拇趾腓侧趾底动脉神经，切断结扎拇横动脉，继续向远端游离血管神经束至趾尖腓侧设计线，按设计线在拇趾甲的胫侧和近侧切开，按设计线在趾腹侧切开皮瓣的胫侧缘与近侧缘。

4.截骨　用骨刀切断趾骨。

5.断蒂　将切下的趾体提起；拇趾腓侧趾有动脉神经，在适当部位切断。

6.趾体移植至手指残断。

7.固定指骨。

8.吻合血管神经。

9.供区处理　将拇趾末节趾骨缩短，拇趾趾端皮肤调整后直接缝合。

第十八节　断耳再植术

【适应症】

全耳或半耳完全或不完全离断，软组织挫伤不重。

【麻醉】

局麻或全麻。体位侧卧位。

【物品准备】

显微外科手术器械包 1 个，大敷料包 1 个，中单 1 个，手术显微镜 2 台。

【手术步骤及配合】

以全耳完全离断再植为例。手术分两组同时进行。

（1 组）

1.离断耳体无菌皂液刷洗，双氧水盐水冲洗 3 遍。

2.铺设手术桌，0.5%碘伏消毒断耳。

3.镜下清创，同时探查并标记耳后动静脉、枕小神经、耳大神经发至耳部的分支及其他不知名血管神经。

（2 组）

1.平卧位　剃除头面部毛发，创面及周缘皮肤刷洗，用 3%双氧水、生理盐水冲洗 3 遍。

2.常规碘伏消毒皮肤，铺无菌巾单；面部贴无菌手术膜。

3.创面镜下清创，清除挫伤失活组织，探查并标记相应动脉静脉及神经。

4.清创完毕后，断耳移至创面复位，用 5—0 可吸收缝线缝合耳软骨，依次用 12—0 无创伤缝线吻合 2-4 条静脉，11—0 无创伤缝线缝接所有神经，12—0 无创伤线吻合耳后动脉及另一条动脉。

5.用 5—0 丝线缝合皮肤，用无菌纱布疏松包扎。

第十九节　颈椎前路钛板内固定术

【适应症】

1.颈椎骨折并不稳定，尤其当伴随严重楔形病变和压缩或爆散骨折。

2.颈椎骨折脱位。

3.行部分或全部椎体切除脊髓，减压植骨融合。

4.切除颈前路椎间盘，植骨融合。

5.椎体肿瘤，行肿瘤切除。

【麻醉】

颈丛神经阻滞麻醉。

【体位】

仰卧位，头稍偏向对侧。

【物品准备】

颈椎前路器械包1个，电刀电凝、骨蜡、明胶、海绵、手术贴膜、无菌大敷料包1个，腹被，一次性吸引管。

【手术步骤及配合】

1.常规消毒皮肤，铺无菌单。

2.切口　颈前路右侧横切口。

3.显露椎体前方　按术前设计的切口切开皮肤、皮下组织及颈阔肌，松解颈深筋膜，沿胸锁乳突肌内侧缘分离内脏鞘与血管鞘，并将内脏鞘牵向内脏血管鞘牵向外侧达椎前筋膜。切开椎前筋膜，显露椎体及椎间盘。在显露中彻底止血，避免损伤喉返神经。

4.X线定位　将球后针头插入到假定的椎间隙后，C形臂透视定位。其他定位方法还有触摸颈6横突前结节和通过甲状腺下动脉定位。

5.脊髓减压或脱位复位　确定需手术的部位后，切除需切除的椎体、椎间盘或肿瘤组织脊髓。减压充分后，取髂骨修整后植入椎体间行椎体间融合，融合或复位满意后，将椎体前方修整平坦，以利植入钛板。

6.钛板的选择　根据手术的范围选择合适的钛板，以保证螺钉固定于椎体的上半部，这样可防止螺钉进入融合区域上方或下方的椎间盘。

7.钛板的植入　将钛板放置合适后，先用临时固定钉将钛板对角临时固定，在专用钻头导向器的辅助下钻第一个孔，用专用丝锥攻丝后，用十字椎拧人螺钉。用同样的方法钻孔后拧人其他3枚螺钉。螺钉的拧人：应当先将对角线位置的螺钉拧人，然后拧人其余者。钻孔时，头端的两枚螺钉钻孔及拧入的方向应当向头端倾斜120，向内倾斜100，其余螺钉的拧人方向均向内倾斜100。当将所有的螺钉拧进并使钉帽完全陷入钛板后，最后拧入锁钉，使大螺钉的螺帽膨胀并锁定在钛板上。

8.冲洗切口，清点器械、敷料、缝针，置引流条，缝合切口。

9.刀口覆盖无菌纱布及敷贴。

10.术后3天戴颈围保护下床活动。需戴颈围保护6-8周。

第二十节　膝关节镜检查术

【适应症】

1.膝关节损伤　如半月板损伤，交叉韧带损伤等。

2.各种慢性非感染性关节炎。

3.膝关节肿瘤、绒毛色素结节性滑膜炎等。

【麻醉】

持续硬膜外麻醉。

【体位】

取平仰卧位，两下肢在膝部弯曲垂下。

【物品准备】

1.设备 关节镜，冷光源，摄像、显像、录像系统

2.手术器械 进水套针、关节镜套针、探针、剪刀、咬滑钳、刮匙、软骨切削器。

【手术步骤及配合】

1.膝关节消毒后，将髌骨推向外侧，于髌内上方用 18 号针头穿刺入膝关节腔，注入 20mL 1%利多卡因加 5 滴肾上腺素，达到止血目的。

2.于髌外上方（或内上方）做一小横切口，插入进水套针，连接吊桶，向关节腔内注入生理盐水，使关节腔扩张，或冲洗出内容物。

3.于髌外下方（或内下）做一小横切口，插入关节镜套针，进入关节囊后换钝性针心，经髌股关节进入髌上囊，拔除钝性针心，换插关节镜，连接冷光源、摄录像系统及吸引橡皮管等，在荧屏上观察关节内病变。

4.按髌上囊—膝内侧间隙—膝外侧间隙及髁间切迹的程序进行关节镜检查。必要时，检查膝关节后内、外侧间隙，这样可避免遗漏病变。

（1）髌上囊检查时 由髌上囊内侧向外移动关节镜，检查其内侧壁、顶壁及外侧壁。然后将关节镜稍后退，镜面朝向髌骨，直到看见髌骨上缘，检查髌骨底面各部。正常穹隆部呈圆幕状，滑膜薄而光滑，并可见其上的血管分布，有时可见胚胎残留的纵轴垂直的滑膜皱襞。炎症后的滑膜表面可见有绒毛状突起，有时可见关节游离体。

（2）膝内侧间隙检查时 将关节镜沿股骨内踝关节面移向内侧，并逐渐屈曲膝关节，可看到膝关节内侧沟。将关节镜稍后退，即可观察内踝关节面。向外移动关节镜，即达股骨踝与胫骨平台间隙。将膝关节半屈曲，外旋外展小腿，使内侧关节间隙增宽，可见外侧半月板前脚及其在胫骨上附着点，屈曲 0°–20°较易观察内侧半月板后角。

（3）膝外侧间隙检查时 将髂关节外旋，屈膝 20°–80°，压迫膝内侧，使膝内旋。关节镜沿股骨外踝的外侧进入，可见到外侧沟，有时游离体亦藏于此处。将关节镜内移到关节间隙，可见外侧半月板后角。将关节镜后退，可见半月板底部及前角，外侧半月板后角则难以看到。

（4）踝间切迹检查时 屈膝 60°–70°，可见髌骨滑膜壁由前十字韧带上方踝间切迹到髌前脂肪垫，脂肪垫与外侧半月板比较靠近。如脂肪垫阻挡视野，可用探针挑开。在踝间切迹处由内侧向外侧观察，可见滑膜盖于前十字韧带，但后十字韧带不易观察到。由于有滑膜覆盖于韧带上，有时难以观察韧带是否断裂，可用探针钩动

看其有否松弛。

5.若由内侧髌下人路，能较好地观察内侧半月板后角及外侧半月板前角边缘。此外，尚可由中央人路、髌上人路、膝后内侧人路、膝后外侧人路、髌旁人路等，视病变情况不同而用。

6.关节镜检查结束后，退出关节镜，用生理盐水充分灌洗关节腔，拔除关节镜套针，切口各缝合 1 针，无菌纱布覆盖，适当加压包扎。

第二十一节　腹腔镜胆囊切除术

【适应症】
急性或慢性胆囊炎、胆石症、胆囊肿瘤。

【麻醉】
静脉复合麻醉，气管内插管。

【体位】
仰卧位，右腰背部垫一软枕。

【物品准备】
1.一般物品　腹腔镜器械包、大腹包、腹被、手术衣、吸引器、高频电凝仪、标本收集袋、止血纱布。
2.腹腔镜系列　25°内窥镜 10mmL 个、电视机转换器、冷光源、CO_2 气腹机、超声刀、气腹针、胆囊爪钳、胆囊穿刺针、引导棒、归位持针器、电凝钩、10mm 钛夹钳、钛夹数个。长柄弯钳、剪及无创伤爪钳各 1 把，10mm 穿刺锥 2 个，5mm 穿刺锥 1 个。

【手术步骤及配合】
1.常规消毒手术野，铺无菌手术巾及大腹被。
2.器械护士应协助医生安置好各种管线（电视机转换器、气腹管、冷光源、超声刀、吸引器、高频电凝仪）。
3.建立气腹　首先用酒精棉球消毒脐窝，术者用 11 号小尖刀沿脐窝下缘作弧形 1cm 小切口达皮下，在切口两侧用巾钳提起腹壁，置入气腹针，然后与 CO_2 气腹机导管相连接，腹腔内压力一般成人为 12~15mmHg，容量一般成人为 4.5~5.5L/min。充气完毕，拔出气腹针。
4.用 2 把巾钳提起腹壁，用 10mm 穿刺锥经上述切口垂直旋转穿入腹腔，拔出针芯，迅速将 CO_2 导管与该鞘管侧孔连接，置人腹腔镜，首先探查胆囊三角及肝门周围的情况，分别在剑突下 2~4cm，右锁骨中线肋缘下 2~3cm 处切一小口，置入

10mm 及 5mm 穿刺锥，术者左手持胆囊爪钳，右手持超声刀处理胆囊管及胆囊动脉，若肝汁淤积，胆囊膨胀，影响手术操作时，则需用胆囊穿刺针将胆汁吸出，以便于暴露手术野，或用长柄钳钳夹胆囊底部，用电凝钩或超声刀电凝周围组织。，

5.胆囊管及胆囊动脉分别用钛夹夹闭并切断，然后用超声刀沿胆囊边缘切开浆膜，边切边用组织钳或引导棒分离，直至把胆囊由肝床上剥离下来。出血点可用电凝钩止血，亦可用止血纱布止血。胆囊切除后，肝床两侧之浆膜切缘可用 4—0 号可吸收线间断或连续缝合，覆盖粗糙面，总胆管放置"T"形管引流，两侧仍用 4—0 号可吸收线固定。

6.冲洗腹腔后，肝床下放置负压引流管引流，将切下的胆囊放入标本收集袋随 100mm 穿刺锥一并脱出腹外，排空腹腔内气体。

7.用 8×20 三角针半穿刺孔处皮肤缝俣，贴好刀口，手术完毕。

第二十二节　腹腔镜卵巢囊肿切除术

【适应症】
卵巢良性肿瘤未发生破裂、扭转（畸胎瘤、巧克力囊肿。）

【麻醉方法】
静脉复合麻醉，气管内插管。

【体位】
仰卧位，骨盆抬高 10—15'。

【物品准备】
1.一般物品　腹腔镜器械包、大腹包、腹被、手术衣、吸引器及高频电灼仪、标本收集袋。

2.腹腔镜系列　25°内窥镜 10mml 个、电视机转换器、冷光源、CO_2 气腹机、超声刀、气腹针、双极电凝钳及线、剥离棒、妇科穿刺针（粗）、腹腔镜吸引器管（粗）、长柄弯钳、剪及无创伤爪钳各 1 把、转换器、10mm 穿刺锥 2 个、5mm 穿刺锥 1 个。

【手术步骤及配合】
1.术前用 14-18 号否留氏双腔尿管持续导尿，接尿袋。

2.常规消毒手术野，铺无菌手术巾及大腹被。

3.安置好各种管线，将内窥镜用防雾油处理好备用。

4.建立人工气腹　首先用酒精棉球将脐窝处污垢清除，再用 11 号尖刀片在脐中心下缘作弧形小切口，用布巾钳提起两侧腹壁，置人气腹针，以 1—2L/min 的流速

向腹腔内注入 CO_2 气体，待腹腔内 CO_2 气体的容积、压力达到规定的数值时，见腹壁隆起，充气完毕，拔出气腹针。

5.用 2 把巾钳提起两侧腹壁，用 10mm 穿刺锥经上述切口垂直旋转穿人腹腔，拔出针芯，将 CO_2 导管与该鞘管侧孔连接，置人腹腔镜，观察子宫及卵巢囊肿的大小、位置及是否粘连等情况。在电视监视下，与脐部切口成等腰三角形的位置分别切一 10mm 及 5mm 小切口，刺人相应的穿刺锥，拔出针芯。

6.术者一手持无创伤爪钳，一手持超声刀推开肠管，并暴露囊肿。剥离周围粘连组织，如囊肿为浆液性，可先用穿刺针将瘤壁刺一小孔，将瘤体内的液体吸净再作处理。如为实性可用剥离棒完整地剥离下来，卵巢壁可用双极电凝止血，故不作其他处理。如囊肿有蒂，可用超声刀在距蒂部 0.5–1cm 处切断，也可用铗夹夹闭后用长柄剪刀剪除囊肿。

7.将切除的囊肿放人收集袋内，用长柄钳从 10 一的穿刺鞘内一并脱出腹外，如瘤体较大，不易取出者可用剪刀剪碎后再取出。

8.接冲洗管道，用 3000mL 生理盐水彻底冲洗腹腔（头高脚低位）。待腹腔内气体排空后拔出穿刺锥。

9.用 8×20 三角针 4 号线将穿刺孔处皮肤缝合，贴好切口，结束手术。

第二十三节　腹腔镜阑尾切除术

【适应症】
1.急性阑尾炎，经中西医结合治疗无效者。
2.慢性阑尾炎。

【麻醉】
静脉复合麻醉，气管内插管。

【体位】
仰中卧位（马氏点处垫一软枕）。

【物品准备】
1.一般物品　腹腔镜器械包、大腹包、腹被、手术衣、吸引器、高频电灼器、冲洗管道。
2.腹腔镜系列　25°内窥镜 10mm、5mm（小儿，备用）各 1 个、电视机转换器、冷光源、CO_2 气腹机、超声刀、气腹针、长柄弯钳、剪及无创伤爪钳各 1 把、10mm 穿刺锥 2 个、5mm 穿刺锥 1 个（如小儿则需 5mm 锥 3 个）、10mm 钛夹钳 1 把（小儿，备用 51mm）、钛夹若干个、转换器 1 个。

【手术步骤及配合】

1.常规消毒手术野，铺无菌手术巾及大腹被。

2.器械护士应协助医生安置好各种管线（电视机转换器、CO_2 气腹机、超声刀、高频电灼仪、吸引器及冲洗管道）。将防雾油均匀地涂抹于内窥镜表面（避免镜头进入腹腔后，腹腔内温度升高造成镜面雾层，影响视野）。

3.首先建立气腹 脐部用酒精棉球将其污垢彻底清除。术者用 11 号小尖刀在脐中心下缘作弧形 1cm 切口达皮下，同时用 2 把巾钳将切口两侧提起置入气腹针，然后与气腹机导管相连接，腹腔内压力一般成人 12~15mmHg，小儿 10~12mmHg 为宜。腹腔内 CO_2 气体的容量一般成人为 4.5~5.5L，小儿为 2.5~3.5l 均可。气腹机的流速一般为 1~2L/min。充气完毕，拔出气腹针。

4.用 2 把巾钳提起腹壁，用 10mm 穿刺锥经上述切口垂直旋转穿入腹腔，拔出针芯，迅速将 CO_2 导管与该鞘管侧孔连接，置入腹腔镜，探查腹腔内阑尾的位置、有无穿孔及周围组织粘连。

5.如确定可行腹腔镜手术后，在电视内窥镜的监视下，在 阑尾马氏点处的上端及左侧 2~4cm 处，用 11 号小尖刀分别切 10mm 和 5mm 的小切口各一个，刺入 10mm 和 5mm 穿刺锥，然后用长柄无创伤爪钳及弯钳从穿刺鞘进入腹腔（10mm 穿刺锥应套一转换器），提起盲肠寻找阑尾，用弯钳钳夹系膜，提起阑尾，用超声刀切断阑尾系膜，距阑尾基底部 0.5~1cm 处用 2~3 个钛夹夹闭阑尾并依次切断，从 10mm 的穿刺锥内将阑尾脱出腹外，阑尾基部如有出血可用超声刀止血，然后用石炭酸、酒精、盐水棉球（2~3mm 大小），分别消毒阑尾残端，化脓性阑尾炎可用 500mL 生理盐水冲洗腹腔（头高脚低位）。

6.用 8×20 三角针 4 号线将穿刺孔处皮肤缝合，贴好切口，结束手术。

（孙玉 米兰 时芬 王敏 冯慧 杜飞 郑艳伟）

第十二章　常见护理技术操作

第一节　一般洗手技术

（一）操作要点与评价标准

项目	操作要点	评价要点	分值	评分等级		
				I	II	III
仪表	仪表端庄,服装整洁	符合要求				
评估	评估洗手指征:(1)直接接触患者前后(2)无菌操作前后(3)穿脱隔离衣前后,摘手套后(4)接触不同患者之间或者从患者身体的污染部位移动到清洁部位时(5)处理清洁或无菌物品前、污染物品后(6)接触患者的血液、体液、分泌物、排泄物、黏膜、皮肤或伤口敷料后	评估完整、正确	5	5	3	1
	2.评估洗手设施、环境、洗手用品:符合医院特定工作环境要求	符合要求	20	20	16	12
操作前	个人准备:将手表摘掉,白大衣衣袖长度合适	符合要求	5	5	3	1
	2.物品准备:①洗手设施;②肥皂或皂液;③擦手纸巾、毛巾或干手器;④时钟	物品齐全、放置合理	5	5	3	1
操作中	1.洗手前将衣袖向上拉至距手腕约10cm	衣袖上拉、高度合适	5	5	3	1
	2.打开水龙头用流动水冲洗手部,使手指、手掌、手腕充分湿润,关闭水龙头	手各部湿润充分				
	3.取适量肥皂或皂液均匀涂抹于手掌、手背、手指、指缝	操作正确				
	4.应用六步洗手法揉搓双手及手腕,尤其对指甲、指尖、指缝、指关节等易污染部位应当认真揉搓双手至少15s	按顺序正确揉搓				
	5.用流动水彻底冲净双手上的皂液,关闭水龙头,然后用擦手纸巾或毛巾擦干双手;也可采用干手器烘干双手,将用过的纸巾或毛巾放在指定位置	操作正确、熟练				
理论提问			10			

【注释】评分等级：I级表示评估全面、操作熟练、规范、无缺项；II级表示评估不够全面，操作欠熟练、规范，缺1~2项；III级表示评估不全面，操作不规范，有3处以上缺项。

（二）应掌握的知识点

1.洗手

指用肥皂或者皂液和流动水洗手，去除手部皮肤污垢、碎屑和部分致病菌的过程。

2.洗手的目的

去除手部皮肤上的污垢、碎屑和部分致病菌。

3.洗手指征

（1）直接接触患者前后。

（2）无菌操作前后。

（3）穿脱隔离衣前后，摘手套后。

（4）接触不同患者之间或者从患者身体的污染部位移动到清洁部位时。

（5）处理无菌或清洁物品前，处理污染物品后。

（6）接触患者的血液、体液、分泌物、排泄物、黏膜、皮肤或伤口敷料后。

4.注意事项

（1）认真清洗指甲、指尖、指缝、指关节等易污染的部位。

（2）手部不得佩戴戒指等饰物。

（3）应当使用一次性纸巾或者干净的小毛巾擦干双手，毛巾应当一用一消毒。

（4）手未受到患者血液、体液等物质明显污染时，可以使用速干手消毒剂消毒双手代替洗手。

（5）用于洗手的肥皂或者皂液应当置于洁净的容器内，容器应当定期清洁和消毒，使用的固体肥皂应保持干燥。

（6）采用流动水洗手，医院的手术室、产房、重症监护室等重点部门应当采用非手触式水龙头开关。

5.六步洗手法

一般洗手的具体步骤如下：

（1）掌心相对，手指并拢，相互揉搓。

（2）手心对手背沿指缝相互揉搓，交换进行。

（3）掌心相对，双手交叉指缝相互揉搓。

（4）右手握住左手大拇指旋转揉搓，交换进行。

（5）弯曲手指使关节在另一手掌心旋转揉搓，交换进行。

（6）将五个手指尖并拢放在另一手掌心旋转揉搓，交换进行。

必要时增加对手腕的清洗。

第二节　外科手消毒技术

（一）操作要点与评价标准

项目	操作要点	评价要点	分值	评分等级		
				Ⅰ	Ⅱ	Ⅲ
仪表	仪表端庄,符合手术室(包括介入治疗室、产房、门诊手术室等)着装要求,着刷手服	符合要求				
评估	1.评估外科手消毒指征:进行外科手术前或其他按外科手术洗手要求的操作之前	评估准确	5	5	3	1
	2.环境与设施符合医院手术室刷手间的要求	符合要求	5	5	3	1
操作前	1.个人准备:去除饰物,更换刷手衣裤、隔离鞋;戴口罩、帽子,头发、口鼻不得外露	正确	5	5	3	1
	2.物品准备:①洗手设施;②指甲刀;③盛装皂液的容器及皂液;④无菌擦手巾;⑤盛装手消毒剂的出液器;⑥无菌手刷;⑦时钟	物品齐全	5	5	3	1
操作中	1.修剪指甲、锉平甲缘、清除指甲下的污垢	操作正确、熟练	5	5	3	1
	2.打开水龙头用流动水冲洗双手、前臂和上臂下 1/3	冲洗部位正确	5	5	3	1
	3.取适量皂液刷洗双手、前臂和上臂下 1/3,刷洗时注意指甲、甲沟、指间、腕部等处,要按顺序进行,无遗漏,两手交替刷洗,时间 2min	刷洗正确,按时间完成	10	10	8	6
	4.用流动水按上述顺序冲净,冲洗时水由指尖向肘部流下,切勿倒流	冲洗顺序正确、干净	10	10	8	6
	5.使用擦手巾彻底擦干双手、前臂和上臂下 1/3,顺序:先擦干双手,将擦手巾斜对角折叠,先由一手从手腕往上慢慢移擦至肘上,不得回擦;翻转擦手巾同法擦另一手臂	擦手顺序正确	15	15	12	9
	6.取适量手消毒剂充分揉搓至消毒剂干燥后,穿手术衣、戴手套	操作正确、熟练	20	20	16	12
理论提问			10			

[注释] 评分等级：Ⅰ级表示评估准确,操作熟练、规范、无缺项;Ⅱ级表示评估不够准确,操作欠熟练、规范,有 1~2 处缺项;Ⅲ级表示评估不准确,操作欠熟练、规范,有 3 处以上缺项。

(二) 应掌握的知识点

1.外科手消毒

指用手消毒剂清除或杀灭手部暂居菌和减少常居菌的过程。

2.消毒的目的

(1) 清除指甲、手、前臂的污物和暂居菌。

(2) 将常居菌减少到最低程度。

(3) 抑制微生物的快速再生。

3.消毒指征

进行外科手术前或者其他按外科手术洗手要求的操作之前。

4.注意事项

(1) 冲洗双手时,避免水溅湿衣裤。

（2）保持手指朝上，使水由指尖流向肘部，避免倒流；清洗及消毒后保持双手悬空举在胸前。

（3）使用后的刷子、擦手巾等，应当放到指定的容器中回收，一用一灭菌。

（4）手部不得佩带假指甲、戒指、手镯、手表等饰物。

5.消毒前准备

（1）穿刷手衣裤、隔离鞋，个人衣物不得外露。

（2）戴口罩、帽子，头发、口鼻不得外露。轻度上呼吸道感染者戴双层口罩，严重者不可参加手术。

（3）剪短指甲（水平观指腹不露指甲为度），去除饰物，双手及前臂无疖肿和破溃。

（4）用肥皂或洗手液洗手，清除手上污垢。

6.卫生设施应符合以下要求

（1）刷手池应设置在手术间附近，易于清洁，必须采用非手触式水龙头开关。

（2）用于刷手的毛刷及指甲刀等用具应当一用一灭菌或者一次性使用，刷手池应当每日清洁。

（3）手消毒剂应当符合国家有关规定，手消毒剂的出液器应当采用非接触式，放置的位置应当方便医务人员使用。

（4）刷手后应使用无菌擦手巾擦手，盛装容器应当保持干燥、定期灭菌。

（5）洗手区域应安装钟表。

第三节　无菌技术

（一）操作要点与评价标准

项目	操作要点	评价要点	分值	评分等级		
				I	II	III
仪表	仪表端庄，服装整洁；修剪指甲，取下手表，正确应用六步洗手法清洗双手；戴圆帽、戴口罩	符合要求	5	5	3	1
评估	1.评估各种无菌物品的名称、灭菌日期及失效期、灭菌效果（灭菌指示胶带是否变为均匀一致的黑色）、灭菌包是否完整、包扎紧实、无潮湿；灭菌容器的盖及筛孔是否紧闭；评估灭菌手套的号码	所用无菌物品均按要求查对	3	3	2	1
	2.评估操作环境是否清洁，宽敞；按照所提供环境评估物品应如何摆放，使其在操作中不互相跨越，在打开无菌包时有足够的空间	操作台无尘土、宽敞，物品摆放合理	2	2	1	0
操作前	物品准备：①无菌镊子筒及持物钳包1套；②治疗盘1个；③2%碘酊；④75%酒精；⑤无菌棉签1包；⑥无菌治疗巾包1个；⑦无菌溶液1瓶；⑧清洁纱布2块；⑨储槽1个（内置治疗碗数个）；⑩弯盘1个；⑪无菌手套袋或一次性无菌手套1副；⑫启瓶器1个；⑬记录卡片及不干胶标签数个；⑭笔	物品齐全、放置合理	5	5	3	1
	1.用治疗车将用物推至操作台旁，擦拭桌面，将物品合理布局于操作台上，再次检查个人准备情况，开始操作	布局合理、不互相影响	5	5	3	1

项目	操作要点		评价要点	分值	评分等级		
					Ⅰ	Ⅱ	Ⅲ
操作中	无菌持物钳的使用	检查完整、正确,包符合无菌要求	检查完整、正确,包符合无菌要求	3	3	2	1
		无菌观念强、无污染	无菌观念强、无污染	5	5	3	1
		记录准确	记录准确	2	2	1	0
	铺无菌盘	检查完整、正确,包符合无菌要求	检查完整、正确,包符合无菌要求	3	3	2	1
		打包环境宽敞,不跨越无菌区	打包环境宽敞,不跨越无菌区	3	3	2	1
理论提问				5			

[注释] 评分等级:Ⅰ级表示评估全面、无菌观念强、操作熟练、规范;Ⅱ级表示评估不够全面,无菌观念稍差,操作欠熟练、规范、缺 1~2 项;Ⅲ级表示评估不全面、无菌观念差、操作不规范。

(二)应掌握的知识点

1.使用无菌持物钳的目的

取用或者传递无菌的敷料、器械等。

2.使用无菌持物钳的注意事项

(1)无菌持物钳不能夹取未灭菌的物品,也不能夹取油纱布。

(2)取远处物品时,应当连同容器一起搬移到物品旁使用。

(3)使用无菌钳时不能低于腰部。

(4)打开包后的干镊子筒、持物钳应当 4h 更换一次。

3.戴无菌手套的目的

执行无菌操作或者接触无菌物品时戴无菌手套,以保护患者,预防感染。

4.戴无菌手套时的注意事项

(1)戴手套时应当注意未戴手套的手不可触及手套的外面,戴手套的手不可触及未戴手套的手或另一手套的里面。

(2)戴手套后如发现有破洞、手套破裂或污染时,应当立即更换。

(3)脱手套时,应翻转脱下。

5.取用无菌溶液的目的

保持无菌溶液的无菌状态。

6.取用无菌溶液时的注意事项

（1）不可以将无菌物品或者非无菌物品伸入无菌溶液内蘸取或者直接接触瓶口倒取溶液。

（2）已倒出的溶液不可再倒回瓶内。

7.无菌容器使用法的目的

保持已经灭菌的物品处于无菌状态。

8.使用无菌容器时的注意事项

（1）使用无菌容器时，不可污染容器盖内面、容器边缘及内面。

（2）无菌容器打开后，记录开启的日期、时间，有效使用时间为24h。

9.铺无菌盘的目的

将无菌巾铺在清洁干燥的治疗盘内，形成无菌区，放置无菌物品，以供实施治疗时使用。

10.铺无菌盘的注意事项

（1）铺无菌盘区域及治疗盘必须清洁干燥，无菌巾避免潮湿。

（2）非无菌物品不可触及无菌面。

（3）注明铺无菌盘的日期、时间，无菌盘有效期为4h。

第四节　生命体征监测技术

（一）操作要点与评价标准

项目	操作要点	评价要点	分值	评分等级		
				I	II	III
仪表	仪表端庄,服装整洁	符合要求				
评估	1.查阅病历,了解患者病情及生命体征值变化情况	了解完整、正确	5	5	3	1
	2.介绍自己,说明目的,征得同意	解释到位,交流自然	3	3	2	1
	3.询问患者30min内是否有剧烈运动、进食、进冷热饮、冷热敷、洗澡、坐浴、灌肠、情绪不稳定等情况,若有这些影响测量因素,须稳定后再测量	了解完整、正确	5	5	3	1
	4.评估患者意识状态、合作程度	评估准确	3	3	2	1
	5.嘱患者卧床休息,稳定情绪	言语和蔼	3	3	2	1
操作前	1.个人准备:应用六步洗手法清洗双手,戴口罩	正确	3	3	2	1
	2.物品准备:治疗盘1个,内备:①弯盘1个,弯盘内放已消毒的体温计1支,纱布2块(一块放入弯盘垫体温计,一块擦拭腋下);②血压计、听诊器;③记录纸、笔、有秒针的表;④如需要测肛温,另备润滑油、棉签、卫生纸	物品齐全、放置合理	3	3	2	1

项目		操作要点	评价要点	分值	评分等级		
					I	II	III
操作中	体温测量	1.携用物至患者床旁,核对床号、姓名,协助患者取舒适体位,确定测量体温方法	核对正确,体位舒适	5	5	3	1
		2.患者适合测量腋温时,请患者胳膊外展(注意选择患者不测量血压的一侧),为其擦拭腋下	注意保暖和保护患者隐私	5	5	3	1
		3.再次检查体温计是否完好,水银柱是否已甩至35℃以下	符合要求	3	3	2	1
		4.将体温计水银柱端放于患者腋窝深处紧贴皮肤,前臂屈曲放于胸前,嘱患者:体温计已放好,上臂夹紧,10min后取出	体位摆放正确,指导到位	3	3	2	1
		5.确定时间,开始计时	准确	2	3	2	1
		※如需测口温时选下列步骤:协助患者仰卧,检查口温表,嘱患者张口,将水银端斜放于患者舌下,嘱患者闭紧口唇,用鼻呼吸,坚持3min,不要咬体温计	同腋温2—5步	2	2	1	0
操作后		1.对物品进行分类处理:将棉球、纱布放入医疗垃圾筒内;体温表浸泡于含氯消毒液中;治疗盘、弯盘放在污染区待消毒;听诊器胸件用酒精棉球擦拭后备用	用物处理方法正确	5	5	3	1
		2.洗净双手;将上述测得的各项数据准确描绘、记录在体温单上;有异常情况及时通知医师	操作熟练,记录完整、正确	5		4	2
理论提问				5			

[注释] 评价等级：I级表示操作熟练、规范，无缺项，与患者沟通自然，语言通俗易懂；II级表示操作熟练、规范，有1~2处缺项，与患者沟通不够自然；III级表示操作欠熟练、规范，有3处以上缺项，与患者沟通较少。

(二) 应掌握的知识点

1.测量体温的目的

(1) 测量、记录患者体温，判断有无异常。

(2) 监测体温变化，分析热型及伴随症状。

2.测量体温时的注意事项

(1) 婴幼儿、意识不清或不合作的患者测体温时，护理人员应守候在身旁。

(2) 如有影响测量体温的因素时，应推迟30min测量。

(3) 发现体温与病情不符时，应当复测体温。

(4) 极度消瘦患者不宜测腋温。

(5) 如患者不慎咬破温度计时，应当立即清除口腔内玻璃碎片，再口服蛋清或牛奶延缓汞的吸收。若病情允许，服富含纤维食物以促进汞的排泄。

3.体温计的检查方法

新体温计或使用过一段时间后的体温计，应定期进行检查，保证其准确性。

方法：将全部体温计的水银柱甩至35℃以下，于同一时间放入已测好的40℃以下的水中，3min后取出检查，若误差在0.2℃以上，玻璃管有裂痕、水银柱自行下降，则不能使用。

4.测量脉搏的目的

（1）测量患者的脉搏，判断有无异常情况。

（2）监测脉搏变化，间接了解心脏的情况。

5.脉搏测量的注意事项

（1）诊脉前应使患者安静，如有剧烈活动，应先休息20min后再测量。

（2）不可用拇指诊脉，因拇指小动脉搏动较强，易与患者的脉搏相混淆。

（3）对心脏病患者应测脉搏1min，对有脉搏短绌的患者，应由2名护士同时测量，一人听心率，另一人测脉率，两人应同步，由听心率者发出"起"、"停"的口令，计数1min。以分数式记录，记录方法为心率/脉率/分。

（4）除桡动脉以外，可测颞动脉、肱动脉、颈动脉、股动脉、腘动脉、足背动脉等。

（5）为偏瘫患者测量脉搏，应选择健侧肢体。

6.测量呼吸的目的

（1）测量患者的呼吸频率。

（2）监测呼吸变化。

7.测量呼吸时的注意事项

（1）呼吸的频率会受意识的影响，测量时不必告诉患者。

（2）如患者有紧张、剧烈运动、哭闹等需稳定后测量。

（3）呼吸不规律的患者及婴儿应当测量1min。

8.患者呼吸微弱不易观察时测量呼吸的方法

可用少许棉丝置于患者鼻孔前，观察棉花纤维被吹动的次数，计数1min。

9.测量血压的目的

（1）测量、记录患者的血压，判断有无异常情况。

（2）监测血压变化，间接了解循环系统的功能状况。

10.测量血压时的注意事项

（1）保持测量者视线与血压计刻度平行。

（2）长期观察血压的患者，做到"四定"：定时间、定部位、定体位、定血压计。

（3）按照要求选择合适袖带。

（4）若衣袖太紧或太多时，应当脱掉衣服，以免影响测量结果。

（5）充气不可过猛、过高，防止水银外溢；放气不可过快或过慢，以免出现读值误差。

（6）当动脉搏动音听不清或异常时，应分析排除外界因素，需重复测量时，应将袖带内气体驱尽，汞柱降至零点，稍等片刻后再测量。

（7）偏瘫患者测量健侧。

(8) 保证测量血压的准确性，注意测压装置（血压计、听诊器）、测量者、受检者、测量环境等因素引起血压测量的误差。成人袖带的宽度为 13~15cm，上臂粗大和肥胖者袖带宽度应大手 20cm。袖带太宽，测得数值偏低；袖带太窄，测得数值偏高；袖带缠得太松，测得数值偏高；袖带缠得太紧，测得数值偏低。

第五节 口腔护理技术

（一）操作要点与评价标准

项目	操作要点	评价要点	分值	评分等级		
				I	II	III
仪表	仪表端庄，服装整洁	符合要求				
评估	1.查看医嘱，了解患者目前状况:病情、诊断、治疗情况等	了解完整、正确	5	5	3	0
	2.向患者解释操作目的、方法、配合要点，取得患者合作	解释到位，交流自然	2	2	1	1
	3.评估口腔情况:查看是否有义齿和牙齿缺损，查看口唇、舌面、口腔黏膜湿润程度和有无破损，查看牙龈有无出血	评估完整、正确,动作轻柔	5	5	3	1
	4.通过嗅觉评价口腔气味,确定使用口腔护理溶液	评估准确	5	5	3	0
操作前	1.个人准备:应用六步洗手法清洗双手，戴口罩	正确	2	2	3	1
	2.物品准备:(1)评估用物:治疗盘,内备弯盘1个、压舌板1个、手电筒1个;(2)操作用物:1)铺好的无菌盘,内备:①治疗碗2个(一个内放盐水棉球17个以上、弯血管钳、镊子、压舌板,另一个盛漱口水);②吸水管(清醒有吞咽功能患者用)、开口器(昏迷患者用);2)无菌盘外备:①弯盘、治疗巾;②常用漱口液;③口腔外用药(按需准备);④手电筒、石蜡油球(或液体石蜡、棉签);⑤必要时备医嘱执行单、笔	物品齐全,放置合理	5	5	3	1

项目	操作要点	评价要点	分值	评分等级		
				I	II	III
仪表	仪表端庄,服装整洁	符合要求				
操作中	1.携用物至患者床旁,核对床号、姓名,告诉患者及家属操作中配合方法,如有活动假牙应取下,洗净放置冷水中	核对完整、正确,指导到位	5	5	2	1
	2.协助患者坐位或侧卧,头偏向操作者,将治疗巾围于颈下,置弯盘于口角旁	动作轻柔、正确	5	5	2	1
	3.嘱患者张口,一手用压舌板撑开颊部,一手用手电筒,观察口腔黏膜及齿龈变化。昏迷患者可用开口器协助张口	动作轻柔、正确	5	5	3	1
	4.协助患者用温开水漱口,嘱患者勿将漱口水咽下(口唇干裂者,可先用石蜡油湿润)	动作轻柔、正确	3	3	3	1
	5.清点棉球	准确	3	2	1	1
	6.用镊子与弯血管钳配合,拧干湿棉球	棉球湿度合适,清洁污染分开	5	5	3	1
操作后	1.对物品进行分类处理:将棉球、一次性压舌板放入医疗垃圾筒内;治疗盘、治疗碗、弯盘、镊子、弯血管钳放在治疗车下层或污染区待消毒;漱口水倒入水渺空桶内;其他未污染物品放归原处	用物处理方法正确	5	5	3	1
	2.清洗双手;在治疗单签执行时间与全名;在护理记录单上记录口腔护理日期、时间、口腔情况、给予的处理、漱口液名称、患者反应等,并签名	操作熟练,记录完整、正确	5	5	3	1
理论提问			5			

【注释】评分等级：I 级表示评估准确，操作熟练、规范、无缺项，与患者沟通自然，语言通俗易懂；II 级表示评估欠准确，操作欠熟练、规范、有 1~2 处缺项，与患者沟通不够自然；III 级表示评估不准确，操作不熟练、不规范、有 3 处以上缺项，与患者沟通少。

（二）应掌握的知识点

1.口腔护理的目的

（1）保持口腔清洁，预防感染等并发症。

（2）观察口腔内的变化，提供病情变化的信息。

（3）预防或减轻口腔异味，清除牙垢，增进食欲，确保患者舒适。

2.指导要点

（1）告知患者口腔卫生的重要性。

（2）指导患者张口、闭口、伸舌、漱口等动作以配合操作。

3.注意事项

（1）操作应当轻柔，避免金属钳端碰到牙齿，损伤黏膜及牙龈，对凝血功能差的患者应特别注意。

（2）擦洗中注意棉球不可过湿，防止因水分过多造成误吸。

（3）昏迷患者禁止漱口，以免引起误吸。

（4）昏迷患者使用开口器时，应从臼齿处放入。

（5）擦洗时须用止血钳夹紧棉球，每次 1 个，防止棉球遗留在口腔内。

（6）如患者有活动的假牙，应先取下再进行操作。

（7）操作前后应当清点棉球数量，防止遗留在口腔内。

（8）对长期使用抗生素的患者，应注意观察其口腔内有无真菌感染。

4.口腔护理常用溶液

溶液名称	浓度	作用
生理盐水	0.9%	清洁口腔,预防感染
过氧化氢溶液	1%~3%	防腐、防臭,适用于口腔感染有溃烂、坏死组织者
碳酸氢钠溶液	1%~4%	属碱性溶液,适用于真菌感染者
洗必泰溶液	0.02%	清洁口腔,为广谱抗生素
呋喃西林溶液	0.02%	清洁口腔,为广谱抗生素
醋酸溶液	0.1%	适用于绿脓杆菌感染
硼酸溶液	2%~3%	酸性防腐溶液,有抑制细菌作用
甲硝唑溶液	0.08%	适用于厌氧茵感染。

第六节　鼻饲技术

（一）操作要点与评价标准

项目	操作要点	评价要点	分值	评分等级		
				I	II	III
仪表	仪表端庄,服装整洁	符合要求				
评估	1.查看医嘱,了解患者目前状况	了解完整、正确	5	5	3	1
	2.对清醒患者解释操作目的、方法、配合要点,取得患者合作	解释到位,交流自然	3	3	2	1
	3.评估患者的意识状态(清醒、嗜睡、昏迷)及自理能力:如了解患者既往有无插管经历、是否接受过类似治疗、是否紧张、是否懂得利用吞咽动作配合插管等	评估准确	5	5	3	1
	4.评估患者鼻腔状况:包括鼻黏膜有无肿胀、炎症,鼻中隔弯曲、鼻息肉,既往有无鼻腔疾病等	评估准确	5	5	5	5
操作前	1.个人准备:应用六步洗手法清洗双手;戴口罩	正确	3	3	2	1
	2.物品准备:治疗车上放:①铺好的无菌盘,内备:治疗碗2个(一个内盛温开水,另一个盛鼻饲饮食)、纱布2块、镊子、压舌板;②治疗盘外备:治疗巾1块、棉签、弯盘、一次性手套1副、20ral及50mL注射器各1个、石蜡油球罐(内盛石蜡油球)、胃管、胶布、水温计、橡皮圈或夹子1个、别针、松节油(拔管用);③听诊器、手电筒;④必要时备医嘱执行单、笔	物品齐全,放置合理	5	5	3	1
	1.携用物至患者床旁,核对床号、姓名,告知患者操作中配合方法	核对完整、正确,指导到位	5	5	3	1
	2.有眼镜或义齿者,取下妥善保存	正确	5	5	3	1
	3.根据病情协助患者取适当卧位(能配合者取半坐位或坐位;无法坐起者取平卧位;昏迷者取去枕平卧位,头向后仰),将治疗巾围于患者颌下,弯盘放于方便取用处	动作轻柔、熟练	3	3	2	1
	4.用手电筒观察鼻腔以确定插入侧,用棉签清洁鼻腔	动作轻柔、熟练	3	3	2	1
	5.用注射器检查胃管是否通畅,戴一次性手套,用石蜡油球润滑胃管,测量胃管放置长度并做好标记(成人长度为45～55cm)	动作熟练、正确	3	3	2	1
	6.一手用无菌纱布托住胃管,一手持镊子夹住胃管前端,沿选定侧鼻孔先向上,然后平行再向下缓慢插入	动作轻柔、熟练	5	5	3	1

项目	操作要点	评价要点	分值	评分等级		
				Ⅰ	Ⅱ	Ⅲ
操作中	1. 对物品进行分类处理:将纱布、棉签、胃管、胶布、注射器、压舌板、石蜡油球、一次性手套放入医疗垃圾筒内;水温计用消毒液或酒精纱布擦拭;治疗巾、治疗碗、弯盘、镊子放在污染区待消毒;剩余温开水倒入水池(或空桶)内;其他未污染物品放归原处	物品处理方法正确	5	5	3	1
	2. 洗净双手;在治疗单签执行时间与全名;在护理记录单上记录鼻饲日期、时间、鼻饲物的种类、量,鼻饲中及鼻饲后患者的反应,并签名;对保留胃管者,拔管后应在护理记录单上记录拔管日期、时间及患者反应等,并签名	操作熟练,记录完整、正确	5	5	3	1
理论提问			5			

【注释】评分等级:Ⅰ级表示评估准确,操作熟练、规范,无缺项,与患者沟通自然,语言通俗易懂;Ⅱ级表示评估欠准确,操作欠熟练、规范、有1~2处缺项,与患者沟通不够自然;Ⅲ级表示评估不准确,操作不熟练、规范,有3处以上缺项,与患者沟通少。

(二)应掌握的知识点

1. 鼻饲的目的

对不能经口进食的患者,从胃管灌入流质食物,保证患者摄入足够的营养、水分和药物,以利早日康复。

2. 指导要点

(1)告知患者插胃管和鼻饲可能造成的不良反应。

(2)告知患者鼻饲操作过程中的不适及配合方法。

(3)指导患者在恶心时做深呼吸或者吞咽动作。

(4)指导患者在带管过程中的注意事项,避免胃管脱出。

3. 注意事项

(1)插管时动作应轻柔,避免损伤食管黏膜,尤其是通过食管三个狭窄处(环状软骨水平处、平气管分叉处、食管通过膈肌处)时。

(2)插管过程中患者出现呛咳、呼吸困难、紫绀等,表示误入气管,应立即拔出,休息片刻后重插。

(3)昏迷患者插管时,应将患者头向后仰,当胃管插入会厌部约15cm时,左手托起头部,使下颌靠近胸骨柄,加大咽部通道的弧度,使管端沿后壁滑行,插至所需长度。

(4)每天检查胃管插入的深度,鼻饲前检查胃管是否在胃内,检查患者有无胃潴留,若胃内容物超过150mL时,应当通知医师减量或暂停鼻饲。

（5）每次鼻饲前应测量鼻饲液温度，以38～40℃为宜；食量每次200～250mL，间隔时间不少于2h。

（6）鼻饲前后均应向胃管内注入20mL温开水，以冲洗胃管，避免鼻饲液积存于胃管内而变质，造成胃肠炎或堵管。

（7）鼻饲给药时应先将药碾碎，溶解后注入，防止管道堵塞。新鲜果汁与牛奶应分别注入，防止产生凝块。

（8）鼻饲混合流食时，应当间接加温，以免蛋白凝固。

（9）长期鼻饲的患者应每日进行口腔护理2次，并定期更换胃管，普通胃管每周更换1次，硅胶胃管每月更换1次。

（10）食管静脉曲张、食管梗阻的患者禁忌使用鼻饲。

第七节　胃肠减压技术

（一）操作要点与评价标准

项目	操作要点	评价要点	分值	评分等级		
				I	II	III
仪表	仪表端庄，服装整洁	符合要求	5	5	3	1
评估	1. 了解患者诊断和目前身体状况：如腹胀、腹痛等，明确胃肠减压的目的及患者是否能承受插入导管的刺激；既往有无插管经历及是否接受过类似治疗	评估完整、正确	5	5	3	1
	2. 向患者解释操作目的、方法、注意事项、配合要点，取得患者合作	解释到位、交流自然	6	6	4	2
	3. 评估患者鼻腔状况：包括鼻腔黏膜有无肿胀、炎症、鼻中隔弯曲、息肉，既往有无鼻部疾患等	评估完整、正确	4	4	2	1
操作前	1. 个人准备：应用六步洗手法清洗双手，戴口罩	正确	5	5	3	1
	2. 物品准备：治疗车上放：①铺好的无菌盘，内备：治疗碗2个（一个内备镊子1把、石蜡油球1—2个，另一个内盛温开水）、纱布2块、压舌板；②治疗盘外备：手电筒、治疗巾或餐巾1块、棉签、弯盘1个、一次性无菌手套1副、鼻胃管1根、20III注射器1支、听诊器、胶布、次性引流袋1个；③必要时备医嘱执行单、笔	物品齐全，放置合理	5	5	3	1

项目	操作要点	评价要点	分值	评分等级 I	II	III
操作中	1.携用物至患者床旁,核对床号、姓名,向患者及家属做好解释,告诉患者操作过程中的配合要点,协助患者取舒适体位	核对完整、正确,交流自然,体位舒适	5	5	3	1
	2.患者若有眼镜或义齿,应取下妥善保管	正确	3	3	2	1
	3.根据病情协助患者取适当卧位(半卧位、坐位或平卧位);将治疗巾/餐巾围于患者颌下,弯盘放置于方便取放处	操作正确、熟练	5	5	3	1
	4.用手电筒观察鼻腔以确定插入侧,用棉签清洁鼻腔	操作正确、熟练	3	3	2	1
	5.用注射器检查胃管是否通畅,测量胃管放置长度并作好标记	操作正确、熟练	3	3	2	1
	6.戴一次性手套,用石蜡油球润滑胃管,从前端开始到所需长度(成人长度为45—55cm)。嘱患者头稍向后仰,一手用无菌纱布托住胃管一手持镊子夹住胃管前端,沿选定侧鼻孔先向上,然后平行再向下缓慢插入	操作正确、熟练	6	6	4	2
操作后	1.对物品进行分类处理:将纱布、棉签、吸水管、一次性手套放入医疗垃圾筒内;治疗巾、治疗碗、弯盘放在污染区待消毒;剩余温开水倒入水池(或空桶内);其他未污染物品放归原处	用物处理方法正确	5	5	3	1
	2.按六步洗手法彻底清洗双手;在执行单签执行时间与全名;在护理记录单上记录胃肠减压日期、时间、引流液的颜色、性质、量及患者反应等,并签名	操作熟练,记录完整、正确	5	5	3	1
理论提问			5			

【注释】评分等级:I级表示评估准确,操作熟练、规范、无缺项,与患者沟通自然,语言通俗易懂;II级表示评估不够准确,操作欠熟练、规范、有1～2处缺项,与患者沟通不够自然;III级表示评估不准确,操作不熟练、不规范,有3处以上缺项,与患者沟通少。

(二)应掌握的知识点

1.胃肠减压的目的

(1)解除或者缓解肠梗阻所致的症状。

(2)进行胃肠道手术的术前准备,以减少胃肠胀气。

(3)术后吸出胃肠内气体和胃内容物,减轻腹胀,减少缝线张力和伤口疼痛,促进伤口愈合,改善胃肠壁血液循环,促进消化功能的恢复。

(4)通过对胃肠减压吸出物的判断,可观察病情变化和协助诊断。

2.指导要点

(1)告知患者胃肠减压的目的、方法及注意事项。

(2)告知患者留置胃肠减压管期间禁止饮水和进食,保持口腔清洁。

3.注意事项

(1)妥善固定胃肠减压装置,防止变换体位时加重对咽部的刺激,或者受压、脱出影响减压效果。

(2)观察引流物的颜色、性质、量,并记录24h引流总量。

(3)留置胃管期间应当加强患者的口腔护理。

(4)胃肠减压期间,注意观察患者水电解质及胃肠功能恢复情况。

4.确定胃管在胃内的方法

(1)首先胃管末端接注射器进行抽吸,有胃液吸出,说明胃管已到胃内。

(2)若抽不出胃液,置入的长度又足够,可将胃管末端放于水碗内,当患者呼气时无气泡逸出,证明胃管通畅,已到胃内(如有气泡,证明插进气管,应拔出,休息片刻重新插入;如果没有气泡,且胃管不够通畅,可检查胃管是否盘在口中、咽部或打折)。

(3)另一种方法是用注射器抽吸10mL空气注入胃管内,同时将听诊器置于剑突下,听到气过水声,证明胃管在胃内。

5.胃管插入长度

一般成人长度为45~55cm,有两种测量方法:①由鼻尖经耳垂到胸骨剑突处;②前额发际至胸骨剑突处。

6.拔管指征

(1)病情好转。

(2)腹胀消失。

(3)肠鸣音恢复。

(4)肛门排气。

第八节　女患者导尿技术

(一)操作要点与评价标准

项目	操作要点	评价要点	分值	评分等级		
				I	II	III
仪表	仪表端庄,服装整洁	符合要求	5	5	3	1

项目	操作要点	评价要点	分值	评分等级		
				I	II	III
评估	1.查看医嘱,了解患者目前状况	了解完整、正确	2	2	1	0
	2.向患者解释导尿的目的、方法及配合要点,取得患者的合作	解释到位,交流自然	5	5	3	1
	3.评估患者的意识状态(清醒、嗜睡、昏迷)及自理能力,了解患者目前排尿情况,是否接受过类似治疗,是否紧张等	评估准确	3	3	2	1
	4.通过触诊或叩诊评估患者膀胱充盈度,观察会阴部皮肤卫生情况,确定清洗棉球的数量	评估准确,动作轻柔	5	5	3	1
操作前	1.个人准备:应用六步洗手法清洗双手,戴口罩	正确	3	3	2	1
	2.物品准备: (1)治疗车上层放:①治疗盘内备:无菌持物钳和容器1套、0.1%新洁尔灭溶液、一次性手套(初次消毒用)、无菌手套1副(再次消毒用)、弯盘;②导尿外包1个,内含:弯盘、治疗碗、血管钳、干棉球6个;③无菌导尿包1个,内含:弯盘、治疗碗2个、血管钳1把、镊子1把、导尿管8号与10号各1根、小药杯2个(1个盛干棉球4个、1个盛石蜡油球2个)、孔巾、标本瓶、纱布2块,也可使用一次性导尿包取代导尿外包与导尿包;④其他:油布治疗巾,必要时备浴巾、医嘱执行单、笔。(2)治疗车下层备便器、便器巾。(3)屏风	物品齐全,放置合理	5	5	3	1
操作中	1.备齐用物携至患者床旁,再次核对床号、姓名、医嘱,告知患者操作中的配合方法	核对、指导正确	4	4	3	1
	2.关好门窗,用屏风遮挡患者;移床旁椅至同侧床尾,将便器放床旁椅上,打开便巾	动作轻柔、熟练	3	3	2	1
	3.松开床尾盖被,将右下被角折向对侧暴露双侧下肢。协助患者取仰卧屈膝位,双腿略向外展,脱去对侧裤腿,盖在近侧腿上,必要时加盖浴巾,对侧大腿用盖被遮盖,露出外阴	操作正确,注意为患者保暖	3	3	2	1
操作后	1.对物品进行分类处理:将棉球、手套放入医疗垃圾筒内;导尿外包、导尿包、便器放在污染区待消毒;其他未污染物品放归原处	用物处理方法正确	3	3	2	1
	2.测量尿量,必要时尿标本贴标签后送检	正确、熟练	3	3	2	1
	3.清洗双手;在治疗单签执行时间与全名;在护理记录单上记录导尿日期、时间、引流尿液的量、颜色及性状、患者反应等,并签名	操作熟练,记录完整、正确	3	3	2	1
理论提问			5			

【注释】评分等级：Ⅰ级表示操作熟练、规范、无缺项、无污染,评估准确,语言交流自然、通俗易懂;Ⅱ级表示操作欠熟练、规范,有1~2处缺项、污染,评估欠准确,语言交流不够自然;Ⅲ级表示操作欠熟练、规范,有3处以上缺项、污染,评估不准确,语言交流不自然、解释不到位。

(二)应掌握的知识点

1. 导尿的目的

(1)采集患者尿标本做细菌培养。

(2)为尿潴留患者引流尿液,减轻痛苦。

(3)用于患者术前膀胱减压以及下腹、盆腔器官手术中持续排空膀胱,避免术中误伤。

(4)患者尿道损伤早期或者手术后作为支架引流,经导尿管对膀胱进行药物灌注治疗。

(5)患者昏迷、尿失禁或者会阴部有损伤时,留置导尿管以保持局部干燥、清洁,避免尿液的刺激。

(6)抢救休克或者危重患者,准确记录尿量、比重,为病情变化提供依据。

(7)为患者测定膀胱容量、压力及残余尿量,向膀胱注入造影剂或气体等以协助诊断。

2. 指导要点

(1)操作前告知患者导尿的目的和意义。

(2)指导患者放松,在插管过程中协调配合,避免污染。

(3)指导患者在留置尿管期间保证充足入量,预防发生感染和结石。

(4)指导患者在留置尿管期间防止尿管打折、弯曲、受压、脱出等情况发生,保持通畅。

(5)指导患者保持尿袋高度低于耻骨联合水平,防止逆行感染。

(6)指导长期留置尿管的患者进行膀胱功能训练及骨盆底肌的锻炼,以增强控制排尿的能力。

3. 注意事项

(1)严格执行无菌技术操作原则。

(2)在操作中注意保护患者隐私,并采取适当的措施防止着凉。

(3)对膀胱高度膨胀及极度虚弱的患者一次导出尿量不得超过1000mL。大量放尿可使腹腔内压力突然降低,血液大量滞留在腹腔内,导致血压下降而虚脱。此外,膀胱内压力急剧下降还可导致膀胱黏膜急剧充血而发生血尿。

(4)老年女性患者尿道口回缩,插管时应仔细观察、辨认,避免误入阴道。

(5)若误入阴道,应更换导尿管重新插管。

(6)患者尿管拔除后,观察患者排尿时的异常症状。

4. 留置导尿的操作要点及注意事项

（1）另备无菌双腔气囊导尿管 1 根、10mL 或 20mL 无菌注射器、无菌生理盐水 10～40mL、集尿袋、橡皮圈、安全别针；普通尿管需备宽胶布。

（2）气囊导尿管插入时，见尿后再插入 7～10cm。固定时则根据导尿管上注明的气囊容积向气囊内注入等量的生理盐水，然后轻拉导尿管有阻力，即证实导尿管已固定于膀胱内。

（3）普通导尿管需注意男女患者胶布固定方法不同，女性为三条胶布固定，男性为蝶形胶布固定。

（4）保持尿道口清洁，每日会阴护理 1～2 次。

（5）定时更换集尿袋；及时排空集尿袋内的尿液，并记录尿量。

（6）每周更换导尿管 1 次，硅胶导尿管可酌情延长更换周期。

（7）鼓励患者多饮水，达到自然冲洗尿道的目的。

（8）训练膀胱反射功能，定时夹闭尿管，3～4h 开放 1 次，使膀胱定时充盈和排空，促进膀胱功能恢复。

（9）注意患者主诉并观察尿液情况，发现尿液混浊、沉淀有结晶时，应及时处理，每周检查尿常规 1 次。

第九节　男患者导尿技术

（一）操作要点与评价标准

项目	操作要点	评价要点	分值	评分等级		
				Ⅰ	Ⅱ	Ⅲ
仪表	仪表端庄,服装整洁	符合要求	5	5	3	1
评估	1.查看医嘱,了解患者目前状况	了解完整、正确	2	2	1	0
	2.对清醒患者介绍操作目的、方法、配合要点,取得患者合作	解释到位,交流自然	5	5	3	1
	3.评估患者的意识状态(清醒、嗜睡、昏迷)及自理能力;如了解患者目前排尿情况,是否接受过类似治疗,是否紧张等	评估准确	3	3	2	1
	4.通过触诊或叩诊评估患者膀胱充盈度,观察外阴部皮肤卫生情况,确定清洗棉球的数量	评估准确,动作轻柔	5	5	3	1

项目	操作要点	评价要点	分值	评分等级		
				I	II	III
操作前	1. 个人准备:应用六步洗手法清洗双手,戴口罩	正确	3	3	2	1
	2. 物品准备: 　　(1)治疗车上层备:①治疗盘,内备:无菌持物钳和容器1套、无菌纱布罐、消毒溶液(0.1%新洁尔灭或碘伏)、一次性手套(初次消毒用)、无菌手套1副(再次消毒用)、弯盘;②导尿外包1个,内含:弯盘、治疗碗、血管钳、干棉球8—10个或直接准备包内物品;③无菌导尿包1个,内含:弯盘、治疗碗2个、血管钳1把、镊子1把、导尿管8号与10号各1根、小药杯2个<1个盛干棉球4个、i个盛石蜡油球2个)。孔巾.标本瓶、纱布2块,也可使用一次性导尿包取代导尿外包与导尿包;④其他:小橡胶单和治疗巾,必要时备浴巾、医嘱执行单、笔。(2)治疗车下层备便器、便器巾。(3)屏风	物品齐全,放置合理	5	5	3	1
操作中	1. 备齐用物携至患者床旁,再次核对床号、姓名、医嘱,告知患者操作中配合方法	核对完整、正确,指导到位	5	5	3	1
	2. 酌情关闭门窗,用屏风遮挡患者。移开床旁椅至操作同侧的床尾,将便器放床旁椅上,打开便器巾	动作轻柔,保护隐私	2	2	1	0
	3. 松开床尾盖被,将右下被角折向对侧,暴露双侧下肢;帮助患者脱去对侧裤腿,盖在近侧腿部,必要时加盖浴巾,对侧腿用盖被遮盖;协助患者取仰卧位,双腿平放外展,暴露外阴	动作轻柔、熟练,关爱患者避免受凉	3	3	2	1
	4. 将小橡胶单和治疗巾垫于患者臀下,做好消毒棉球,弯盘置于近外阴处,治疗碗放于患者两腿之间	动作轻柔,位置正确	3	3	2	1
	5. 操作者戴手套,告知患者开始消毒及消毒时感受。一手持血管钳夹取消毒棉球进行初步消毒,依次为阴阜、阴茎、阴囊。另一手用无菌纱布裹住阴茎将包皮向后推暴露尿道口,自尿道口向外向后旋转擦拭尿道口、龟头及冠状沟。消毒完毕,脱下手套置弯盘中,整理导尿外包置于治疗车下层	动作轻柔、熟练,每个棉球限用一次,各部位擦拭干净,物品放置合理	10	10	8	6
	6. 告知患者再次消毒,肢体勿动,避免污染。将无菌导尿包放置于患者网腿之间,打开导尿包包巾,按无菌技术操作打开治疗巾,用无菌持物钳显露小药杯,倒消毒液于一个药杯内,浸湿棉球	指导配合方法正确,物品放置合理,无菌观念强,无污染	5	5	3	1

项目	操作要点	评价要点	分值	评分等级		
				I	II	III
仪表	仪表端庄,服装整洁	符合要求				
操作后	1. 对物品进行分类处理:将棉球、纱布、手套放入医疗垃圾筒内;导尿外包、导尿包、便器放在污染区待消毒;其他未污染物品物归原处	物品处理方法正确	3	3	2	1
	2. 测量尿量,必要时尿标本贴标签后送检	测量准确,送检及时	3	3	2	1
	3. 清洗双手;在治疗单上签执行时间与全名;在护理记录单上记录导尿日期、时间、尿量、颜色及性状、患者反应等,并签名	操作熟练,记录完整、正确	3	3	2	1
理论提问			5			

【注释】评分等级:I 级表示操作熟练、规范、无缺项、无污染,评估准确,与患者沟通自然,语言通俗易懂;II 级表示操作熟练、规范,有 1～2 处缺项、污染,评估欠准确,与患者沟通不够自然;III 级表示操作欠熟练、规范,有 3 处以上缺项、污染,评估不准确,与患者沟通少。

(二)应掌握的知识点

1. 男患者导尿的目的

同女患者导尿技术。

2. 指导要点

同女患者导尿技术。

3. 注意事项

(1)另备纱布两块。

(2)初步消毒顺序为阴阜、阴茎、阴囊,然后暴露尿道口,旋转擦拭尿道口、龟头、冠状沟。

(3)插管时将阴茎提起,使之与腹壁成 600 角,可使阴茎前弯消失,利于尿管插入。

(4)插管长度约 20～22cm,见尿后再插入 1～2cm。

(5)男性尿道较长,又有三个狭窄、两个弯曲,插管时略有阻力,应嘱患者深呼吸,切忌用力过快过猛。

(6)为男性患者插尿管时,遇有阻力,特别是经尿道内口、膜部、尿道外口三个狭窄部、耻骨前弯和耻骨下弯两个弯曲时,嘱患者深呼吸,慢慢插入尿管。

4. 成年男性尿道长度

成年男性尿道长度为 18～20cm。

5. 留置尿管的操作要点及注意事项

同女患者导尿技术。

6. 急性尿潴留,膀胱过度膨胀,第一次导尿的注意事项

膀胱过度膨胀,第一次放出尿量不应超过 1000mL,因大量放尿,可导致腹腔内压力突然降低,大量血液滞留于腹腔血管内,使有效循环血量减少,血压下降而引起虚脱;另外,当膀胱突然减压,可引起膀胱黏膜高度充血,易发生血尿。

第十节　大量不保留灌肠技术

（一）操作要点与评价标准

项目	操作要点	评价要点	分值	评分等级 I	II	III
仪表	仪表端庄,服装整洁	符合要求	5	5	3	
评估	1. 查看医嘱,了解患者目前状况	了解完整、正确	2	2	1	0
	2. 向患者解释操作目的、方法、注意事项、配合要点,取得患者合作	解释到位,交流自然	5	5	3	1
	3. 评估患者的意识状态(清醒、嗜睡、昏迷)及自理能力:如了解患者排便情况,既往有无灌肠经历,是否接受过类似治疗,是否紧张等	评估准确	3	3	2	1
操作前	1. 个人准备:应用六步洗手法清洗双手,戴口罩	正确	5	5	3	1
	2. 物品准备:(1)治疗车上层放:①治疗盘,内备:灌肠筒 1 套(橡胶管全长约 120cm、玻璃接管、筒内盛灌肠溶液)、肛管 1 根、弯盘、血管钳或液体调节开关、石蜡油球(或液体石蜡、棉签);②治疗盘,外备:清洁手套 1 副、卫生纸、油布、治疗巾、水温计,必要时备医嘱执行单、笔。(2)治疗车下层备便器、便器巾。(3)另备输液架、屏风	物品齐全,放置合理	5	5	3	1
操作中	1. 携用物至患者床旁,核对床号、姓名,灌肠液,告诉患者操作中配合方法	核对完整、正确,指导到位	5	5	3	1
	2. 关闭门窗,屏风遮挡	动作轻柔、熟练	5	5	3	1
	3. 协助患者取左侧卧位,双膝屈曲,褪裤至膝部,将臀部移至床沿,并在臀下垫油布治疗巾(肛门括约肌失去控制能力者及婴幼儿取平卧位,臀下置便盆),置弯盘于臀边,盖好盖被,只暴露臀部,防止着凉	动作轻柔、熟练,指导正确	5	5	3	1
	4. 将灌肠筒挂在输液架上,筒内液面高于肛门约 40～60cm	熟练、正确	5	5	3	1
	5. 戴手套,用石蜡油球润滑肛管前端约 5—10cm,将玻璃接管与肛管相连,肛管头端对准弯盘排出管道及肛管内的气体,有少量液体流出时用血管钳夹紧	熟练、正确	8	8	6	4

项目	操作要点	评价要点	分值	评分等级		
				I	II	III
操作后	1. 对物品进行分类处理:手套、油球、卫生纸放入医疗垃圾筒内;肛管清洗后浸泡于消毒液中;治疗巾、弯盘、血管钳放在污染区待消毒;其他未污染物品放归原处	用物处理方法正确	5	5	3	1
	2. 清洗双手;在治疗单签执行时间与全名;在护理记录单上记录:灌肠日期、时间、灌肠液名称、量,患者大便性状、量,灌肠中、灌肠后患者反应等,并签名;在体温单上记录灌肠结果	操作熟练,记录完整、正确	5	5	3	1
理论提问			5			

【注释】评分等级:I级表示评估准确、操作熟练、规范,无缺项,与患者沟通自然,语言通俗易懂;II级表示评估不够准确、操作欠熟练、规范,有1~2处缺项,与患者沟通不够自然;III级表示评估不准确、操作不熟练、不规范,有3处以上缺项,与患者沟通较少。

(二)应掌握的知识点

1. 灌肠的目的

(1)刺激肠蠕动,软化和清除粪便,排除肠内积气,减轻腹胀。

(2)手术前、检查前或分娩前保持肠道清洁。

(3)灌入低温溶液,为高热患者降温。

(4)稀释和清除肠道内有害物质,减轻中毒症状。

2. 指导要点

(1)指导患者掌握操作过程中的放松技巧。

(2)告知患者保留灌肠液的时间及意义。

3. 注意事项

(1)急腹症、妊娠早期、消化道出血、严重心血管疾病患者禁忌灌肠。

(2)伤寒患者灌肠量不能超过500nd,液面距肛门不得超过30cm。

(3)肝性脑病患者禁用肥皂水灌肠,以减少氨的产生和吸收。

(4)充血性心力衰竭和水钠潴留患者禁用0.9%氯化钠溶液灌肠。

(5)对患者进行降温灌肠,灌肠后保留30min再排便,排便后30min测体温并记录。

(6)灌肠后应在体温单大便栏目处记录灌肠结果,如灌肠后大便一次为1/E,灌肠后无大便为O/E。

(7)正确选用灌肠溶液,掌握溶液的温度、浓度和量。灌肠溶液常用0.1%~0.2%的肥皂水、生理盐水。成人每次用量500~1000mL,小儿200~500mL。溶液温度一般为39~41℃,降温时28~32℃,中暑时4℃。

(8)灌肠过程中随时观察病情变化,如患者感觉腹胀或有便意,可嘱患者张口深呼吸、放松腹部肌肉,并降低灌肠筒的高度以减慢流速或暂停片刻;如患者出现脉速、面色苍白、出冷汗、剧烈腹痛、心慌气促,应立即停止灌肠,并和医师取得联系,给予及时处理。

(9)注意灌入速度,过快会刺激结肠,迅速引起排便反射,将无法达到预期效果,一般灌入 1 000mL 约需 10~16min。

(10)注意灌肠体位的选择,一般常选用左侧卧位,因该姿势可使乙状结肠和降结肠处于下方,借重力作用使灌肠液顺利流入结肠。不能自我控制排便的患者可取仰卧位,臀下置便器。

第十一节 氧气吸入技术(中心供氧装置)

(一)操作要点与评价标准

项目	操作要点	评价要点	分值	评分等级		
				I	II	III
仪表	仪表端庄,服装整洁	符合要求	5	5	3	1
评估	1. 查看医嘱:患者床号、姓名、吸氧方式、吸氧流量等	认真、细致	5	5	3	1
	2. 向患者解释吸氧的目的、方法、注意事项及配合要点,取得患者的合作	解释到位,语言交流自然、易懂	5	5	3	1
	3. 评估患者缺氧程度:通过患者的 PaO_2、SaO_2、神志、口唇、指甲/趾甲发绀程度等,判定患者的缺氧程度	评估准确	3	3	2	1
	4. 评估鼻腔情况:查看是否通畅,有无堵塞,鼻腔黏膜有无破损等	评估准确	3	3	2	1
操作前	1. 个人准备:应用六步洗手法清洗双手,戴口罩	正确	5	5	3	1
	2. 物品准备:①氧气流量表1套;②铺好的无菌盘,内备治疗碗2个:1个内盛适量生理盐水、另1个盛镊子1把、纱布2块(或备一次性治疗碗1个、一次性无菌纱布2块、镊子及镊子筒、生理盐水);③一次性鼻塞(鼻导管)1—2个、弯盘1个、棉签、灭菌蒸馏水、临时医嘱单(治疗本);④必要时备玻璃接管、胶布	物品准备齐全,放置合理	5	5	3	1

项目	操作要点	评价要点	分值	评分等级		
				I	II	III
操作中	1. 携用物至患者床旁,核对床号、姓名等;协助患者取安全、舒适体位	核对正确,卧位舒适	5	5	3	1
	2. 安装流量表并证实已接紧,连接吸氧导管;在湿化瓶内倒蒸馏水至2/3或1/2处,安装好湿化瓶,检查整套装置是否漏气	操作正确,水量准确,装置连接紧密不漏气	8	8	6	4
	3. 用湿棉签清洁鼻孔(使用鼻塞清洁双侧鼻孔),用鼻导管吸氧者准备胶布2条	操作正确	5	5	3	1
	4. 将鼻塞(鼻导管)与吸氧导管连接;打开流量表开关;根据医嘱、病情调节好氧流量	操作熟练,氧流量调节正确	8	8	6	4
	5. 将鼻塞(鼻导管)前端置入治疗碗盐水中湿润并检查氧气流出是否通畅,然后轻轻插入患者鼻腔(鼻导管插入长度:自鼻尖至耳垂的2/3)	操作正确、熟练	5	5	3	1
操作后	1. 对物品进行分类处理:将鼻塞(鼻导管)、纱布、棉签、胶布放入医疗垃圾筒内;湿化瓶浸泡于含氯消毒液中;氧气表表头用酒精纱布擦拭;治疗盘、治疗碗、弯盘、镊子放污染区待消毒;剩余生理盐水、使用后的蒸馏水倒入水池(空桶)内	用物处理方法正确	5	5	3	1
	2. 清洗双手;在治疗单签执行时间与全名;在护理记录单上记录吸氧日期、时间、吸氧原因、方式、流量、患者反应等,并签名	操作熟练,记录完整、正确	5	5	3	1
理论提问			5			

【注释】评分等级:I级表示操作熟练、规范,无缺项,与患者沟通自然,语言通俗易懂;II级表示操作熟练、规范,有1~2处缺项,与患者沟通不够自然;III级表示操作欠熟练、规范,有3处以上缺项,与患者沟通少。

(二)应掌握的知识点

1. 吸氧的目的

提高患者血氧含量及动脉血氧饱和度,纠正缺氧,促进组织的新陈代谢,维持机体生命活动。

2. 缺氧程度判断

(1)轻度缺氧:神清、无发绀、$PaO_2 > 50mmHg$、$SaO_2 > 80\%$,一般不需给氧,如有呼吸困难,给1~2L/mmin氧气吸入。

（2）中度缺氧：嗜睡、谵妄、轻度或明显发绀、呼吸困难、PaO_2 30～50mmHg，需给 2～4L/min 氧气吸入。

（3）重度缺氧：昏迷、严重发绀、呼吸极度困难、出现三凹症、$PaO_2 < 30mmHg$、$SaO_2 < 60\%$，是吸氧的绝对适应证，给 4～6L/min 吸氧。

3. 氧浓度计算方法

$FiO_2\% = 21 + 4 \times$ 氧流量。

4. 指导要点

（1）根据患者病情、指导患者进行有效呼吸。

（2）告知患者不要自行摘除鼻塞（鼻导管）或者调节氧流量。

（3）告知患者如感到鼻咽部干燥不适或者胸闷憋气时，应当及时通知医护人员。

（4）告知患者有关用氧安全的知识。

（5）告知患者在饮水、进食时应暂停吸氧。

5. 吸氧的注意事项

（1）患者吸氧过程中，需要调节氧流量时，应当先将患者鼻导管取下，调节好流量后，再与患者连接。停止吸氧时，先取下鼻导管，再关流量表。

（2）持续吸氧的患者，应当保持管道通畅，必要时进行更换。

（3）观察、评估患者吸氧效果。

6. 用氧气瓶吸氧时的注意事项

（1）严格遵守操作规程，注意用氧安全，切实做好四防：防震、防火、防热、防油。

（2）使用氧气时，应先调节流量而后应用，停用时应先拔除鼻导管，再关流量表，再关闭氧气总开关。以免一旦旋错开关，大量氧气突然冲入呼吸道而损伤肺部组织。

（3）吸氧过程中，应观察缺氧状态有无改善，氧气装置有无漏气，是否通畅等。如用鼻导管持续吸氧者，每8～12h更换导管一次，并由另一鼻孔插入，以减少对鼻黏膜的刺激。鼻腔分泌物多者应经常清除，防止导管阻塞。鼻塞应每日更换。

（4）氧气筒内氧气不可全部用尽，压力降至 5 kg/cm^2 时，即不可再用，以防灰尘进入筒内，而造成再次充气时引起爆炸的危险。

（5）对未用或用空的氧气筒，应分别注明"满"或"空"的标志，以免急用时搬错而影响抢救。

（6）在插鼻导管前，应观察鼻腔黏膜是否有损伤，如有创面，应选择健侧鼻孔插入。

（7）患者饮水、进食时，应暂停给氧。

（8）湿化瓶一人一用一消毒，连续吸氧患者每天更换湿化瓶、湿化液及一次性吸氧管。

第十二节　氧气雾化吸入技术

(一)操作要点与评价标准

项目	操作要点	评价要点	分值	评分等级 I	II	III
仪表	仪表端庄,服装整洁	符合要求	5	5	3	1
评估	1. 查看医嘱,了解患者目前状况(用药史、过敏史及所用药物药理作用),尤其是呼吸系统情况,如:有无呼吸道感染以及咳嗽、咳痰等情况	了解细致	2	2	1	0
	2. 向患者解释氧气雾化吸入的目的、方法、注意事项及配合要点,取得患者的合作	解释到位,沟通自然、有效	5	5	3	1
	3. 评估患者的心理状态及自理能力:如了解患者既往有无雾化吸入经历,是否接受过类似治疗,是否紧张,是否懂得利用呼吸动作进行雾化等	评估准确	3	3	2	1
	4. 评估患者面部及口腔黏膜有无感染、溃疡等	评估准确	5	5	3	1
操作前	1. 个人准备:应用六步洗手法清洗双手,戴口罩	正确	5	5	3	1
	2. 物品准备:氧气雾化吸入器1台、氧气装置1套、弯盘、药物、无菌棉签、砂轮、75%酒精、生理盐水、注射器、治疗巾或患者的毛巾	物品按需备齐,放置合理	5	5	3	1
	3. 检查雾化器各部件是否完好,有无松动、脱落等异常情况	熟练、正确	5	5	3	1
	4. 核对药液	正确	5	5	3	1
	5. 将药液稀释至5mL,注入雾化器药杯内	熟练、正确	5	5	3	1
操作中	1. 携用物至患者床旁,核对患者床号、姓名、所用药物,协助患者取舒适卧位,指导患者学会口吸气、鼻呼气的方法	核对正确,卧位舒适	5	5	3	1
	2. 安装氧气装置,将雾化器与氧气装置连接,检查是否漏气	熟练、正确	5	5	3	1
	3. 调节氧气流量6—8L/min	熟练、正确	5	5	3	1
	4. 指导患者手持雾化器,将口含嘴放入口中,均匀地用口吸气,用鼻呼气;观察患者对雾量是否耐受,必要时给予适当的调整	指导配合方法正确,语言自然、易懂	10	10	8	6
	5. 告知患者雾化吸入过程中,如有不适(胸闷、憋气、剧烈咳嗽),及时通知医护人员。	指导正确,语言自然、易懂	5	5	3	1
	6. 治疗完毕,取下口含嘴(或面罩),关闭氧流量开关	熟练、正确	5	5	3	1
	7. 擦干患者面部,协助其取舒适卧位,整理床单位,对患者的配合表示感谢	动作轻柔,尊重患者	5	5	3	1

项目	操作要点	评价要点	分值	评分等级		
				I	II	III
操作后	1. 分类清理用物:一次性雾化器放入医疗垃圾筒内;弯盘放入污染区待消毒	正确	5	5	3	1
	2. 洗净双手;在治疗单签执行时间与全名;在护理记录单上记录操作日期、时间,所用药物名称、剂量、浓度及患者反应,并签名	操作熟练,记录完整、正确	5	5	3	1
理论提问			5			

【注释】评分等级:I级表示评估准确,操作熟练、规范、无缺项,语言交流自然、易懂;II级表示评估不够准确,操作欠熟练、规范,缺1~2项,语言交流不够自然;III级表示评估不够准确,操作不熟练、不规范、缺3项以上,语言交流不自然、解释不到位。

(二)应掌握的知识点

1. 氧气雾化吸入的目的

(1)湿化气道,协助患者消炎、镇咳、祛痰。

(2)帮助患者解除支气管痉挛,改善通气功能。

(3)预防、治疗患者发生呼吸道感染。

2. 指导要点

(1)向患者介绍氧气雾化器的作用原理并教会其正确的使用方法。

(2)教给患者深呼吸配合雾化的方法。

3. 注意事项

(1)正确使用供氧装置:注意用氧安全,室内避免火源;氧气湿化瓶内勿装水,以免液体进入雾化器内使药液稀释影响疗效。

(2)治疗过程中,注意观察吸氧装置是否漏气、漏水,患者是否能正确使用雾化器。

(3)观察患者痰液排出情况,可予以拍背、吸痰等方法协助排痰。

第十三节　超声波雾化吸入技术

(一)操作要点与评价标准

项目	操作要点	评价要点	分值	评分等级		
				I	II	III
仪表	仪表端庄,服装整洁	符合要求	5	5	3	1

项目	操作要点	评价要点	分值	评分等级		
				I	II	III
评估	1. 查看医嘱,了解患者目前状况,尤其是呼吸系统情况,有无呼吸道感染以及咳嗽、咳痰等情况	了解细致	2	2	1	0
	2. 向患者解释超声波雾化吸入的目的、方法、注意事项和配合要点,取得患者的合作	解释到位,沟通自然、有效	5	5	3	1
	3. 评估患者的心理状态及自理能力:如了解患者既往有无雾化吸入经历,是否接受过类似治疗,是否紧张,是否懂得利用呼吸动作进行雾化等	评估准确	3	3	2	1
	4. 评估患者面部及口腔黏膜有无感染、溃疡等	评估准确,动作轻柔	5	5	3	1
操作前	1. 个人准备:应用六步洗手法清洗双手,戴口罩	正确	5	5	3	1
	2. 物品准备:超声波雾化吸入器1台、螺纹管、口含嘴或面罩、水温计、冷蒸馏水、药物、生理盐水、无菌棉签、75%酒精、弯盘、治疗碗、一次性50mL注射器1个、砂轮、治疗巾或患者的毛巾	按需备齐,放置合理	5	5	3	1
	3. 检查雾化器各部件是否完好,有无松动、脱落等异常情况	熟练、正确	5	5	3	1
	4. 连接雾化器的主件与附件,水槽内加冷蒸馏水,至浮标浮起,水量视不同类的雾化器而定,要求浸没雾化罐底部的透明膜	熟练、正确	5	5	3	1
	5. 核对药液	正确	5	5	3	1
	6. 按正确方法抽吸药液,将药液用生理盐水稀释至30~50mL倒入雾化罐内,检查无漏水后,将雾化罐放入水槽,盖紧水槽盖	熟练、正确	5	5	3	1
操作中	1. 携用物至患者床旁,核对床号、姓名、所用的药物;接通电源,打开电源开关(指示灯亮),预热3~5min	核对、操作正确	10	10	8	6
	2. 协助患者取舒适的卧位,指导患者用口吸气,用鼻呼气的方法,消除紧张心理	指导配合方法正确,语言自然、易懂	5	5	3	1
	3. 预热结束后调整定时开关至所需时间,打开雾化开关,根据需要调节雾量	熟练、正确	5	5	3	1
	4. 气雾喷出时,协助患者将口含嘴放入口中(也可用面罩),指导患者深呼吸,观察患者耐受情况,必要时适当调整雾量。告知患者雾化吸入过程中,如有不适(胸闷憋气、剧烈咳嗽),及时通知医护人员	操作熟练、正确,指导正确,语言自然、易懂	5	5	3	1
	5. 治疗完毕,取下口含嘴(或面罩)。先关雾化开关,再关电源开关	熟练、正确	5	5	3	1
	6. 擦干患者面部,协助取舒适卧位,整理床单位,感谢患者的配合;观察患者雾化后的效果(必要时协助排痰)	动作轻柔、熟练,尊重患者	5	5	3	1

项目	操作要点	评价要点	分值	评分等级		
				I	II	III
操作后	1. 分类清理用物:水槽内的水倒入水渺空桶内,擦干水槽;口含嘴(或面罩)、雾化罐、螺纹管清洗后浸泡于消毒液内1h,再洗净晾干备用	正确	5	5	3	1
	2. 洗净双手;在治疗单签执行时间与全名;在护理记录单上记录操作日期、时间,所用药物名称、剂量、浓度及患者反应,并签名	操作熟练,记录完整、正确	5	5	3	1
理论提问			5			

【注释】评分等级:I级表示评估准确,操作熟练、规范、无缺项,语言交流自然、易懂;II级表示评估不够准确,操作欠熟练、规范、缺1~2项,语言交流不够自然;III级表示评估不够准确、操作欠熟练、规范、缺3项以上,语言交流不自然、解释不到位。

(二)应掌握的知识点

1. 超声波雾化吸入的目的

(1)湿化气道,协助患者消炎、镇咳、祛痰。

(2)帮助患者解除支气管痉挛,改善通气功能。

(3)预防、治疗患者发生呼吸道感染。

2. 指导要点

(1)向患者介绍超声波雾化器的作用原理并教会其正确的使用方法。

(2)教给患者深呼吸配合雾化的方法。

3. 注意事项

(1)水槽和雾化罐中切忌加温水或者热水。

(2)水温超过60℃,应停机调换冷蒸馏水。

(3)水槽内无足够的冷水及雾化罐内无液体的情况下不能开机。

(4)雾化吸入过程中注意观察患者是否有不良反应发生,如剧烈咳嗽、不适、胸闷等。如患者不能耐受,应暂停雾化吸入。

(5)雾化后观察患者痰液排出是否困难,若痰液不易咳出应予以拍背协助痰排出,必要时吸痰。

第十四节　换药技术

(一)操作要点与评价标准续表

项目	操作要点	评价要点	分值	评分等级		
				I	II	III
仪表	仪表端庄,服装整洁	符合要求	5	5	3	1
评估	1. 向患者解释换药的目的、配合要点,取得合作	解释到位	5	5	3	1
	2. 询问、了解患者身体状况:包括患者目前营养状况、血糖水平、目前诊断及有无其他并发疾病等	认真、细致	5	5	3	1
	3. 评估患者伤口局部情况:查看伤口大小、部位、类型及愈合情况,有无红肿、化脓及脓液的性质、肉芽组织有无水肿、患者是否对胶布过敏等	评估准确,观察认真	5	5	3	1
操作前	1. 个人准备:应用六步洗手法清洗双手,戴口罩、帽子(盖住全部头发)	正确	5	5	3	1
	2. 根据伤口情况准备物品:(1)清洁伤口:①无菌治疗盘,内备:治疗碗2个(1个盛75%酒精棉球或碘伏棉球数个,1个盛盐水棉球数个)、无齿镊子2把、弯盘1个、无菌纱布数块(视伤口大小定);②胶布、绷带;③必要时备松节油、甲紫、剪刀等。(2)感染伤口:除上述物品外,尚需准备干棉球、血管钳、探针、各种引流物以及换药所需的抗菌纱条等	物品齐全,按使用顺序放置合理	5	5	3	1
操作中	1. 携用物至患者旁,核对床号、姓名,向患者及家属解释换药的目的、方法,告诉患者操作过程中的配合要点,协助患者取得合适体位	解释到位,卧位舒适	5	5	3	1
	2. 对暴露多的伤口,换药前应关好门窗,屏风遮挡	正确	5	5	3	1
	3. 换药三步骤:(1)去除敷料:①先用手取下胶布/绷带及外层敷料(用手压住胶布一端,缓慢拉起另一端);②伤口内层敷料与引流物用无菌镊子取下,揭时沿伤口长轴方向进行;③取下污染敷料应放在弯盘内,不得随意丢弃以防污染和交叉感染	操作手法正确,污染敷料放置正确	10	10	8	6
操作后	1. 对物品进行分类处理:将污染的纱布、引流物、棉球放入医疗垃圾筒内;治疗盘、治疗碗、弯盘、镊子、剪刀等如被血液、脓液、分泌物等污染则直接放入1000ml/L的含氯消毒液中浸泡,未被污染的物品放在污染区待消毒	用物处理方法正确	5	5	3	1
	2. 按六步洗手法清洗双手;在执行单签执行时间及全名;在护理记录单上记录换药日期、时间、伤口及换药情况、患者反应等,并签名	操作熟练,记录完整、正确	5	5	3	1
理论提问			5			

【注释】评分等级：Ⅰ级表示操作熟练、规范，无缺项，无菌观念强，与患者沟通自然，语言通俗易懂；Ⅱ级表示操作熟练、规范，有 1～2 处缺项，无菌观念较差，与患者沟通不够自然；Ⅲ级表示操作欠熟练、规范，有 3 处以上缺项，无菌观念差，与患者沟通少。

（二）应掌握的知识点

1. 换药的目的

（1）更换伤口敷料，观察伤口情况。

（2）保持伤口清洁和引流通畅，清除或引流伤口分泌物，去除坏死组织，控制感染。

（3）保护伤口肉芽组织和新生上皮，促进伤口愈合。

2. 指导要点

（1）告知患者换药的目的及配合事项。

（2）告知患者注意保持伤口敷料清洁干燥，敷料潮湿、移位时应当及时更换。

3. 换药三步骤

（1）打开换药包，去除伤口玷污敷料。

（2）清理伤口，更换引流。

（3）覆盖无菌敷料，包扎固定。

4. 换药次序

（1）先换无菌切口、后换感染伤口。

（2）先换缝合伤口、后换开放伤口。

（3）先换感染轻者、后换感染重者。

（4）先换一般感染、后换特殊感染。

5. 伤口创面处理要点

（1）若有几个患者需要换药，应计划换药次序避免交叉感染。

（2）正常伤口只分泌血清样液体，无脓液，如果发现脓液，应注意其黏稠度、颜色、气味、引流量以及引流通畅与否，以便采取相应措施治疗。

（3）熟悉健康肉芽的性质：颜色鲜红、质地硬实、成颗粒状、触之易出血。如肉芽组织生长过度，高出创面者，应予剪除或用硝酸银烧灼；肉芽水肿者用高渗盐水湿敷。

（4）伤口部分裂开，创面肉芽组织健康者，可使用蝶形胶布拉和伤口，加速愈合。

6. 注意事项

（1）严格执行无菌操作原则，换药动作轻柔，尤其应保护肉芽创面，减少患者的痛苦，减少创面损伤。

（2）包扎伤口时要保持良好的血液循环，不可固定太紧，包扎肢体时应从身体远端到近端，促进静脉回流。

第十五节　血糖监测技术(快速血糖仪法)

(一)操作要点与评价标准

项目	操作要点	评价要点	分值	评分等级 I	II	III
仪表	仪表端庄,服装整洁	符合要求	5	5	3	1
评估	1. 核对医嘱、化验单:明确患者床号、姓名、检查项目、采血时间及注意事项	核对正确	5	5	3	1
	2. 了解患者的身体状况:诊断、治疗、发病史,近期血糖检验和化验结果	认真、细致	5	5	3	1
	3. 向患者解释血糖监测的目的、方法、配合要点,取得患者合作	解释到位,沟通自然易懂	10	10	8	6
	4. 询问、了解患者进食水情况,是否符合空腹或者餐后2h血糖测定的要求	认真、细致	5	5	3	1
操作前	1. 个人准备:应用六步洗手法清洗双手,戴口罩	正确	5	5	3	1
	2. 物品准备:①治疗盘内备:75%酒精、无菌棉签、弯盘、血糖仪、采血笔和同型号的血糖试纸;②血糖记录单、笔	物品准备齐全	5	5	3	1
操作中	1. 携用物至患者床旁,核对床号、姓名,再次确认检测项目;对穿刺手指温暖并按摩或手臂短暂下垂,增加血液循环	核对正确	5	5	3	1
	2. 用75%酒精消毒所选手指,待干;告知患者穿刺时手指不要移动,以免影响穿刺效果	酒精干透,告知明确	10	10	8	6
	3. 安装采血笔,用拇指顶紧要采血的指间关节,再用采血笔在指尖一侧刺破皮肤,采集血样滴于试纸的测试区上	操作正确、熟练	10	10	8	6
	4. 指导患者用无菌棉签按压1—2面。	指导正确	8	8	6	4
	5. 读数记录,数值异常时通知医师。	操作正确、熟练	5	5	3	1
	6. 整理用物,对患者的配合表示感谢。	尊重患者	5	5	3	1
操作后	1. 对物品进行分类处理:将棉签、血糖试纸放入医疗垃圾筒内;穿刺针放入锐器收集器中;弯盘放入污染区待消毒;未污染物品放归原处	用物处理方法正确	5	5	3	1
	2. 洗净双手;在治疗单上签执行时间与全名;在血糖记录单上记录血糖检测日期、时间、血糖值,并签全名	操作熟练,记录完整、正确	7	7	5	3
理论提问			5			

【注释】评分等级：Ⅰ级表示操作熟练、规范、无缺项、无污染，与患者沟通自然，语言通俗易懂；Ⅱ级表示操作欠熟练、规范，有 1~2 处缺项，与患者沟通不够自然；Ⅲ级表示操作不熟练、不规范，有 3 处以上缺项，与患者沟通少。

（二）应掌握的知识点

1. 血糖监测的目的

监测患者血糖水平，评价代谢指标，为临床治疗提供依据。

2. 指导要点

（1）告知患者血糖监测的目的。

（2）指导患者穿刺后按压时间 1~2min。

（3）对需要长期监测血糖的患者，向患者讲解血糖监测的方法。

3. 注意事项

（1）测血糖前，确认血糖仪上的号码与试纸号码一致。

（2）确认患者酒精消毒手指干透后再实施采血。

（3）刺破皮肤后勿加力挤压，以免组织液混入血样，造成检测结果偏差。

（4）滴血量，应使试纸测试区完全变成红色。

（5）避免试纸发生污染。

4. 血糖正常值

（1）空腹血糖正常值：3.9~5.6mmol/L（静脉血）；3.9~6.1 mmoL/L（末梢血）。

（2）餐后 2h 血糖正常值：<7.8 mmol/L。

第十六节　口服给药技术

（1）操作要点与评价标准

项目	操作要点	评价要点	分值	评分等级		
				Ⅰ	Ⅱ	Ⅲ
仪表	仪表端庄，服装整洁	符合要求	5	5	3	1
评估	1. 确认医嘱及服药单（本）：患者床号、姓名、药物名称、剂量、服用时间等	完整、正确	5	5	3	1
	2. 向清醒患者解释口服给药的目的、药物名称、基本药理作用，取得患者配合	解释到位，交流自然	5	5	3	1
	3. 评估患者身体状况：如年龄、自理能力、语言沟通能力、配合能力等；详细询问患者用药史、过敏史、家族史，了解患者药物使用情况，是否具备所服药物的有关知识等	评估准确，态度和蔼	5	5	3	1
	4. 了解、观察患者的吞咽能力，咽部是否有溃疡、糜烂，有无恶心、呕吐等不适，能否配合服药，有无不遵医行为	评估准确	5	5	3	1

项目	操作要点	评价要点	分值	评分等级		
				I	II	III
操作前	1. 个人准备:应用六步洗手法清洗双手;戴口罩	正确	5	5	3	1
	2. 物品准备:①发药盘1个或发药车1辆;②药杯及小药牌数个;③服药单(本);④小药袋数个;⑤水壶(内盛温开水)、小毛巾、笔;⑥必要时备量杯、滴管、治疗巾等	物品齐全,放置合理	5	5	3	1
操作中	1. 按服药单(本)填写小药牌:患者床号、姓名,核对无误后依床号顺序插好小药牌	填写、核对完整、正确	5	5	3	1
	2. 根据服药单(本)上患者床号、姓名、药名、浓度、剂量、时间、用法进行配药	正确	15	15	12	9
	3. 依据不同药物剂型采用相应的取药方法:(1)固体药片、胶囊应使用药匙取药;药粉或含片应用药袋包好;婴幼儿、鼻饲或上消化道出血患者所用药物,发药前需将药片研碎(2)水剂药应用量杯取药,先将药液摇匀,左手持量杯,拇指置于所需刻度,使之与视线在同一水平,右手持药瓶,握于标签面,以免药液沾污瓶签;若同时服几种药液,应将药液分别倒入不同杯内;药液不足1 ml时用滴管吸取,以15滴为1 mL计算	操作正确、熟练	5	5	3	1
操作后	1. 对物品进行分类处理:将发药盘、药杯用清水冲洗、消毒擦干;擦药杯的小毛巾应每日消毒;患者用的一次性服药杯,出院后放入医疗垃圾筒内	用物处理方法正确	5	5	3	1
	2. 清洗双手;在治疗单签执行时间与全名;在护理记录单上记录口服给药的日期、时间、药名、剂量、患者反应等,并签名	操作熟练,记录完整、正确	5	5	3	1
理论提问			5			

【注释】评分等级:I级表示评估准确,操作熟练、规范,无缺项,与患者沟通自然,语言通俗易懂;II级表示评估不够准确,操作欠熟练、规范,有1~2处缺项,与患者沟通不够自然;III级表示评估不准确,操作欠熟练、规范,有3处以上缺项,与患者沟通少。

(二)应掌握的知识点

1. 口服给药的目的

(1)按照医嘱正确为患者实施口服给药,并观察药物作用。

（2）药物口服后经胃肠道黏膜吸收而产生疗效，达到治疗疾病的目的。

2. 注意事项

（1）严格执行查对制度。

（2）需吞服的药物通常用 40～60℃温开水送下，不要用茶水服药。

（3）掌握患者所服药物的作用、不良反应以及某些药物服用的特殊要求。

（4）对牙齿有腐蚀作用或易致牙齿变色的药物，如酸类或铁剂，应用吸管吸服后漱口，以保护牙齿。

（5）缓释片、肠溶片、胶囊吞服时不可嚼碎。

（6）舌下含片应放于舌下或两颊黏膜与牙齿之间待其溶化。

（7）在一般情况下，健胃药及一般降糖药宜在饭前服，助消化药及对胃黏膜有刺激性的药物宜在饭后服，催眠药在睡前服，驱虫药宜在空腹或半空腹时服用。

（8）抗生素及磺胺类药物应准时服药，以保证有效的血药浓度。某些磺胺类药物因由肾脏排出，尿少时易析出结晶引起肾小管堵塞，故服药后要鼓励患者多饮水。

（9）对呼吸道起安抚作用的止咳糖浆及口含药，服用后不宜饮水以免冲淡药物、降低疗效，若同时服用多种药物时，则最后服止咳糖浆。

（10）对服用强心苷类药物的患者，服药前应当先测脉搏、心率，注意其节律变化，如脉率低于 60 次/min 或节律不齐时，不可服用。服药期间应认真监测心率、节律等。

第十七节　皮内注射技术

（一）操作要点与评价标准

项目	操作要点	评价要点	分值	评分等级		
				Ⅰ	Ⅱ	Ⅲ
仪表	仪表端庄，服装整洁	符合要求	5	5	3	1
评估	1. 确认医嘱及注射卡：患者床号、姓名、药名、剂量、时间等	完整、正确	5	5	3	1
	2. 向患者解释皮内注射的目的、方法、注意事项及配合要点，取得患者的合作	解释到位，交流自然	5	5	3	1
	3. 做药物过敏试验的患者，应详细询问用药史、药物过敏史、家族史	评估完整、细致	3	3	2	1
	4. 评估患者注射部位皮肤情况：查看局部有无炎症、瘢痕、硬结等	评估准确	2	2	1	0

项目	操作要点	评价要点	分值	评分等级		
				Ⅰ	Ⅱ	Ⅲ
操作前	1. 个人准备:应用六步洗手法清洗双手;戴口罩	正确	5	5	3	1
	2. 物品准备:(1)治疗盘,内备:①消毒物品(2%碘酊、75%酒精、无菌棉签)1套;②一次性1nll注射器2支;③无菌纱布或无菌治疗巾1块;④砂轮、启瓶器、弯盘或治疗碗各1个;⑤药物;⑥如为药物过敏试验另备0.1%盐酸肾上腺素1支、注射器1支;⑦注射卡、笔。(2)治疗盘外备:锐器收集器、手消毒剂。(3)必要时备抢救车与抢救药品等	物品齐全,放置合理	5	5	3	1
	3. 检查药物与液体,查看药名、剂量、药液有效期等	检查完整,方法正确	2	2	1	0
	4. 药液准备:(1)药物过敏试验:按药物要求稀释、配制皮试液,放入治疗盘无菌纱布内(2)预防接种、局麻起始步骤:按无菌技术原则消毒、抽吸药液,排净针管内空气,置于治疗盘无菌纱布内,空安瓿弃于弯盘内	操作正确、熟练、无污染	10	10	8	6
操作中	1. 携用物至患者床旁,核对床号、姓名、药名等,向患者及家属做好解释,协助患者取舒适体位	核对完整、正确,解释到位,患者卧位舒适	5	5	3	1
	2. 选择注射部位:药物过敏试验常选前臂掌侧下1/3处;预防接种者选三角肌下缘;局部麻醉则选麻醉处	部位选择正确	3	3	2	1
	3. 消毒皮肤:用75%酒精消毒皮肤,面积5cm×5cm(如为药物过敏试验只需用酒精消毒,忌用碘剂,以免影响局部反应的观察)	操作正确、熟练、无污染	5	5	3	1
操作后	1. 对物品进行分类处理:将棉签、纱布、注射器去掉针头放入医疗垃圾筒内;针头、空安瓿放入锐器收集器内;弯盘放在污染区待消毒;其他未污染物品放归原处	用物处理方法正确	5	5	3	1
	2. 清洗双手;在治疗单签执行时间与全名;在护理记录单上记录皮内注射日期、时间、药名、患者反应等,并签名;如果药敏试验结果阳性,应将结果标记在床头卡、病历夹、病员一览表上,记录在体温单、医嘱单上	操作熟练,记录完整、正确	5	5	3	1
理论提问			5			

【注释】评分等级:Ⅰ级表示操作熟练、规范,无污染,与患者沟通自然,语言通俗易懂;Ⅱ级表示操作欠熟练、规范,有1~2处缺项、污染,与患者沟通欠自然;Ⅲ级表示操作不熟练、不规范,有3处以上缺项、污染;与患者沟通少。

（二）应掌握的知识点

1. 皮内注射的目的

（1）进行药物过敏试验，以观察有无过敏反应。

（2）预防接种。

（3）局部麻醉的起始步骤。

2. 注意事项

（1）做药物过敏试验前，应详细询问患者的用药史、过敏史及家族史，如患者对皮试药物有过敏史，禁止皮试，并及时与医师联系，更换其他药物。

（2）皮试药液要现用现配，剂量要准确，并备 0.1% 盐酸肾上腺素等抢救药品及物品。

（3）做药物过敏试验消毒皮肤时忌用碘酊、碘伏，以免影响对局部反应的观察。

（4）进针角度以针尖斜面能全部进入皮内为宜，进针角度过大易将药液注入皮下，影响结果的观察和判断。

（5）皮试结果阳性时，应告知医师、患者及家属，并予注明。

3. 药物过敏试验结果判断标准

（1）阴性：皮丘无改变，周围不红肿，无红晕，无自觉症状。

（2）阳性：皮丘隆起增大，出现红晕，直径大于 1 cm，周围有伪足伴局部痒感；严重时可有头晕、心慌、恶心，甚至发生过敏性休克。

4. 过敏性休克的抢救措施

（1）立即平卧，就地抢救，迅速通知医师。

（2）立即皮下注射 0.1% 盐酸肾上腺素 1 mL，症状如不缓解，可每隔半小时再皮下或静脉注射 0.1% 盐酸肾上腺素 0.5 mL。

（3）给予氧气吸入，改善缺氧状况。

（4）根据医嘱给予激素、升压药等。

（5）若心跳停止，则立即进行心肺复苏抢救。

（6）密切观察病情，准确、及时记录呼吸、脉搏、血压、神志和尿量等变化，不断评估治疗与护理的效果，为进一步处置提供依据。

第十八节　皮下注射技术

（一）操作要点与评价标准

项目	操作要点	评价要点	分值	评分等级		
				I	II	III
仪表	仪表端庄，服装整洁	符合要求	5	5	3	1

项目	操作要点	评价要点	分值	评分等级		
				I	II	III
评估	1. 确认医嘱及注射卡:患者床号、姓名、药名、剂量、时间等	完整、正确	5	5	3	1
	2. 评估患者病情、治疗情况、用药史及药物过敏史、意识状态及合作程度	评估准确	3	3	2	1
	3. 向患者及家属解释皮下注射的目的、配合要点以及药物名称、基本作用等,取得患者的合作	解释到位、交流自然	5	5	3	1
	4. 评估注射部位皮肤情况:有无感染、硬结、瘢痕等	评估准确	2	2	1	0
操作前	1. 个人准备:应用六步洗手法清洗双手;戴口罩	正确	5	5	3	1
	2. 物品准备:(1)治疗盘内备:①消毒物品(2%碘酊、75%酒精、无菌棉签)1套;②一次性1—2nd注射器2支、一次性5号半或6号针头1个;③无菌纱布或无菌治疗巾1块;④砂轮、启瓶器、弯盘或治疗碗各1个;⑤药物;⑥注射卡、笔(2)治疗盘外备:锐器收集器、手消毒剂	物品齐全,放置合理	5	5	3	1
	3. 药液准备:按三查七对原则核对药液及有效期;检查并打开注射器外包装,取出注射器后,按无菌技术原则消毒、抽吸药液后,排净针管内的空气,置于无菌纱布或治疗巾内	操作正确、熟练、无污染	10	10	8	6
操作中	1. 携用物至患者床旁,核对床号、姓名、药名等,向患者做好解释	核对正确,解释到位	5	5	3	1
	2. 协助患者取舒适体位,选择注射部位:常选用上臂三角肌下缘,也可选用两侧腹壁、大腿前侧和外侧	体位舒适,部位选择正确	5	5	3	1
	3. 按常规消毒注射部位皮肤,面积5cm×5cm,待干;再次进行核对;排净针管内的空气	操作正确,熟练、无污染,核对完整、正确	8	8	6	4
	4. 嘱患者放松,一手绷紧局部皮肤,另一手持注射器,以示指固定针栓,针头斜面向上与皮肤呈30~400角,快速刺入皮下,深度为针梗的1/2~2/3,松开绷紧皮肤的手,抽动活塞,查无回血后缓慢推注药液	操作正确、熟练、无污染,进针角度、深度正确	12	12	9	6
操作后	1. 对物品进行分类处理:注射器针头放人锐器收集器内;棉签、纱布、注射器去掉针头后放人医疗垃圾筒内;弯盘放入污染区待消毒;其他未污染物品放归原处	用物处理方法正确	5	5	3	1
	2. 清洗双手;在治疗单签执行时间与全名;在护理记录单上记录皮下注射日期、时间、药名、剂量、患者反应等,并签名	操作熟练,记录完整、正确	5	5	3	1
理论提问			5			

【注释】评分等级：Ⅰ级表示操作熟练、规范，无污染，与患者沟通自然，语言通俗易懂；Ⅱ级表示操作欠熟练、规范，有1～2处缺项、污染，与患者沟通欠自然；Ⅲ级表示操作不熟练、规范，有3处以上缺项、污染，与患者沟通少。

（二）应掌握的知识点

1. 皮下注射的目的

（1）注入小剂量药物，用于不宜口服给药而需在一定时间内发生药效时。

（2）预防接种（如各种菌苗、疫苗）。

（3）局部麻醉。

（4）胰岛素或脱敏治疗。

2. 注意事项

（1）注射前详细询问患者的用药史。

（2）尽量避免应用刺激性较强的药物做皮下注射。

（3）选择注射部位时应当避开炎症、破溃或者有肿块的部位。

（4）经常注射者应每次更换注射部位。

（5）对过于消瘦者，可捏起局部组织，适当减小穿刺角度，进针角度不宜超过45°，以免刺入肌层。

第十九节　肌内注射技术

（一）操作要点与评价标准

项目	操作要点	评价要点	分值	评分等级 Ⅰ	Ⅱ	Ⅲ
仪表	仪表端庄，服装整洁	符合要求	5	5	3	1
评估	1. 确认医嘱及注射卡：患者床号、姓名、药名、剂量、时间等	完整、正确	5	5	3	1
	2. 向患者及家属解释肌内注射的目的、方法、配合要点以及药物名称和基本作用，取得患者的合作	解释到位，交流自然	5	5	3	1
	3. 详细询问、了解患者是否为过敏体质，对特殊药物应当询问过敏史	评估完整、正确	3	3	2	1
	4. 评估患者注射部位的状况：如有无炎症、瘢痕、硬结等情况	评估准确	2	2	1	0

项目	操作要点	评价要点	分值	评分等级		
				I	II	III
操作前	1. 个人准备:应用六步洗手法清洗双手,戴口罩	正确	5	5	3	1
	2. 物品准备:(1)治疗盘内备:①消毒物品(2%碘酊、75%酒精、无菌棉签)1套;②一次性2~5 Hd注射器2支、一次性6~7号针头2个;③无菌纱布或无菌治疗巾1块;④砂轮、启瓶器、弯盘或治疗碗各1个;⑤药物;⑥注射卡、笔(2)治疗盘外备:锐器收集器、手消毒剂	物品齐全,放置合理	5	5	3	1
	3. 药液准备:按三查七对原则核对药物、液体及有效期;检查并打开注射器外包装,取出注射器后,按无菌技术原则消毒、抽吸药液(如为瓶装粉剂药物,用正确的方法稀释、抽取药液)后,排净针管内的空气,置于无菌治疗巾或纱布内	操作正确、熟练、无污染	10	10	8	6
操作中	1. 将治疗盘端至患者床旁,核对患者床号、姓名、药名等,向患者或家属做好解释	核对完整、正确	5	5	3	1
	2. 选择注射部位:常选择臀大肌注射部位(采用十字法或联线法),并协助患者取侧卧位,暴露注射部位,嘱患者下腿稍弯曲,上腿伸直,告知患者放松(肌肉放松利于药液的吸收)	体位摆放正确、安全、舒适	5	5	3	1
	3. 避开炎症、硬结、瘢痕等处,按常规消毒注射部位皮肤,面积5cm×5cm,待干	操作正确、熟练、无污染	5	5	3	1
理论提问						

【注释】评分等级:Ⅰ级表示操作熟练、规范,无污染,与患者沟通自然,语言通俗易懂;Ⅱ级表示操作欠熟练、规范,有1~2处缺项、污染,与患者沟通欠自然;Ⅲ级表示操作不熟练、不规范,有3处以上缺项、污染,与患者沟通少。

(二)应掌握的知识点

1. 肌内注射的目的

(1)由于药物或病情因素不宜采用口服给药。

(2)药物刺激性强或药量较大,不适于肌内注射。

(3)要求药物在较短时间内发生疗效而又不适于或不必要采用静脉注射。

2. 注意事项

(1)需要两种药物同时注射时,应注意配伍禁忌;同时注射多种药物时,应先注射刺激性较弱的药液,后注射刺激性强的药液。

(2)选择合适的注射部位,避免刺伤神经和血管,无回血时方可注射。

（3）对 2 岁以下婴幼儿不宜选用臀大肌注射,最好选择臀中肌和臀小肌注射,以免损伤坐骨神经。

（4）避开炎症、硬结、瘢痕等部位注射。

（5）对经常注射的患者,应当更换注射部位。

（6）注射时切勿将针梗全部刺入,以防针梗从根部折断。

3. 常用注射部位

臀大肌、臀中肌、臀小肌、股外侧肌、上臂三角肌。

4. 臀大肌注射定位法

（1）十字法:从臀裂顶点向左侧或右侧划一水平线,然后从髂嵴最高点做一垂线,将一侧臀部分为四个象限,其外上象限(避开内角)为注射区。

（2）联线法:从髂前上棘至尾骨作一联线,其外上 1/3 处为注射部位。

5. 股外侧肌注射定位法

大腿中段外侧。一般成人可取髋关节下 10cm 至膝关节的范围。此处大血管、神经干很少通过,且注射范围较广,可供多次注射,尤适用于 2 岁以下幼儿。

6. 上臂三角肌注射定位法

上臂外侧,肩峰下 2—3 横指处。此处肌肉较薄,只可做小剂量注射。

第二十节　静脉注射技术

（一）操作要点与评价标准

项目	操作要点	评价要点	分值	评分等级		
				I	II	III
仪表	仪表端庄,服装整洁	符合要求	5	5	3	1
评估	1. 确认医嘱及静脉注射卡片:患者床号、姓名、药名、剂量、注射时间等	完整、正确	5	5	3	1
	2. 了解患者病情、治疗情况、意识状态及合作能力	评估准确	2	2	1	0
	3. 向患者及家属解释静脉注射给药的目的、方法、注意事项、配合要点以及药物名称和基本作用,取得患者的合作	解释到位,交流自然	5	5	3	1
	4. 评估注射部位皮肤状况、静脉充盈度及管壁弹性	评估准确	3	3	2	1

项目	操作要点	评价要点	分值	评分等级 I	II	III
操作前	1. 个人准备:应用六步洗手法清洗双手;戴口罩	正确	5	5	3	1
	2. 物品准备:(1)治疗盘内备:①消毒用品(2%碘酊、75%酒精、无菌棉签)1套;②型号合适的一次性注射器、针头或头皮针(另备胶布);③止血带、治疗巾、无菌治疗巾;④砂轮、启瓶器、弯盘各1个;⑤注射药物;⑥注射卡、笔。(2)治疗盘外备:锐器收集器、手消毒剂	物品齐全、放置合理	5	5	3	1
	3. 药液准备:按三查七对原则核对药物,检查并打开注射器外包装,取出注射器,按无菌技术原则抽取药液,排净针管内的空气,置于无菌治疗巾内	操作正确、熟练、无污染	5	5	3	1
操作中	1. 携用物至患者床旁,核对患者床号、姓名、药名等,向患者做好解释	核对完整、正确	5	5	3	1
	2. 协助患者采取舒适体位,露出注射部位,将治疗巾置于其下,选择合适静脉	操作正确、熟练、体位舒适	5	5	3	1
	3. 用2%碘酊消毒局部皮肤,面积5cm×5cm,在穿刺部位上方6~8cm处扎止血带,嘱患者握拳,再用75%酒精脱碘2遍,待干;嘱咐患者进针时放松、不要移动,以免刺破血管	操作正确、熟练、无污染,指导正确	8	8	6	4
	4. 再次核对;取出注射药物再次排气,一手拇指绷紧静脉下方皮肤,另一手持注射器,针尖斜面向上,与皮肤呈200~250角,在静脉上方或侧方刺入皮下,再沿静脉走向潜行刺入。如见回血,可再顺静脉进针0.5~1cm;	操作正确、熟练、无污染,一针见血	10	10	8	6
操作后	1. 对物品进行分类处理:注射器针头放入锐器收集器内;注射器、棉签等放入医疗垃圾筒内;止血带等浸泡于含氯消毒液中;无菌治疗巾、弯盘放在污染区待消毒;其他未污染物品放归原处	用物处理方法正确	5	5	3	1
	2. 按六步洗手法彻底清洗双手;在治疗单签执行时间与全名;在护理记录单上详细记录用药的日期、时间、药物名称、剂量、患者用药后的反应等,并签名	操作熟练,记录完整、正确	5	5	3	1
理论提问			5			

【注释】评分等级:I级表示评估准确,操作熟练、规范、无缺项、无污染,与患者

沟通自然,语言通俗易懂;Ⅱ级表示评估不够准确,操作欠熟练、规范,有 1 ~ 2 处缺项、污染,与患者沟通不够自然;Ⅲ级表示评估不准确,操作欠熟练、规范,有 3 处以上缺项、污染,与患者沟通较少。

(二)应掌握的知识点

1. 静脉注射的目的

(1)用于静脉注射的药物不宜口服、皮下、肌内注射,或需迅速发挥药效时。

(2)用于某些诊断性检查。

(3)静脉营养治疗。

2. 常用静脉注射部位

(1)四肢浅静脉:上肢肘部浅静脉(贵要静脉、肘正中静脉、头静脉)、腕部静脉以及手背静脉、下肢静脉(大隐静脉、小隐静脉、足背静脉)。

(2)头皮静脉:小儿头皮静脉极为丰富,为方便肢体活动,患儿多采用头皮静脉。

3. 注意事项

(1)对需要长期静脉给药的患者,应当保护血管,由远心端至近心端选择血管穿刺。

(2)注射过程中随时观察患者的反应。

(3)静脉注射对组织有强烈刺激性的药物时,一定要在确认针头在静脉内后方可推注药液,以免药液外溢导致组织坏死。

4. 静脉注射失败的常见原因

(1)刺入过浅,或因静脉滑动,针头未刺入血管内。

(2)刺入过深,针尖穿透对侧血管壁,抽吸不见回血。

(3)针头未完全进入血管内,针尖斜面部分在血管外,抽吸见回血,但推注时药液溢至皮下,局部隆起有痛感。

(4)针尖已刺破对侧管壁,斜面部分在血管内,部分在血管外,抽吸可见回血,注药时患者有痛感,如注入少量药液局部不一定隆起。

(5)天气寒冷,浅表静脉收缩,可先用热毛巾热敷局部,使血管充盈显露便于穿刺。

5. 特殊患者的静脉穿刺要点

(1)肥胖患者:肥胖者皮下脂肪较厚,静脉位置较深,不明显,但相对固定。注射时,在摸清血管走向后由静脉上方进针,进针角度稍加大(300 ~ 40°角)。

(2)水肿患者:可沿静脉解剖位置,用手按揉局部,以暂时驱散皮下水分,使静脉充分暴露后再行穿刺。

(3)脱水患者:血管充盈不良,穿刺困难,可做局部热敷、按摩,待血管充盈后再穿刺。

(4)老年患者:老人皮下脂肪较少,静脉易滑动且脆性较大,针头难以刺入或易穿破血管壁对侧。注射时,可用手指分别固定穿刺段静脉上下两端,再沿静脉走向穿刺。

(5)休克患者:因静脉充盈不良,可在扎止血带后,从穿刺部位远心端向近心端方向反复推揉,使血管充盈便于进针。

第二十一节　密闭式静脉输液技术

(一)操作要点与评价标准

项目	操作要点	评价要点	分值	评分等级 I	II	III
仪表	仪表端庄,服装整洁	符合要求	5	5	3	1
评估	1. 确认医嘱及输液卡片:患者床号、姓名、药名、液量、液体滴速等	完整、正确	5	5	3	1
	2. 向清醒患者解释输液的目的、方法、注意事项及配合要点,介绍输注的药物及基本药理作用,取得患者的合作	解释到位,交流自然	5	5	3	1
	3. 评估患者的身体状况:年龄、意识状态(如为意识不清或婴幼儿需考虑准备夹板)、营养情况、肢体活动度及合作程度等	评估准确	3	5	3	1
	4. 评估患者穿刺部位局部皮肤及血管状况:查看皮肤完整性,有无水肿、瘢痕等,了解静脉充盈度、管壁弹性,有无静脉炎等	评估准确	2	2	1	0
操作前	1. 个人准备:应用六步洗手法清洗双手;戴口罩	正确	5	5	3	1
	2. 物品准备:(1)治疗盘内备:①消毒物品(2%碘酊、75%酒精、无菌棉签)1套;②一次性输液器2套;③加药用注射器及针头1—2个;④油布治疗巾或一次性治疗巾、止血带、输液贴或胶布、弯盘、砂轮、无菌纱布、瓶套、启瓶器;⑤药物及液体(按医嘱准备);⑥输液卡、笔。(2)治疗盘外备:锐器收集器、手消毒剂(3)必要时备静脉留置针1套、封管液(无菌生理盐水或稀释肝素溶液)、小垫枕、小夹板、棉垫、绷带、输液泵	物品齐全,放置合理	5	5	3	1
	3. 药液准备:按三查七对原则核对药物、液体及有效期,检查并打开注射器外包装,取出注射器,按无菌技术原则进行加药操作	核对完整正确、熟练,无污染	5	5	3	1

项目	操作要点	评价要点	分值	评分等级		
				Ⅰ	Ⅱ	Ⅲ
操作中	1. 携用物至患者床旁,核对床号、姓名、药物等,向患者或家属做好解释	核对完整正确,解释到位	5	5	3	1
	2. 常规消毒药液瓶塞;检查输液器的有效期,查看有无破损、漏气等;将输液管和通气管针头分别插入瓶塞直至针头根部,关闭调节器;再次核对所用药液无误后,将输液瓶挂于输液架上	操作正确、熟练,无污染,核对完整、正确	5	5	3	1
操作后	1. 对物品进行分类处理:将棉签、纱布、输液器(剪掉针头)、注射器(去掉针头后)等物品放入医疗垃圾筒内;针头等锐器物放入锐器收集器内;止血带等浸泡于含氯消毒液中;弯盘放在污染区待消毒;其他未污染物品放归原处	用物处理方法正确	5	5	3	1
	2. 清洗双手;在治疗单签执行时间与全名;在护理记录单上记录输液日期、时间、液体名称、患者反应等,并签名	操作熟练,记录完整、正确	5	5	3	1
理论提问			5			

【注释】评分等级:Ⅰ级表示评估准确,操作熟练、规范,无缺项、无污染,与患者沟通自然,语言通俗易懂;Ⅱ级表示评估不够准确,操作欠熟练、规范,有1~2处缺项、污染,与患者沟通不够自然;Ⅲ级表示评估不准确,操作不熟练、不规范,有3处以上缺项、污染,与患者沟通少、解释不到位。

(二)应掌握的知识点

1. 密闭式静脉输液的目的

(1)补充水分及电解质,预防和纠正水、电解质及酸碱平衡紊乱。常用于各种原因引起的脱水、酸碱平衡失调患者。

(2)增加循环血量,改善微循环,维持血压及微循环灌注量。常用于严重烧伤、大出血、休克等患者。

(3)供给营养物质,促进组织修复,增加体重,维持正氮平衡。常用于慢性消耗性疾病、胃肠道吸收障碍及不能经口进食的患者。

(4)输入药物,治疗疾病。

2. 指导要点

(1)告知患者所输药物。

(2)告知患者输液中的注意事项。

3. 注意事项

(1)严格执行无菌技术操作和查对制度,杜绝差错事故的发生。

(2)检查药液的有效期,对光检查药液有无浑浊、沉淀和絮状物;加入的药物应合理分配,并注意配伍禁忌;输液器包装有无破损,是否过期。

(3)输液前排尽输液管及针头内的气体,防止发生空气栓塞。

(4)根据病情和药物性质选择合适静脉。需长期输液者,应有计划地合理选用静脉,一般从远端小静脉开始。

(5)对年老、体弱,心、肺、肾功能不良者,婴幼儿或输注刺激性较强的药物时速度宜慢;对严重脱水、血容量不足、心肺功能良好者输液速度可适当加快。

(6)需持续输液的患者,应每24h更换输液器,更换时注意无菌操作,防止污染。

(7)输液完毕及时拔针,防止空气进人形成栓塞。

4. 调节输液速度

根据医嘱、患者年龄、药物性质、病情及输液器的滴速系数为患者调节滴速。

5. 常用输液部位

(1)周围浅静脉。

(2)头皮静脉。

(3)锁骨下静脉、颈外静脉、股静脉。

6. 常用输液溶液

(1)晶体溶液。

(2)胶体溶液。

(3)静脉高营养液。

第二十二节　静脉留置针输液技术

(一)操作要点与评价标准

项目	操作要点	评价要点	分值	评分等级		
				I	II	III
仪表	仪表端庄,服装整洁	符合要求	5	5	3	1
评估	1. 确认医嘱及输液卡片:患者床号、姓名、输入的药物、液量、液体滴速等	完整、正确	5	5	3	1
	2. 询问、了解患者的身体情况:诊断、目前治疗以及药物过敏史等	了解完整、准确,交流自然	3	3	2	1
	3. 向患者解释操作目的、方法、注意事项,配合要点,取得患者的合作	解释到位,交流自然	5	5	3	1
	4. 评估患者局部皮肤及血管情况:穿刺部位有无瘢痕、硬结、炎症;一侧肢体如有静脉液路应选择对侧肢体	评估准确	3	3	2	1

项目	操作要点	评价要点	分值	评分等级 I	II	III
操作前	1. 个人准备:应用六步洗手法清洗双手,戴口罩	正确	5	5	3	1
	2. 物品准备:①同静脉输液物品;②静脉留置针(20G/22G/24G)1个;③透明贴膜;④适量肝素溶液(生理盐水250mL+肝素钠12500—25000U);⑤输液卡片、笔;⑥必要时备正压接头	物品齐全,放置合理	5	5	3	1
操作中	1. 携用物至患者床旁,核对床号、姓名、药物等;协助患者取舒适体位	核对正确,体位舒适	3	3	2	1
	2. 常规消毒药液瓶塞;检查输液器的有效期,查看有无破损、漏气等,并将输液管和通气管针头分别插入瓶塞直至针头根部,关闭调节器,再次核对所用药液无误后将输液瓶挂于输液架上,排尽输液管内空气	操作正确、熟练	5	5	3	1
	3. 检查留置针有效期、包装有无破损、漏气,打开留置针外包装,取出留置针	核对完整、正确	3	3	2	1
	4. 将已排净空气的输液器头皮针插入留置针肝素帽中	操作正确、熟练	3	3	2	1
	5. 将治疗巾置于穿刺部位下方,放好止血带,选择静脉;常规消毒穿刺部位皮肤,面积8era×8era,待干;备透明贴膜	操作正确、熟练	5	5	3	1
	6. 再次进行核对;扎止血带,嘱患者握拳,排净留置针内空气,针尖斜面朝上,手持蝶翼进行穿刺,见回血后再将导管推入少许,嘱患者松拳、松开止血带、打开调节器,一手固定蝶翼,一手将针芯从导管中抽出	操作正确、熟练,一针见血	10	10	8	6
操作后	1. 对物品进行分类处理:将棉签、纱布、输液器(剪掉针头)、注射器(去掉针头后)等物品放入医疗垃圾筒内;针头等锐器物放入锐器收集器内;止血带等浸泡于含氯消毒液中;弯盘放在污染区待消毒;其他未污染物品放归原处	用物处理方法正确	5	5	3	1
	2. 按六步洗手法彻底清洗双手;在治疗单签执行时间与全名;在护理记录单上记录穿刺日期、时间、输注药液、患者反应等,并签名	操作熟练,记录完整、正确	5	5	3	1
理论提问			5			

【注释】评分等级:I级表示操作熟练、规范、无缺项、无污染,与患者沟通自然,语言通俗易懂;II级表示操作熟练、规范、有1~2处缺项、污染,与患者沟通不够自然;III级表示操作欠熟练、规范、有3处以上缺项、污染,与患者沟通少,解释不到位。

（二）应掌握的知识点

1. 静脉留置针输液的目的

为患者建立静脉通路,便于抢救,适用于长期输液患者。

2. 指导要点

（1）向患者解释使用静脉留置针的目的和作用。

（2）告知患者注意保护使用留置针的肢体,不输液时,也尽量避免肢体下垂姿势,以免由于重力作用造成回血而堵塞导管。

3. 注意事项

（1）更换透明贴膜后,也要记录当时穿刺日期。

（2）静脉留置针保留时间可参照产品使用说明。

（3）每次输液前后应当检查患者穿刺部位及静脉走向有无红、肿,询问患者有关情况,发现异常时及时拔除导管,给予处理。

第二十三节　外周穿刺中心静脉导管（PICC）护理技术

（一）操作要点与评价标准

项目	操作要点	评价要点	分值	评分等级		
				I	II	III
仪表	仪表端庄,服装整洁	符合要求	5	5	3	1
评估	1. 确认医嘱及输液卡片:患者床号、姓名、药液等	完整、正确	5	5	3	1
	2. 查看病历,了解患者的身体状况:诊断、目前治疗以及出凝血情况	了解细致	3	3	2	1
	3. 向清醒患者解释操作目的、方法、配合要点,征得患者或家属同意后由医生负责与患者或家属签署知情同意书	解释到位,双方签字规范	5	5	3	1
	4. 评估患者局部皮肤及血管情况:避开瘢痕、硬结、静脉瓣等部位,查看穿刺部位血管壁弹性及静脉充盈度等	评估准确	2	2	1	0
操作前	1. 个人准备:应用六步洗手法清洗双手,戴口罩	正确	3	3	2	1
	2. 物品准备:①同静脉输液物品准备;②PICC 穿刺包 1 个;③肝素帽 1 个;④无菌手套 2 副;⑤生理盐水 1 瓶;⑥生理盐水或适量肝素溶液(生理盐水 250mL + 肝素钠 12500U)	物品齐全,放置合理	5	5	3	1
	3. 环境准备:限制病室内人员活动	符合操作要求	3	3	2	1

项目	操作要点	评价要点	分值	评分等级		
				Ⅰ	Ⅱ	Ⅲ
操作中	1. 携用物至患者床旁,核对患者床号、姓名、年龄、药液等;做好解释并协助患者取平卧位	核对完整,卧位正确	3	3	2	1
	2. 选择合适静脉:在预期穿刺部位以上扎止血带,评估患者血管状况,选择贵要静脉为最佳穿刺血管,松开止血带	选择正确	3	3	2	1
	3. 测量定位:测量导管尖端所在的位置,测量时使患者手臂外展900。①上腔静脉测量法:从预穿刺点沿静脉走向量至右胸锁关节再向下至第三肋间;②锁骨下静脉测量法:从预穿刺点沿静脉走向至胸骨切迹,再减去2cm;③测量上臂中段周径(臂围基础值),以供监测可能发生的并发症;新生儿及小儿应测量双臂围	测量准确	3	3	2	1
	4. 建立无菌区:①打开PICC无菌包,带手套;②应用无菌技术,准备肝素帽、抽吸生理盐水;③将第一块治疗巾垫在患者手臂下	操作正确、熟练,无污染	5	5	3	1
操作后	1. 对物品进行分类处理:将棉签、纱布、手套、注射器、PICC穿刺包等剩余物品放入医疗垃圾筒内;针头等锐器物放入锐器收集器内;其他未污染物品放归原处		5	5	3	1
	2. 洗净双手;在治疗单(医嘱单)签执行时间与全名;在护理记录单上记录穿刺日期、时间、穿刺部位、插入导管长度、患者反应等,并签名		5	5	3	1
理论提问			5			

【注释】评分等级:Ⅰ级表示操作熟练、规范、无缺项、无污染,与患者沟通自然,语言通俗易懂;Ⅱ级表示操作欠熟练、规范、有1~2处缺项、污染,与患者沟通不够自然;Ⅲ级表示操作不熟练、不规范,有3处以上缺项、污染,与患者沟通少,解释不到位。

(二)应掌握的知识点

1. PICC的目的

(1)为患者提供中、长期的静脉输液治疗。

(2)静脉输注高渗性、有刺激性的药物,如化疗、胃肠外营养(PN)等。

2. 指导要点

(1)向患者做好解释工作,使者放松,确保穿刺时静脉的最佳状态。

(2)告知患者保持局部清洁干燥,不要擅自撕下贴膜,贴膜有卷曲、松动、贴膜下有汗液时及时请护士更换。

（3）告知患者避免带有 PICC 导管一侧手臂过度活动,避免置管部位污染。

3. 注意事项

（1）穿刺时注意事项

①穿刺前应当了解患者静脉情况,避免在瘢痕及静脉瓣处穿刺。

②注意避免穿刺过深而损伤神经,避免穿刺进入动脉,避免损伤静脉内膜、外膜。

③对有出血倾向的患者要进行加压止血。

④穿刺过程中,注意沟通,指导患者配合。

（2）穿刺后护理注意事项

①输入全血、血浆、人血白蛋白等黏性较大的液体后,应当以等渗液体冲管,防止管腔堵塞。输入化疗药物前后均应使用无菌生理盐水冲管。

②可以使用 PICC 导管进行常规加压输液或输液泵给药,但是不能用于高压注射泵推注造影剂等。

③严禁使用小于 10mL 注射器进行冲管、封管,否则如遇导管阻塞可以导致导管破裂。

④为 PICC 置管患者进行操作时,应洗手并严格执行无菌操作技术。

⑤尽量避免在置管侧肢体测量血压。

4. PICC 置管后的护理要点

（1）置管术后 24h 内更换贴膜,并观察局部出血情况,以后酌情每周更换 1～2 次。更换贴膜时,应当严格执行无菌操作技术。换药时沿导管方向由下向上揭去透明敷料。

（2）定期检查导管位置、导管头部定位、流通性能及固定情况。

（3）每次输液后,封管时不要抽回血,用 10mL 以上注射器抽吸生理盐水 10～20mL 以脉冲方式进行冲管,并正压封管。当导管发生堵塞时,可使用尿激酶边推边拉的方式溶解导管内的血凝快,严禁将血块推入血管。

（4）治疗间歇期每周对 PICC 导管进行冲洗,更换贴膜、正压接头。

（5）密切观察患者状况,发生感染时应当及时处理或者拔管。

第二十四节　　密闭式静脉输血技术

（一）操作要点与评价标准

项目	操作要点	评价要点	分值	评分等级		
				I	II	III
仪表	仪表端庄,服装整洁	符合要求	5	5	3	1

项目	操作要点	评价要点	分值	评分等级		
				I	II	III
评估	1. 确认医嘱及输血卡片:患者床号、姓名、血型、血液种类、血量等	完整、正确	5	5	3	1
	2. 向清醒患者解释输血的目的、方法、注意事项及配合要点,取得患者的合作	解释到位、交流自然	5	5	3	1
	3. 评估患者的病情及治疗情况(作为合理输血的依据),了解患者血型、输血史及过敏史(作为输血时查对及用药的参考)	评估准确	3	3	2	1
	4. 评估穿刺部位皮肤、血管状况:根据病情、输血量、年龄选择静脉,并避开破损、发红、硬结、皮疹等部位的血管,一般选用四肢浅静脉,但急需输血时可采用肘部静脉等	评估准确	3	3	2	1
操作前	1. 个人准备:应用六步洗手法清洗双手,戴口罩	正确	3	3	2	1
	2. 备血:根据医嘱采血标本以检验血型和做交叉配血试验	操作正确,送检及时	2	2	1	0
	3. 用物准备:(1)治疗盘内备:①消毒物品(2%碘酊、75%酒精、无菌棉签)1套;②一次性输血器2套;③注射器及针头1—2个;④油布治疗巾或一次性治疗巾、止血带、输液贴或胶布、弯盘、砂轮、无菌纱布、瓶套、启瓶器;⑤生理盐水、血液制品(按医嘱准备)、一次性手套;⑥输血卡片、输血申请单、笔。(2)治疗盘外备:锐器收集器、手消毒剂。(3)必要时备静脉留置针1套、封管液(无菌生理盐水或稀释肝素溶液)、小垫枕、小夹板、棉垫及绷带	物品齐全,放置合理	5	5	3	1
操作中	1. 携用物至患者床旁,协助患者取舒适卧位;与另一位护士一起按三查八对内容逐项进行双人核对和检查,三查:即检查血制品的有效期、质量和输血装置是否完好,八对:指对受血者姓名、床号、住院号、血型及交叉配血试验结果、血袋编号、血液种类和血量;核对无误后双人签名	核对完整、正确,签名规范	8	8	6	4
	2. 建立静脉通道:先用少量生理盐水按静脉输液法建立静脉通道,输入少量生理盐水	操作正确、熟练	10	10	8	6
	3. 更换血液制品:再次核对患者床号、姓名、血型、血液种类、血量等;然后戴手套,打开储血袋封口,常规消毒开口处塑料管,将输血器针头从生理盐水瓶上拔下,插入输血器的输血接口,缓慢将储血袋倒挂于输液架上	核对认真、细致,操作正确、熟练,无污染	10	10	8	6
	4. 根据患者病情,年龄合理调节输血速度,开始输入时速度宜慢(不超过20滴/分),观察15min后,如无不良反应后再根据病情、年龄调节滴速(成人一般40～60滴/分,儿童酌减)	滴速调节正确	8	8	6	4

项目	操作要点	评价要点	分值	评分等级		
				Ⅰ	Ⅱ	Ⅲ
操作后	1. 用物进行分类处理:将棉签、纱布、胶布、输血器去掉针头后等物品放入医疗垃圾筒;剪下的针头放入锐器收集器内;止血带等浸泡于含氯消毒液中;弯盘放在污染区待消毒;其他未污染物品物归原处;输血袋用后需低温保存24h	用物处理方法正确	5	5	3	1
	2. 清洗双手;在治疗单签执行时间与全名;在护理记录单上记录输血日期、时间、血型、血液种类、血量、患者反应等,并签名	操作熟练,记录完整、正确	5	5	3	1
理论提问			5			

【注释】评分等级:Ⅰ级表示评估准确,操作熟练、规范、无缺项、无污染,与患者沟通自然,语言通俗易懂;Ⅱ级表示评估不够准确,操作欠熟练、规范,有1~2处缺项、污染,与患者沟通不够自然;Ⅲ级表示评估不准确,操作欠熟练、规范,有3处以上缺项、污染,与患者沟通少。

(二)应掌握的知识点

1. 静脉输血的目的

(1)为患者补充血容量,改善血液循环。

(2)为患者补充红细胞,纠正贫血。

(3)为患者补充各种凝血因子、血小板,改善凝血功能。

(4)为患者输入新鲜血液,补充抗体及白细胞,增加机体抵抗力。

2. 静脉输血的原则

(1)输血前必须做血型鉴定及交叉配血试验。

(2)无论是输全血还是输成分血,均应选用同型血液输注。但在紧急情况下,如无同型血,可选用O型血输给患者。AB型血的患者除可接受O型血外,还可以接受其他异型血型的血(A型血和B型血),但要求直接交叉配血试验阴性(不凝集),而间接交叉试验可以阳性(凝集)。因为输入的量少,输入的血清中的抗体可被受血者体内大量的血浆稀释,而不足以引起受血者红细胞的凝集,故不出现反应。因此,在这种特殊情况下,必须一次输入少量血,一般最多不超过400mL,且要放慢输入速度。

(3)患者如果需要再次输血,则必须重新做交叉配血试验,以排除机体已产生抗体的情况。

3. 注意事项

(1)输血前必须经两人核对无误后方可输入。

(2)血液取回后勿振荡、加温,避免血液成分破坏引起不良反应。

（3）输入两个以上供血者的血液时，在两份血液之间输入生理盐水，防止发生反应。

（4）开始输血时速度宜慢，观察 15 min，无不良反应后，将流速调节至要求速度。

（5）输血袋用后需低温保存 24h。

4. 常见的输血反应及护理措施

（1）发热反应：反应轻者，应减慢滴速，严重者停止输血，密切观察生命体征，根据患者症状给予对症处理，并通知医生。

（2）过敏反应：轻者减慢输血速度，重者立即停止输血；呼吸困难者立即给予氧气吸入；严重水肿者行气管切开；循环衰竭者给予抗休克治疗；根据医嘱给予 0.1% 盐酸肾上腺素 0.5 ~ 1 mL 皮下注射，或用抗过敏药物和激素如盐酸异丙嗪、氢化考的松等。

（3）溶血反应：立即停止输血并通知医生，保留余血，采集患者血标本重做血型鉴定和交叉配血试验；维持静脉输液通道，给予升压药和其他药物；静脉注射碳酸氢钠碱化尿液，防止血红蛋白结晶阻塞肾小管；双侧腰部封闭，并用热水袋敷双侧肾区，解除肾小管痉挛，保护肾脏；密切观察生命体征和尿量，做好记录，出现休克症状时配合抗休克治疗。

（4）与大量输血有关的反应：如循环负荷过重、出血倾向、枸橼酸钠中毒；其他，如空气栓塞、细菌污染反应、因输血产生的疾病等。

5. 静脉输血的禁忌证

包括：急性肺水肿、充血性心力衰竭、肺栓塞、恶性高血压、真性红细胞增多症、肾功能极度衰竭及对输血有变态反应者。

第二十五节　输液泵使用技术

（一）操作要点与评价标准

项目	操作要点	评价要点	分值	评分等级		
				I	II	III
仪表	仪表端庄，服装整洁	符合要求	5	5	3	1

项目	操作要点	评价要点	分值	评分等级		
				I	II	III
评估	1. 确认医嘱及输液卡片:患者床号、姓名、输入的药物、液量、液体滴速等	完整、正确	5	5	3	1
	2. 向清醒患者解释使用输液泵的目的、方法、注意事项、配合要点,取得患者的合作	解释到位,交流自然	5	5	3	1
	3. 了解患者的身体状况,如年龄、意识状态(如为意识不清或婴幼儿需考虑准备夹板)、营养情况、肢体活动度及合作程度等	评估准确	3	3	2	1
	4. 评估患者穿刺部位局部皮肤及血管情况:观察患者皮肤完整性、有无水肿、瘢痕、硬结以及静脉充盈度和弹性等	评估准确	2	2	1	0

项目	操作要点	评价要点	分值	评分等级		
				I	II	III
操作前	1. 个人准备:应用六步洗手法清洗双手;戴口罩	正确	5	5	3	1
	2. 物品准备:治疗车上放:①输液泵1台、电源插座;②治疗盘(内备2%碘酊、75%酒精、无菌棉签)1套、一次性注射器、无菌纱布、止血带、胶布、治疗巾、弯盘、砂轮、小垫枕、瓶套、启瓶器、小夹板及绷带、一次性输液器2套;③药物及液体(按医嘱准备);④输液卡、笔;⑤锐器收集器、手消毒剂;⑥必要时备静脉留置针1套、封管液	物品齐全,放置合理	5	5	3	1
	3. 药液准备:按三查七对原则检查药物、液体及有效期,检查并打开注射器外包装,取出注射器,按无菌技术原则加药	核对完整、正确,操作熟练,元污染	5	5	3	1
操作中	1. 推治疗车至患者床旁,核对床号、姓名、药物等,向患者做好解释	核对正确,解释到位	4	4	3	2
	2. 将输液泵固定在输液架上,接通电源,打开电源开关	固定安全、牢固	3	3	2	1
	3. 常规消毒药液瓶塞,检查输液器的有效期、有无破损、漏气等;取出输液器,将输液管针头和通气管针头分别插入瓶塞直至针头根部,关闭调节器,再次核对所用药液无误后,将输液瓶挂于输液架上	检查到位,操作正确、熟练、无污染	5	5	3	1
	4. 一手持输液管,一手横持滴管,待液体流人滴管的1/2~2/3时迅速将滴管下端输液管缓慢放下,待液体通过滤过器后立即关闭调节器(第一次排气不可将药液排出),将针头挂在茂菲滴管上	操作正确、熟练,排气一次成功,无气泡	4	4	3	2

操作后	1. 对物品进行分类处理:将棉签、纱布、一次性输液器(剪掉针头)、注射器(去掉针头后)等物品放入医疗垃,圾筒内;针头等锐器物放入锐器收集器内;止血带等浸泡于含氯消毒液中;弯盘放在污染区待消毒;其他未污染物品放归原处	用物处理方法正确	5	5	3	1
	2. 清洗双手;在治疗单签执行时间与全名;在护理记录单上记录使用输液泵输液的日期、时间、药名、液量、滴速、给予的处理、患者反应等,并签名操作正确、熟练,滴速	操作熟练,记录完整、正确	5	5	3	1
理论提问			5			

【注释】评分等级:Ⅰ级表示评估准确,操作熟练、规范,无缺项、无污染,与患者沟通自然,语言通俗易懂;Ⅱ级表示评估不够准确,操作欠熟练、规范,有 1～2 处缺项、污染,与患者沟通不够自然;Ⅲ级表示评估不准确,操作不熟练、不规范,有 3 处以上缺项、污染,与患者沟通少。

(二)应掌握的知识点

1. 使用输液泵的目的

准确控制输液速度,使药物速度均匀、用量准确并安全地进入患者体内发生作用。

2. 指导要点

(1)告知患者输液泵一旦出现报警,应及时使用呼叫器通知医护人员,切不可自行处理。

(2)告知患者、家属不要随意搬动输液泵,防止输液泵电源线因牵拉而脱落。

(3)告知患者输液肢体不要剧烈活动,防止输液管道被牵拉脱出。

(4)告知患者输液泵内有蓄电池,如需入厕,可使用呼叫器请医护人员帮助暂时拔掉电源线,返回后再重新插好。

3. 注意事项

(1)正确设定输液速度及其他必需参数,防止设定错误延误治疗。

(2)护士随时查看输液泵的工作状态,及时排除报警、故障,防止液体输入失控。

(3)注意观察穿刺部位皮肤情况,防止发生液体外渗,出现外渗及时给予相应处理。

第二十六节　微量注射泵使用技术

（一）操作要点与评价标准

项目	操作要点	评价要点	分值	评分等级 I	II	III
仪表	仪表端庄,服装整洁	符合要求	5	5	3	1
评估	1. 确认医嘱及输液卡片:患者床号、姓名、药名及液量、液体滴速等	解释到位,交流自然	5	5	3	1
	2. 解释微量注射泵输液的目的、方法、注意事项,并简要介绍配合要点,取得患者合作	评估准确	5	5	3	1
	3. 评估患者的身体状况:年龄、意识状态(如意识不清或婴幼儿需考虑准备夹板)、营养情况、肢体活动度及合作程度	评估准确	3	3	2	1
	4. 评估穿刺部位血管及皮肤情况:有无炎症、瘢痕、硬结,观察静脉充盈度及管壁弹性	正确	3	3	2	1

项目	操作要点	评价要点	分值	评分等级 I	II	III
操作前	1. 个人准备:应用六步洗手法清洗双手,戴口罩	物品齐全,放置合理	5	5	3	1
	2. 物品准备:治疗车上放:①微量泵及电源插座;②治疗盘,内备:消毒物品(2%碘酊、75%酒精、无菌棉签)1套、一次性20—50mL注射器、微量泵延长管、治疗巾、止血带、胶布或敷贴、弯盘、砂轮、无菌纱布、启瓶器、液体及药物(按医嘱准备)、输液卡、笔;③锐器收集器、手消毒剂;④必要时备小夹板、绷带、小垫枕、静脉留置针、封管液、一次性头皮针、一次性输液器	核对正确,卧位安全、舒适	5	5	3	1

操作中	1. 推治疗车至患者床旁,核对床号、姓名、药名、滴速等,协助患者取舒适卧位	操作、设定速度正确	5	5	3	1
	2. 接通电源,打开电源开关,将抽吸好药液的注射器妥当地固定在注射泵上,遵医嘱设定注射速度。一般 20~50mL 注射器的注射速度为 1.1~300mL/h	操作正确、熟练	8	8	6	4
	3. 将微量泵延长管与注射器连接后再与静脉穿刺针连接,按常规排净空气	消毒、核对、穿刺、固定正确、熟练	4	4	3	1
	4. 将治疗巾置于穿刺部位下方,放好止血带,选择静脉;按常规消毒穿刺部位皮肤,面积 5cm×5cm,待干;备敷贴或胶布;再次进行核对;扎止血带,再次排气后,穿刺进针,用胶布将穿刺针固定好后按"开始"键,注射开始	核对完整、正确,签字规范	10	10	8	6
	5. 操作后再次进行核对,并在输液卡上记录输液时间、滴速并签全名	完整、正确	5	5	3	12
操作后	1. 对物品进行分类处理:将棉签、微量泵延长管、静脉穿刺针(剪掉针头)、注射器(去掉针头后)等物品放入医疗垃圾筒内;针头等锐器物放入锐器收集器内;止血带等浸泡于含氯消毒液中;弯盘放在污染区待消毒;其他未用物品物归原处	用物处理方法正确	5	5	3	1
	2. 清洗双手;在治疗单签执行时间与全名;在护理记录单上记录使用微泵输液的日期、时间、药物名称、液体量、滴速以及患者的反应等,并签名	操作熟练,记录完整、正确	5	5	3	1
理论提问			5			

【注释】评分等级:Ⅰ级表示操作熟练、规范,无缺项、无污染,评估准确,与患者沟通自然,语言通俗易懂;Ⅱ级表示操作熟练、规范,有 1~2 处缺项、污染,评估欠准确,与患者沟通不够自然;Ⅲ级表示操作欠熟练、规范,有 3 处以上缺项、污染,评估不准确,与患者沟通少。

(二)应掌握的知识点

1. 使用微量注射泵的目的

准确控制输液速度,使药物速度均匀、用量准确并安全地进入患者体内发生作用。

2. 注意事项

(1)正确设定输液速度及其他必需参数,防止设定错误延误治疗。

(2)随时查看注射泵的工作状态,及时排除报警、故障,防止液体输入失控。

（3）注意观察穿刺部位皮肤情况,防止发生液体外渗,出现外渗及时给予相应处理。

第二十七节　静脉采血技术

（一）操作要点与评价标准

项目	操作要点	评价要点	分值	评分等级 I	II	III
仪表	仪表端庄,服装整洁	符合要求	5	5	3	1
评估	1. 查看化验单,明确患者需作的检查项目,决定采血量及采血管(抗凝管、非抗凝管、血培养管等),明确需作检查项目的注意事项(如是否空腹等)	评估准确	5	5	3	1
	2. 向患者解释操作目的、方法、配合要点,取得患者的合作	解释到位,交流自然	5	5	3	1
	3. 告知患者本次所做检查项目及抽取的血量,询问、了解患者饮水、进食情况,是否按照要求进行采血前准备	语言交流自然,通俗易懂	5	5	3	1
	4. 评估患者局部皮肤及血管情况:有无瘢痕、硬结、炎症,局部静脉充盈度及管壁弹性,若一侧肢体有静脉液路,应在对侧肢体采血	评估准确	5	5	3	1
操作前	1. 个人准备:应用六步洗手法清洗双手,戴口罩	正确	5	5	3	1
	2. 物品准备:①治疗盘,内备:消毒物品(2%碘酊、75%酒精、无菌棉签)1套、止血带、治疗巾、弯盘、一次性注射器(5—10ml)或真空采血器若干、标本容器依检查项目而定;②锐器收集器、手消毒剂;③化验单、笔	物品齐全,放置合理	5	5	3	1
项目	操作要点	评价要点	分值	评分等级 I	II	III

阶段	操作步骤	评价标准				
操作中	1. 携用物至患者床旁,对照化验单核对患者床号、姓名、病历号、检查项目	核对完整、正确	5	5	3	1
	2. 协助患者采取舒适姿势,露出合适的采血部位,选择合适血管,并将治疗巾置于其下	操作正确、熟练	10	5	3	1
	3. 常规消毒皮肤,用止血带在采血部位上方6～8cm处打一活结;告知患者"进针时不要动,以免刺破血管",嘱患者握拳,取无菌注射器,针头斜面向上与皮肤呈150～300角刺入静脉内	操作、指导正确,语言通俗易懂	10	10	6	4
	4. 见回血后抽取所需血量,松开止血带,嘱患者松拳,用干棉签轻压穿刺点迅速拔出针头,按压穿刺部位片刻至不出血为止。询问患者感受,并手把学指导患者正确按压方法	操作正确、熟练,交流自然、易懂	10	10	6	4
	5. 根据检验项目将血标本放入不同的容器内,将血液沿瞥壁注入标本容器。如为血培养标本,需接无菌技术将血注入培养瓶内,并摇匀;如为抗凝标本,在血液注入容器后,立即轻轻旋转摇动试管数次。将注射器放入弯盘内	操作正确、熟练	5	10	6	4
	6. 再次核对化验单上患者床号、姓名、病历号、检查项目;采血结束后感谢患者及家属的配合	核对完整、正确,交流自然	10	10	6	4
操作后	1. 对物品进行分类处理:注射器针头放人锐器收集器内;棉签、注射器(去掉针头后)等物品放人医疗垃圾筒内;止血带浸泡于含氯消毒液中;弯盘放在污染区待消毒;未用物品放归原处	用物处理方法正确	5	5	3	1
	2. 按六步洗手法彻底清洗双手;在治疗单签执行时间与全名;在护理记录单上记录抽血日期、时间、检查项目、患者反应等,并签全名。将标本送检	操作熟练,记录完整、正确,送检及时	5	5	3	1
理论提问			5			

【注释】评分等级:Ⅰ级表示评估准确,操作熟练、规范,无缺项、无污染,与患者沟通自然,语言通俗易懂;Ⅱ级表示评估不够准确,操作欠熟练、规范,有1～2处缺项、污染,与患者沟通不够自然;Ⅲ级表示评估不准确,操作欠熟练、规范,有3处以上缺项、污染,与患者沟通较少。

(二)应掌握的知识点

1. 静脉采血的目的

为患者采集、留取静脉血标本,协助临床诊断疾病,为临床治疗提供依据。

2. 静脉采血常用部位

肘部的贵要静脉、正中静脉(最常用)、头静脉。

3. 血标本分类

分为:全血标本、血清标本、血培养标本。

(1)常见全血标本:血沉、血常规检查、测定血液中某些物质含量如肌酐、尿素氮、尿酸、肌酸、血氨、血糖等。

(2)常见血清标本:血清酶类、脂类、电解质、肝功能等。

(3)血培养标本用于查找血液中的病原菌。

4. 注意事项

(1)严格无菌技术操作。

(2)严禁在输液、输血的针头或皮管处取血标本,若患者正在进行静脉输液、输血,不宜在同侧肢体采血。

(3)注意核对,所采的血标本要符合检查项目的要求。

(4)血液注入容器时应沿管壁缓缓注入,勿将泡沫注入,并避免震荡,以免红细胞破裂溶血。

(5)抽血清标本需用干燥试管。

(6)抽全血标本,需用抗凝试管,血液注入容器后,要立即轻轻旋转摇动试管数次,将血液与抗凝剂混匀。

(7)采集血培养标本时,应严防污染。除严格执行无菌技术操作外,抽血前应检查培养基是否符合要求,瓶身有无裂缝,瓶塞是否干燥,培养液不宜太少。一般血培养采血 5mL,亚急性感染性心内膜炎患者,采血量可增至 10～15mL。

临床常用培养瓶有两种:一种是密封瓶,使用时用碘酊、酒精消毒瓶盖,更换针头将抽出血液注入瓶内,摇匀送检。另一种是三角烧瓶,使用时先将封瓶纸松开,取血后将棉塞取出,并迅速在酒精灯火焰上消毒瓶口,将血液注入瓶内,轻轻摇匀,再将棉塞经火焰消毒后盖好,扎紧封瓶纸送检。

(8)若同时制取不同种类的血标本,应先注入血培养瓶,再注入抗凝瓶,最后注入干燥试管,动作应迅速准确。

(9)采集血培养标本后,应将注射器活塞略向后抽,以免血液凝固使注射器粘连或针头阻塞。

第二十八节　动脉血标本采集技术

(一)操作要点与评价标准

项目	操作要点	评价要点	分值	评分等级		
				I	II	III
仪表	仪表端庄,服装整洁	符合要求	5	5	3	1
评估	1. 查看医嘱、化验单:明确患者床号、姓名、检查项目及注意事项。	完整、正确	5	5	3	1
	2. 了解患者身体状况、吸氧情况和呼吸机参数设置情况	评估准确	5	5	3	1
	3. 向患者解释动脉采血的目的、方法、配合要点,取得患者合作	解释到位,交流自然	5	5	3	1
	4. 评估患者穿刺部位皮肤、动脉搏动情况:穿刺部位有无瘢痕、硬结、皮下血肿;易触及的动脉如桡动脉、股动脉等搏动是否明显等	评估准确	5	5	3	1
操作前	1. 个人准备:应用六步洗手法清洗双手,戴口罩	正确	5	5	3	1
	2. 物品准备:(1)治疗盘,内备:①消毒物品(2%碘酊、75%酒精、无菌棉签)1套;②一次性2mL注射器或专用动脉血气针(内含橡胶塞)1—2个;③一次性治疗巾、弯盘、橡皮塞;④肝素生理盐水溶液;⑤化验单、笔(2)治疗盘外备:锐器收集器、手消毒剂	物品齐全,放置合理	5	5	3	1
操作中	1. 携用物至患者床旁,核对床号、姓名;协助患者取舒适体位,暴露穿刺部位,嘱患者穿刺过程中勿动、尽量放松、平静呼吸,避免影响检验结果	核对、指导正确	5	5	3	1
	2. 抽取少量肝素溶液,湿润注射器后排净(或使用专用血气针)	空气排尽	5	5	3	1
	3. 常规消毒穿刺部位及操作者左手的食指与中指指腹,左手的食指与中指在穿刺部位确定动脉走向后并固定;右手持针迅速进针,动脉血自动顶入血气针内,采集血量1~2mL左右	操作正确、熟练、无污染	10	10	8	6
	4. 将干棉签按压针眼处,迅速拔针,拔针后立即将针尖斜面刺入橡皮塞或专用凝胶针帽,以隔绝空气,将血气针轻轻转动,使血液与肝素溶液充分混匀,立即送检	操作正确、熟练,送检及时	10	10	8	6
	5. 指导患者或家属垂直按压穿刺部位5~10min至不出血为止,禁止环揉,以免穿刺局部出血或发生血肿	指导正确、有效	10	10	8	6
	6. 告知患者穿刺部位应禁止热敷、不要沾水,当日尽量不洗澡,以免引起局部感染;穿刺部位同侧肢体避免提重物或剧烈运动,以免引起局部肿胀、疼痛,如果出现肿胀、疼痛等症状要及时通知医护人员	指导正确	5	5	3	1
	7. 整理用物;对患者的配合表示感谢	尊重患者	5	5	3	1

项目	操作要点	评价要点	分值	评分等级		
				I	II	III
操作后	1. 对物品进行分类处理:将棉签、一次性治疗巾投入医疗垃圾筒内;弯盘置于治疗车下层(污染区)待消毒;未污染物品物归原处	用物处理方法正确	5	5	3	1
	2. 清洗双手;在治疗单签执行时间与全名;分别在护理记录单和化验单上记录采血日期、时间,或患者反应等,并签全名	操作熟练,记录完整、正确	5	5	3	1
理论提问			5			

【注释】评分等级:I级表示操作熟练、规范、无缺项、无污染,与患者沟通自然,语言通俗易懂;II级表示操作欠熟练、规范,有1~2处缺项、污染,与患者沟通不够自然;III级表示操作不熟练、不规范,有3处以上缺项、污染,与患者沟通少。

(二)应掌握的知识点

1. 动脉血标本采集的目的

采集动脉血,进行血气分析,判断患者氧合情况,为治疗提供依据。

2. 常用采血部位

桡动脉、股动脉、肱动脉。

3. 指导要点

(1)指导患者抽取血气时尽量放松,平静呼吸,避免影响血气分析结果。

(2)告知患者正确按压穿刺点,并保持穿刺点清洁、干燥。

4. 注意事项

(1)若患者饮热水、洗澡、运动,需休息30min后再取血,避免影响检查结果。

(2)有出血倾向的患者慎做动脉采血。

(3)做血气分析时注射器内勿有空气。

(4)消毒面积应较静脉穿刺大,严格执行无菌操作技术,预防感染。

(5)穿刺部位应当压迫止血至不出血为止。

(6)标本应当立即送检,以免影响结果。

第二十九节　物理降温技术

(一)操作要点与评价标准

项目	操作要点	评价要点	分值	评分等级		
				I	II	III
仪表	仪表端庄,服装整洁	符合要求	5	5	3	1

项目	操作要点	评价要点	分值	评分等级 I	II	III
评估	1. 查看医嘱:患者床号、姓名、降温类型、时间等	认真	5	5	3	1
	2. 评估患者生命体征及身体状况:年龄、意识状态、活动是否受限、自理程度及生命体征值变化情况	评估准确	5	5	3	1
	3. 向患者解释物理降温的目的、方法、注意事项、配合要点,取得患者的合作	解释到位,语言通俗易懂	5	5	3	1
	4. 评估患者体表有无感染情况,如红、肿、热、痛以及感染部位有无破溃等;了解局部组织状态、皮肤情况,了解患者对冷的敏感程度,如敏感、正常、感觉丧失等	评估准确	5	5	3	1
操作前	1. 个人准备:应用六步洗手法清洗双手;戴口罩	正确	5	5	3	1
	2. 物品准备:(1)温杉酒精擦浴降温:水盆1个(内盛32—340 C温水2/3满,酒精浴时盆内盛25%—30%酒精300ml)、热水袋及套各1个、冰袋及套各1个、小毛巾2块、浴巾1块、衣裤1套,必要时备屏风(2)冰袋冰囊降温:冰袋(冰囊)及套各数个、冰块1块、木槌1个、帆布袋1个、盆或勺1个(3)冰帽冰槽降温:冰帽、冰槽各1个、冰块1块、帆布袋1个、木槌1个、盆或勺1个、海绵垫、水桶、棉球、凡士林纱条(4)冷湿敷降温:水盆1个(内盛冰水)、治疗盘1个(内备:弯盘、纱布、敷料2块、血管钳2把、凡士林、棉签、油布治疗巾、干毛巾),必要时备屏风	按需备齐物品	5	5	3	1
操作中	1. 携用物至患者床旁,核对医嘱及患者后,进行环境准备,关闭门窗,保证室内温度适宜,并为患者进行遮挡	核对正确,注意保暖、保护隐私	45			
	2. 不同的降温方法:(1)松开床尾盖被,脱去上衣,松开裤带,置冰袋于头部,热水袋于足底(2)擦拭方法:暴露擦拭部位,将大浴巾垫于擦拭部位下,将小毛巾蘸温水(或酒精)拧至半干缠在手上,朝离心方向边擦边按摩,最后用浴巾擦干	动作轻柔、熟练	5	5	3	1
	(3)擦拭结束后,协助患者撤掉热水袋、穿好裤子、取舒适卧位,整理床单位		5	5	3	1
	(4)擦浴全过程不宜超过20min		5	5	3	1
	(1)将冰块放入帆布袋内,用木槌敲成核桃大小,倒入盆中用水冲去棱角		5	5	3	1
	(2)用勺将冰块装入冰袋1/2或1/3满,排气后扎紧袋口,擦干外壁水迹,套上布套		5	5	3	1
	(3)携冰袋、冰囊至患者床旁,再次核对,冰袋置于所须部位(常置于患者头部),冰囊放在身体皮肤薄且有大血管分布处,如颈部、腋下、腹股沟等处		5	5	3	1
	(4)密切观察局部皮肤情况,严格执行交接班制度		5	5	3	1
	(5)冷疗最长时间30rain;长时间使用者,须间隔1h后再重复使用。结束后,协助患者取舒适卧位,整理床单位		5	5	3	1

项目	操作要点	评价要点	分值	评分等级 I	II	III
操作后	1. 对物品进行分类处理:热水袋、冰袋、冰帽倒空,倒挂晾干备用,布套清洁后晾干备用;浴巾、小毛巾、衣裤、治疗巾、治疗碗、血管钳、油布放在污染区待消毒;脸盆、勺、木槌、帆布袋清理干净备用;清水倒入水池(水桶)内	用物处理方法正确	5	5	3	1
	2. 清洗双手;在治疗单签执行时间与全名;在护理记录单上记录物理降温的部位、时间、效果及患者反应,并签全名;将降温后的体温绘制在体温单上	操作熟练,记录完整、正确	5	5	3	1
理论提问			5			

【注释】评分等级:I级表示评估准确,操作熟练、规范,无缺项,与患者沟通自然,语言通俗易懂;II级表示评估不够准确,操作欠熟练、规范,有1~2处缺项,与患者沟通不够自然;III级表示评估不准确,操作欠熟练、规范,有3处以上缺项,与患者沟通少。

(二)应掌握的知识点

1. 物理降温的目的

(1)为高热患者降温。

(2)为患者实施局部消肿,减轻充血和出血,限制炎症扩散,减轻疼痛。

(3)为患者实施头部降温,防止脑水肿,并可降低脑细胞的代谢,减少其需氧量,提高脑细胞对缺氧的耐受性。

2. 指导要点

(1)告知患者物理降温的目的及有关注意事项。

(2)告知患者在高热期间保证摄人足够的水分。

(3)指导患者在高热期间采取正确的通风方法,避免捂盖。

(4)指导患者在软组织扭伤、挫伤48h内禁忌使用热疗。

3. 注意事项

(1)随时观察患者病情变化及体温变化情况。

(2)随时检查冰袋、冰囊、化学制冷袋有无破损漏水现象,布套潮湿后应当立即更换,冰融化后应当立即更换。

(3)观察患者皮肤状况,严格交接班制度,如患者发生局部皮肤苍白、青紫或者有麻木感时,应立即停止使用,防止冻伤发生。

(4)物理降温时,应当避开患者的枕后、耳廓、心前区、腹部、阴囊及足底部位。

(5)用冰帽时,应当保护患者耳部,防止发生冻伤。

第三十节 心肺复苏基本生命支持技术

（1）操作要点与评价标准

项目	操作要点	评价要点	分值	评分等级 I	II	III
仪表	仪表端庄,服装整洁	符合要求	5	5	3	1
评估	1. 判断患者意识:呼叫患者、轻拍患者肩部;确认患者意识丧失,立即呼救,寻求他人帮助	判断正确,呼救时间准确	5	5	3	1
	2. 判断患者呼吸:通过看、听、感觉(看:胸部有无起伏;听:有无呼吸音;感觉:有无气流逸出)三步骤来完成,判断时间不超过10s,无反应表示呼吸停止,应立即给予人工呼吸	判断患者方法正确,时间达到标准	5	5	3	1
	3. 判断患者颈动脉搏动:术者食指和中指指尖触及患者气管正中部(相当于喉结的部位),旁开两指,至胸锁乳突肌前缘凹陷处,判断时间为10s,如无颈动脉搏动,应立即进行胸外按压	判断方法、位置正确,时间达到10s	5	5	3	1
操作前	物品准备:①弯盘1个(内备纱布2块);②护理记录单、笔;③必要时备木板1块、简易呼吸器1套	备物齐全	5	5	3	1
操作中	1. 将床放平,软床胸下垫胸外按压板,协助患者取去枕仰卧位,解开衣领、腰带,暴露胸部	体位摆放正确	5	5	3	1
	2. 清理呼吸道分泌物,取下义齿	方法正确	5	5	3	1
	3. 开放气道(仰头抬颏法)	打开气道,方法正确	10	10	8	1
操作后	1. 整理用物:对物品进行分类处理,纱布放入医疗垃圾筒内,弯盘放入污染区待消毒	用物处理方法正确	5	5	3	1
	2. 清洗双手;在护理记录单上记录操作开始时间、过程、效果、患者反应等,并签全名	操作熟练,记录完整、正确	5	5	3	1
理论提问			5			

〔注释〕评分等级：I级表示操作熟练、规范,急救意识强,无缺项；II级表示操作熟练、规范,有1~2处缺项；III级表示操作欠熟练、规范,有3处以上缺项。

(二)应掌握的知识点

1. 心肺复苏的目的

以徒手操作来恢复猝死患者的自主循环、自主呼吸和意识,抢救发生突然、意外死亡的患者。

2. 判断患者意识

呼叫患者、轻拍患者肩部。确认患者意识丧失,立即呼救,寻求他人帮助。

3. 判断患者呼吸

通过看、听、感觉(看:胸部有无起伏;听:有无呼吸音;感觉:有无气流逸出。)三步骤来完成,判断时间为10s,无反应表示呼吸停止,应立即给予人工呼吸。

4. 判断患者颈动脉搏动

术者食指和中指指尖触及患者气管正中部(相当于喉结的部位),旁开两指,至胸锁乳突肌前缘凹陷处。判断时间为10s,如无颈动脉搏动,应立即进行胸外按压。

5. 注意事项

(1)人工呼吸时,送气量不宜过大,以免引起患者胃部胀气。

(2)胸外按压时,要确保足够的频率及深度,尽可能不中断胸外按压,每次胸外按压后要让胸廓充分的回弹,以保证心脏得到充分的血液回流。

(3)胸外按压时,肩、肘、腕在一条直线上,并与患者身体长轴垂直。按压时,手掌掌根不能离开胸壁。

6. 基础生命支持技术(BLS)

包括:①开放气道;②人工呼吸;③胸外按压。

7. 心肺复苏有效的基本指征

(1)有意识恢复。

(2)面色逐渐红润。

(3)可扪及大动脉搏动。

(4)自主呼吸恢复。

8. 在心跳骤停后多长时间内实施心肺复苏效果最佳4min内。

第三十一节　经鼻/口腔吸痰技术

(一)操作要点与评价标准

项目	操作要点	评价要点	分值	评分等级		
				Ⅰ	Ⅱ	Ⅲ
仪表	仪表端庄,服装整洁	符合要求	5	5	3	1

评估	1. 查看医嘱及治疗卡:患者床号、姓名等	完整、正确	5	5	3	1
	2. 向患者解释吸痰的目的、方法、配合要点,取得患者的合作	解释到位,交流自然	5	5	3	1
	3. 评估患者呼吸道分泌物、缺氧和氧疗情况:了解患者痰量、黏稠度、呼吸道分泌物排出能力、合作能力等,了解给氧方式及吸氧流量	评估准确	3	3	2	1
	4. 评估患者的口、鼻情况:鼻腔是否通畅、有无堵塞,鼻腔黏膜有无破损等;查看是否有义齿,口唇、舌面、口腔黏膜有无破损等	评估准确,观察认真	2	2	1	0
操作前	1. 个人准备:应用六步洗手法清洗双手,戴口罩	正确	5	5	3	1
	2. 物品准备:①电动吸引器及电插销板或中心吸引装置1套;②治疗盘内备:一次性治疗碗2个、弯盘1个、生理盐水1瓶、一次性无菌手套2副、一次性无菌纱布2块、适当型号一次性吸痰管2~3根;③治疗盘外备:清洁干燥空瓶1个;④必要时备无菌罐1个(内盛玻璃接管数个)、无菌镊子筒及镊子包1套、压舌板、开口器、口咽气道、听诊器	按需备齐物品;放置合理	5	5	3	1
操作中	1. 携用物至患者床旁,核对床号、姓名等;打开氧气流量表开关,插入鼻塞(鼻导管),给予高流量吸氧1~2min;将清洁干燥空瓶悬挂于患者床旁	核对细致,操作正确	6	6	4	2
	2. 安装吸引器:(1)安装电动吸引器方法:①先接好真空瓶与储液瓶的接管,其顺序:吸引器→真空瓶→贮液瓶→橡胶导管;②连接电插板,接通电源(2)安装中心吸引器方法:取下墙壁吸引装置上活塞,将吸引器负压插头插入与其配套的负压接头内,用力推压锁住,然后连接吸引导管与玻璃接管	安装顺序正确、牢固	5	5	3	1
	3. 打开吸引器开关,检查吸引器性能、管道有无漏气;调节合适负压;然后将吸引导管插入干燥空瓶内	性能完好,连接严密、无漏气,选择负压适宜	6	6	4	2
	4. 协助患者取合适体位,头转向一侧,面向操作者,检查口腔、鼻腔(黏膜有无破损等);取下鼻塞,关闭流量表开关	体位合适,观察认真	3	3	2	1
	5. 检查并打开生理盐水,倒入治疗碗中;检查并撕开吸痰管外包装前端,检查并打开手套外包装,一只手戴手套,取出吸痰管,将吸痰管与吸引导管(或导管上的玻璃接管)连接,在盐水中试吸并润滑吸痰管前端	检查认真,操作正确、无污染	10	10	8	6
	6. 一手(未戴手套)返折吸痰管末端,另一手(戴手套或持镊子)夹往吸痰管前1/3,将吸痰管插人口咽部,然后放松吸痰管末端,边旋转、边上提、边吸引;吸痰管退出后,应用生理盐水抽吸冲洗,以免堵塞吸痰管;如	遵守无菌原则,插入深度适宜,吸痰手法正确,一次吸痰时间未超过15s	10	10	8	6

项目	操作要点	评价要点	分值	评分等级		
				I	II	III
操作后	1. 对物品进行分类处理:将纱布、棉签、吸痰管、手套放入医疗垃圾筒内;治疗盘、治疗碗、弯盘放在污染区待消毒;剩余盐水倒入水池(空桶)内;贮液瓶冲洗干净浸泡消毒;其他未污染物品物归原处	用物处理方法正确	5	5	3	1
	2. 清洗双手;在治疗单签执行时间与全名;在护理记录单上记录吸痰的日期、时间、吸出物的量、性状、颜色及患者的反应(面色、呼吸、心率、血压等),并签名	操作熟练,记录完整、正确	5	5	3	1
理论提问			5			

【注释】评分等级:Ⅰ级表示操作熟练、规范,无缺项,无菌观念强,与患者沟通自然,语言通俗易懂;Ⅱ级表示操作欠熟练、规范,有 1 ~ 2 处缺项,无菌观念较差,与患者沟通不够自然;Ⅲ级表示操作不熟练、不规范,无菌观念差,有 3 处以上缺项,与患者沟通少。

(二)应掌握的知识点

1. 经鼻/口腔吸痰的目的

清除患者呼吸道分泌物,保持呼吸道通畅。

2. 注意事项

(1)按照无菌操作原则,插管动作轻柔,敏捷。吸口腔、鼻腔的吸痰管及生理盐水应分开使用,一根吸痰管只能使用 1 次。

(2)吸痰前后应当给予高流量吸氧,吸痰时间不宜超过 15s,如痰液较多,需要再次吸引,应间隔 3 ~ 5min,患者耐受后再进行。

(3)如患者痰液粘稠,可以配合翻身扣背、雾化吸入,提高吸痰效果;患者发生缺氧的症状如紫绀、心率下降等症状时,应当立即停止吸痰,休息后再吸。

(4)观察并记录患者痰液性状、颜色、量。

3. 为昏迷患者吸痰时的注意事项

(1)评估患者呼吸道分泌物储留情况。

(2)协助患者取平卧位头偏向操作者一侧或侧卧位,便于痰液吸出。

(3)对昏迷患者可以使用压舌板轻轻撑开或用开口器、口咽气道帮助张口,吸痰方法同清醒患者,吸痰毕,取出压舌板、开口器或口咽气道。

4. 吸痰管的选择

(1)一般成人:12 ~ 14 号吸痰管。

(2)儿童﹒ -6 ~ 10 号吸痰管。

5. 吸痰负压的选择

（1）一般成人：0.040～0.053mPa（300～400mmHg）。

（2）儿童：<0.040mPa（300mmHg）。

第三十二节 经气管插管/气管切开吸痰技术

（一）操作要点与评价标准

项目	操作要点	评价要点	分值	评分等级 I	II	III
仪表	仪表端庄，服装整洁	符合要求	5	5	3	1
评估	1. 查看医嘱及治疗卡：患者床号、姓名等	完整、正确	5	5	3	1
	2. 向患者或家属做好解释，简要介绍此项操作目的、方法、配合要点，取得合作	解释到位，交流自然	5	5	3	1
	3. 了解患者病情、意识状态；评估患者缺氧程度、痰量及黏稠度、自理能力、合作能力等	评估准确	3	3	2	1
	4. 了解呼吸机参数设置情况，如：呼吸模式、呼吸频率、潮气量、吸氧浓度及气道压	评估准确	3	3	2	1
操作前	1. 个人准备：应用六步洗手法清洗双手；戴口罩	正确	5	5	3	1
	2. 物品准备：①电动吸引器及电插销板或中心吸引装置1套；②治疗盘内备：一次性治疗碗2个、弯盘1个、生理盐水1—2瓶、一次性无菌手套2副、一次性无菌纱布2块、适当型号一次性吸痰管2—3根；③治疗盘外备：清洁干燥空瓶1个；④必要时备无菌罐1个（内。盛玻璃接管数个）、无菌镊子筒及镊子包1套、听诊器、棉签、一次性10mL注射器	按需备齐物品，放置	5	5	3	1
操作中	1. 携物品至患者床旁，核对床号、姓名等，作好解释；协助患者取舒适体位	合理	5	5	3	1
	2. 将呼吸机的吸氧浓度调至100%，给予患者纯02吸入2min，以防止吸痰造成的低氧血症	核对正确，卧位舒适	3	3	2	1
	3. 安装电动吸引器或中心吸引装置（安装方法见经鼻/口腔吸痰技术），连接吸引导管（与玻璃接管）；打开吸引器电源或中心吸引器开关，检查吸引器性能、管道有无漏气；调节合适负压，将吸引导管插入床旁清洁干燥空瓶内	给予纯氧2min	6	6	4	2
	4. 检查并打开生理盐水，倒入治疗碗中；检查并撕开吸痰管外包装前端，检查并打开手套外包装，一只手戴手套，将吸痰管抽出并盘绕在手中，根部与负压吸引导管相连，在盐水中试吸并润滑吸痰管前端	操作正确、熟练，负压选择正确	10	10	8	6

项目	操作要点	评价要点	分值	评分等级		
				I	II	III
操作后	1. 对物品进行分类处理:将吸痰管、纱布、手套、治疗碗、吸痰管外包装放入医疗垃圾筒内;治疗盘、弯盘放在污染区待消毒;治疗碗中剩余盐水倒入水池(空桶)内;其他未污染物品物归原处	用物处理方法正确	5	5	3	1
	2. 洗净双手;在治疗单签执行时间与全名;在护理记录单上记录吸痰日期、时间、痰液性状、颜色、量、患者的反应及吸痰后的效果,并签名	操作熟练,记录完整、正确	5	5	3	1
理论提问			5			

【注释】评分等级:I 级表示操作熟练、规范、无缺项,无污染,评估准确,语言交流自然、易懂;II 级表示操作欠熟练、规范,有 1~2 处缺项、污染,评估欠准确,语言交流不自然;III 级表示操作不熟练、不规范、有 3 处以上缺项、污染,评估不准确,语言交流少、解释不到位。

(二)应掌握的知识点

1. 经气管插管/气管切开吸痰的目的

保持患者呼吸道通畅,保证有效通气。

2. 注意事项

(1)操作时动作应当轻柔、准确、迅速,每次吸痰时间不超过 15s,连续吸痰不得超过 3 次,吸痰间隔予以纯氧吸入。

(2)注意吸痰管插入是否顺利,遇有阻力时应分析原因,不可粗暴盲插。

(3)吸痰管最大外径不能超过气管导管内径的 1/2,负压不可过大,进吸痰管时不可给予负压,以免损伤患者气道。

(4)注意保持呼吸机接头不被污染,戴无菌手套持吸痰管的手不被污染。

(5)冲洗水瓶应分别注明吸引气管插管、口、鼻腔之用,不可混用。

(6)吸痰过程中应密切观察患者的病情变化,如有心率、血压、呼吸、血氧饱和度的明显改变时,应立即停止吸痰,迅速连接呼吸机通气,并给予纯氧吸入。

3. 吸痰负压的选择

(1)一般成人:0.040~0.053 mPa(300~400mmHg)。

(2)儿童:<0.040mPa(<300mmHg)。

第三十三节　心电监测技术

(一)操作要点与评价标准

项目	操作要点	评价要点	分值	评分等级		
				I	II	III
仪表	仪表端庄,服装整洁	符合要求	5	5	3	1
评估	1. 确认医嘱:患者床号、姓名,了解患者的诊断、病情、意识状态及治疗情况	认真、细致	5	5	3	1
	2. 对清醒患者告知监测的目的、方法,取得患者配合	解释到位,交流自然	5	5	3	1
	3. 评估患者皮肤状况:胸前贴电极片处的皮肤有无破口、水疱及红肿、皮疹等	评估准确	5	5	3	1
	4. 评估患者周围环境、光照情况及有无电磁波干扰	评估准确	5	5	3	1
操作前	1. 个人准备:清洗双手,戴口罩	正确	5	5	3	1
	2. 物品准备:①综合心电监护仪 1 台;②治疗盘内备:75%酒精、无菌棉签或纱布、电极片;③护理记录单或综合心电监护记录单、笔;④必要时备电源插座 1 个	物品齐全,放置合理	5	5	3	1
操作中	1. 携用物至患者床旁,核对床号、姓名,协助患者取平卧位或半卧位	核对正确,卧位合适	5	5	3	1
	2. 连接电源,打开监护仪开关,检查监护仪功能及导线连接是否正常;告诉患者和家属避免在病室内使用手机,以免干扰监测效果	操作正确,告知及时、有效	5	5	3	1
	3. 用酒精纱布清洁患者皮肤,保证电极与皮肤表面接触良好,必要时剃去局部的毛发	操作正确、熟练	5	5	3	1
	4. 将电极片连接至监护仪导联线上,按照监测仪标识要求贴于患者胸部正确位置,避开伤口,必要时应避开除颤部位	操作正确、熟练,电极片位置准确	7	7	5	3
	5. 根据病情选择导联,保证监测波形清晰、无干扰,设置相应合理的报警界限	选择正确,设置合理	8	8	6	4
	6. 告知患者电极片周围如有痒感应及时告诉医护人员,并且不要自行移动或摘除电极片,尽可能保持平卧位	指导正确	5	5	3	1
	7. 监测心电图的变化,必要时描记心电图并做好记录	正确、及时	5	5	3	1
	8. 整理用物,协助患者取舒适体位;洗手,在治疗单(医嘱单)签执行时间与全名;在综合心电监护记录单上记录日期、时间、心率、心律,并签全名	操作正确、熟练,记录完整	5	5	3	1
	9. 停用心电监测时,先向患者说明原因,取得合作;先关机,断开电源,再取下电极片及导线;观察贴电极片处皮肤有无皮疹、水疱等现象;清洁局部皮肤,协助患者取舒适体位	操作正确、熟练,观察仔细,患者体位舒适	5	5	3	1

项目	操作要点	评价要点	分值	评分等级		
				Ⅰ	Ⅱ	Ⅲ
操作后	1. 对物品进行分类处理:电极片、纱布放人医疗垃圾筒内;监护仪导线用酒精纱布擦拭后备用;心电监护仪用清洁纱布擦拭后备用;治疗盘及酒精放归原处	用物处理方法正确	5	5	3	1
	2. 洗净双手;在治疗单(医嘱单)停止一栏签时间与全名;在护理记录单上记录停止日期、时间、心率、心律、局部皮肤情况、患者的反应,并签全名	操作熟练,记录完整、正确	5	5	3	1
理论提问			5			

【注释】评分等级:Ⅰ级表示操作熟练、规范、无缺项,评估准确,与患者沟通自然,语言通俗易懂;Ⅱ级表示操作熟练、规范,有 1~2 处缺项,评估欠准确,与患者沟通不够自然;Ⅲ级表示操作欠熟练、规范,有 3 处以上缺项,评估不准确,与患者沟通少。

(二)应掌握的知识点

1. 心电监测的目的

监测患者心率、心律变化。

2. 指导要点

(1)告知患者不要自行移动或者摘除电极片。

(2)告知患者和家属避免在监测仪附近使用手机,以免干扰监测波形。

(3)指导患者学会观察电极片周围皮肤情况,如有痒痛感及时告诉医护人员。

3. 注意事项

(1)根据患者病情,协助患者取平卧位或半卧位。

(2)密切观察心电图波形,及时处理干扰和电极脱落。

(3)应选 P 波、QRS 波清晰的导联,观察患者的心率及心律;识别心律失常并及时纪录。

(4)每日定时回顾患者 24h 心电监测情况,必要时描记图形记录 o

(5)正确设定报警界限,不能关闭报警声音。.

(6)持续心电监测的患者,定期观察粘贴电极片处的皮肤,定时更换电极片和电极片位置。

(7)对躁动的患者,应当固定好电极和导线,避免电极脱位以及导线打折缠绕。

(8)停机时,先向患者说明,取得合作后关机,断开电源。

(9)给予心电监测的患者当心跳呼吸骤停需要除颤时,应当充分暴露心前区,监护电极片的安放必须避开除颤的部位;除颤时要避开监护导线。

4. 正常心电图的波形组成和各波的意义

（1）组成

正常心电图是由 P、Q、R、S、T 等波组成,此外尚有 U 波与 P－R 段,S－T 段等。

（2）各波的意义

①P 波:是反映左、右两心房除极过程中电位变化的波形。

②P－R 段:是反映激动由心房传至心室的过程。

③QRS 波群:是反映左、右心室除极过程中电位变化的综合波形。

④S－T 段:代表左、右心室除极完毕之后到复极,再度在体表产生电位差之前的一段时间。

⑤T 波:是反映心室肌复极过程中电位变化的波形。

⑥U 波:它可能代表心肌激动的"激后电位"。

5. 使用心电监护仪时各电极安放位置(以 5 个电极为例)

右上(RA):胸骨右缘锁骨中线第一肋间。

右下(RL):右锁骨中线剑突水平处。

中间(C):胸骨左缘第四肋间。

左上(LA):胸骨左缘锁骨中线第一肋间。

左下(LL):左锁骨中线剑突水平处。

第三十四节　血氧饱和度监测技术

（一）操作要点与评价标准

项目	操作要点	评价要点	分值	评分等级		
				I	II	III
仪表	仪表端庄,服装整洁	符合要求	5	5	3	1
评估	1. 确认医嘱:患者床号、姓名等;了解患者的诊断、病情、治疗情况及吸氧流量	核对正确,评估准确	5	5	3	1
	2. 对清醒患者解释监测的目的、方法、配合要点,取得患者合作	解释到位,交流自然	5	5	3	1
	3. 评估患者局部皮肤或指/趾甲情况:有无涂指甲油(女性患者)、手指的温度、局部皮肤色素、角质层厚度等	评估准确	5	5	3	1
	4. 评估周围环境:光照条件、是否有电磁干扰	评估准确	5	5	3	1
操作前	1. 个人准备:清洗双手,戴口罩	正确	5	5	3	1
	2. 物品准备:①脉搏血氧饱和度监测仪 1 个或综合多功能监护仪 1 台、监测模块及导线;②治疗盘内备:75% 酒精、纱布 1 块;③医嘱执行单、护理记录单或综合心电监护记录单、笔	物品齐全,放置合理	5	5	3	1

项目	操作要点	评价要点	分值	评分等级		
				Ⅰ	Ⅱ	Ⅲ
操作中	1. 携用物至患者床旁,核对床号、姓名;查看吸氧流量,做好解释,协助患者取舒适体位	核对正确,卧位舒适	5	5	3	1
	2. 准备好脉搏血氧饱和度监测仪,或使用多功能监护仪将监测模块及导线与之连接,检测仪器功能是否正常;嘱患者或家属避免在病室内使用手机,以免干扰监测波形	操作正确、熟练	6	6	4	2
	3. 用酒精纱布清洁患者局部皮肤及指甲	操作正确	4	4	3	1
	4. 将传感器正确安放于患者手指或足趾或耳廓处,使其光源透过局部组织,保证接触良好	操作正确、熟练	8	8	6	4
	5. 根据患者病情调整波幅及报警界限	设定界限合理	8	8	6	4
	6. 告诉患者不可随意摘去传感器,监护时不要做剧烈运动,防止滑脱	指导正确	5	5	3	1
	7. 及时观察患者局部皮肤及指甲情况,定时更换传感器位置	观察完整、正确	4	4	3	1
	8. 清洗双手;在治疗单(医嘱单)签执行时间与全名;在护理记录单或综合心电监护记录单上记录监测日期、时间、监测结果,并签全名	操作熟练,记录准确	5	5	3	1
	9. 停用时,先向患者说明停用原因和应注意的问题,取得患者合作;先关机,断开电源,再取下监测探头,观察局部皮肤颜色,清洁皮肤,协助患者取舒适体位,感谢患者的配合	操作正确、熟练,卧位舒适	5	5	3	1
操作后	1. 对物品进行分类处理:将纱布放入医疗垃圾筒内;将脉搏血氧饱和度监测仪或多功能监护仪的监测模块及导线(尤其是传感器)用酒精纱布擦拭后备用;治疗盘放污染区待消毒	用物处理方法正确	5	5	3	1
	2. 洗净双手;在治疗单(医嘱单)签执行时间与全名,在护理记录单或综合心电监护记录单上记录停用日期、时间、患者反应,并签全名	操作熟练,记录完整、正确	5	5	3	1
理论提问			5			

【注释】评分等级:Ⅰ级表示操作熟练、规范、无缺项,评估准确,与患者沟通自然,语言通俗易懂;Ⅱ级表示操作欠熟练、规范、有1~2处缺项,评估不够准确,与患者沟通不够自然;Ⅲ级表示操作不熟练、不规范、有3处以上缺项,评估不准确,与患者沟通少。

(二)应掌握的知识点

1. 血氧饱和度监测的目的

监测患者机体组织缺氧状况。

2. 指导要点

（1）告知患者不可随意摘取传感器。

（2）告知患者和家属避免在监测仪附近使用手机,以免干扰监测波形。

3．注意事项

（1）观察监测结果,发现异常及时报告医师。

（2）下列情况可影响监测结果:患者发生休克、体温过低、使用血管活性药物及贫血等,周围环境光照太强、电磁干扰、皮肤角质层太厚及涂抹指甲油等也可以影响监测结果。

（3）注意为患者保暖,当患者体温过低,血氧饱和度数值不能正确显示时,则应采取保暖措施。

（4）观察患者局部皮肤及指(趾)甲情况,定时更换传感器位置(血氧饱和度探头放置时间太长,会影响局部血流)。

4. 血氧饱和度正常值

（1）一般成人:SpO_2(脉搏氧饱和度)95% ~ 100%;SaO_2(动脉血氧饱和度)95% ~ 100%。

（2）新生儿:91% ~ 94%。

第三十五节　除颤技术

（一）操作要点与评价标准

项目	操作要点	评价要点	分值	评分等级		
				I	II	III
仪表	仪表端庄,服装整洁	符合要求	2	2	1	0
评估	1. 了解患者心律情况:心电监护下发生心室颤动	完整、正确	5	5	3	1
	2. 判断患者的意识:呼叫患者,轻拍患者肩部,确认患者意识丧失;心电示波提示为室颤波	评估准确	5	5	3	1
操作前	用物准备:除颤器1台、导电糊(或生理盐水纱布)	物品准备齐全	5	5	3	1

项目	操作要点	评价要点	分值	评分等级 I	II	III
操作中	1. 除颤前首先应监测患者心电示波,必要时遵医嘱给予药物以提高室颤阈值	操作正确	5	5	3	1
	2. 将患者平卧于硬板床上,去除患者身上所有金属物品,解开衣扣与腰带,充分暴露除颤部位;告知周围人员不要直接或间接与患者接触	操作正确、熟练	5	5	3	1
	3. 迅速在电极板上涂以适量导电糊或者生理盐水纱布,涂抹均匀	操作正确、熟练	3	3	2	1
	4. 确认电复律方式为非同步方式,能量选择正确,一般首次能量给予200J	能量选择正确	5	5	3	1
	5. 将两个电极板分别放置在患者的心尖(左侧腋前线第5~6肋间)和心底(胸骨右缘第2肋间)部,胸壁与电极板应紧密接触,以减少容积和电阻,保证除颤效果	位置准确	10	10	8	6
	6. 双手施加适当压力,使电极板紧压皮肤	操作正确、熟练	5	5	3	1
	7. 再次观察心电示波,确定为室颤,即需要除颤。确认他人离开患者,床边没有金属物接触,操作者两臂伸直固定电极板,使自己的身体离开床缘,充电至所需能量后,两手拇指同时按压放电按钮,电击除颤	观察准确,操作方法正确、安全	10	10	8	6
	8. 放电后立即观察心电示波,了解除颤效果,如心电示波为窦律,表明抢救成功,否则除颤无效,可重复电击(或使用药物),并可提高电击能量,最大量可增至360J,两次除颤之间充电需10s,此时对患者继续实施抢救	观察准确,操作方法正确、熟练	10	10	8	6
	9. 除颤成功,协助患者取适宜体位并卧床休息,整理床单位	卧位舒适、安全	5	5	3	1
	10. 待患者清醒后,安慰患者,告知2h内避免进食,以免恶心、呕吐	指导正确、及时	5	5	3	1
	11. 操作结束,将除颤器置于该患者床旁充电备用,以备再次使用	操作正确	5	5	3	1
操作后	1. 对物品进行处理;如使用导电糊要用纱布将电极板擦净,将纱布放入医疗垃圾筒内	用物处理正确	5	5	3	1
理论提问	2. 洗净双手;在重症护理记录单上记录除颤时间,所选能量、除颤效果(心律、意识)等,并签全名	操作熟练,记录完整、正确	5	5	3	1

【注释】评分等级:I级表示操作熟练、规范、无缺项;II级表示操作欠熟练、规范,有1~2处缺项;III级表示操作不熟练、不规范,有3处以上缺项。

（二）应掌握的知识点

1. 除颤的目的

纠正患者室颤。

2. 适应证

室扑及室颤,是除颤的绝对指征。

3. 注意事项

（1）除颤前确定患者除颤部位无潮湿,无敷料,如患者带有植人性起搏器,应注意避开起搏器部位至少 10cm。

（2）除颤前确定周围人员无直接或者间接与患者接触。

（3）操作者身体不能与患者接触,不能与金属类物品接触。

（4）电极放置位置要准确（心尖部:左侧腋前线第 5~6 肋间;心底部:胸骨右缘第 2 肋间）,并应与患者皮肤密切接触,保证导电良好;导电糊涂抹要均匀,防止皮肤灼伤。

（5）动作迅速、准确。

（6）保持除颤器完好备用。

第三十六节　患者搬运技术

（一）操作要点与评价标准

项目	操作要点	评价要点	分值	评分等级		
				I	II	III
仪表	仪表端庄,服装整洁	符合要求	5	5	3	1
评估	1. 了解患者病情:年龄、诊断、意识状态、活动能力、自理程度、损伤的部位、皮肤完整性及体重	评估准确	5	5	3	1
	2. 对清醒患者解释操作目的、配合要点,取得患者合作	解释到位,交流自然	5	5	3	1
	3. 评估患者目前有无约束及各种管路情况、搬运工具、搬运环境等	评估准确	5	4	3	1
操作前	1. 个人准备:清洗双手,戴口罩	正确	5	5	3	1
	2. 物品准备:①平车 1 辆,车上备垫子、枕头、橡胶单、棉被或带套的毛毯;②骨折的患者备木板 1 块;③颈、腰椎骨折的患者、危重患者备中单 1 个、过床易 1 个	按需备齐	5	5	3	1

项目		操作要点	评价要点	分值	评分等级		
					I	II	III
操作中		1. 携用物至患者床旁,核对床号、姓名后,进行环境准备	核对正确	5	5	3	1
		2. 向患者解释挪动或搬运的步骤及配合方法	解释到位	5	5	3	1
		3. 患者有约束者解除约束,各种管道、输液装置安置妥当	操作正确	5	5	3	1
		4. 不同搬运的操作方法		40			
	协助患者移向床头法	(1)一人帮助患者移向床头法 ①根据病情放平床头,枕头横立于床头,避免撞伤患者	操作正确、熟练,动作轻稳	15	15	12	9
		②嘱患者仰卧屈膝,双手握住床头板,双脚蹬床面	指导到位	10	10	8	6
		③护士一手稳住患者双脚,一手在臀部提供助力,使其上移	动作协调、到位	10	10	8	6
		④放回枕头,抬高床头,整理床单位	熟练、正确	5	5	4	3
		(2)两人帮助患者移向床头法。①视患者病情放平床头,将枕头横立于床头,避免撞伤患者	动作熟练、轻稳	10	10	8	6
		②护士两人分别站在床的两侧,交叉托住患者颈、肩及腰臀部,两人同时用力,协调地将患者抬起,移向床头 ※亦可两人同侧,一人托住颈、肩及腰部,另一人托住臀部及腘窝,同时抬起患者移向床头	动作熟练、轻稳,协调一致	25	25	20	15
操作后		1. 对物品进行分类处理:平车用后清洁、消毒备用;撤换的大单、被套、枕套等棉织品放固定区域待清渺消毒	用物处理方法正确	5	5	3	1
		2. 清洗双手;在护理记录单上记录搬运的日期、时间、目的等,并签全名	操作熟练,记录完整、正确	5	5	3	1
理论提问					5		

【注释】评分等级:Ⅰ级表示遵守节力原则、动作轻稳、协调一致,指导患者正确;Ⅱ级表示遵守节力原则欠佳,动作不够轻稳、不够协调,指导患者欠正确;Ⅲ级表示遵守节力原则差,动作偏重、协调性差,未能正确指导患者。

(二)应掌握的知识点

1. 协助患者移向床头法的目的

帮助滑向床尾而自己不能移动的患者移向床头,使患者舒适。

2. 协助患者移向床头法的指导内容

(1)告知患者操作目的、方法,取得配合。

（2）指导患者与护士同时用力。

3. 协助患者移向床头法的注意事项

（1）注意遵循节力原则。

（2）护士动作轻稳,避免对患者的拉、拽等动作,防止关节脱位,使患者舒适、安全。

4. 协助患者由床上移至平车法的目的

运送不能下床的患者。

5. 协助患者由床上移至平车法的指导内容

（1）告知患者操作的目的、方法,以取得配合。

（2）告知患者配合移动时的注意事项。

6. 协助患者由床上移至平车法的注意事项

（1）搬运患者时动作轻稳,协调一致,确保患者安全、舒适。

（2）尽量使患者靠近搬运者,以达到节力。

（3）将患者头部置于平车的大轮端,以减轻颠簸与不适。

（4）推车时车速适宜。护士站于患者头侧,以观察病情,下坡时应使患者头部在高处一端。

（5）对骨折患者,应在平车上垫木板,并固定好骨折部位再搬运。

（6）在搬运患者过程中保证输液和引流的通畅。

第三十七节　患者约束技术

（一）操作要点与评价标准

项目	操作要点	评价要点	分值	评分等级		
				Ⅰ	Ⅱ	Ⅲ
仪表	仪表端庄,服装整洁	符合要求	5	5	3	1
评估	1. 评估患者病情、意识状态:患者年龄、神志(昏迷、嗜睡、清醒)、沟通能力、自理能力等	评估准确	5	5	3	1
	2. 向患者或家属解释约束的重要性、保护具作用及使用方法,征得同意,取得配合,并简单介绍配合要点	解释到位,交流自然	5	5	3	1
	3. 评估患者肢体活动度、约束部位皮肤色泽、温度及完整性,需要使用保护具的种类和时间	评估准确	5	5	3	1
操作前	1. 个人准备:清洗双手,戴口罩	正确	5	5	3	1
	2. 物品准备:(1)肢体约束法:腕部、踝部约束带各2条、棉垫2块。(2)肩部约束法:肩部约束带1条、棉垫2块。(3)全身约束法:大单1条、宽绷带1卷	按需备齐	5	5	3	1

项目	操作要点	评价要点	分值	评分等级		
				I	II	III
操作中	1. 携用物至患者床旁,核对床号、姓名、诊断,必要时关闭门窗,屏风遮挡	核对完整、正确	5	5	3	1
	2. 协助患者取舒适卧位	卧位舒适、安全	5	5	3	1
	3. 不同部位的约束方法		30			
	4. 指导患者和家属在约束期间保证肢体处于功能位,保持适当的活动度,并且告知患者和家属约束部位皮肤如果出现红肿、疼痛等症状时告诉医护人员		5	5	3	1
	5. 随时观察约束局部皮肤有无损伤、皮肤颜色、温度、约束肢体末梢循环状况,定时松解。需较长时间约束者,每2h松解约束带1次,并活动肢体,协助患者翻身		10	10	8	6
操作后	1. 对物品进行分类处理:将用过的棉垫放入医疗垃圾筒内;约束带、大单放入污物袋内,清洗、消毒后备用		5	5	3	1
	2. 清洗双手;记录约束的原因、时间、约束带的数目、约束部位、约束部位皮肤状况、患者反应等,并签全名		5	5	3	1
理论提问			5			

【注释】评分等级:I级表示操作熟练、规范、无缺项,评估准确,与患者沟通自然,语言通俗易懂;II级表示操作欠熟练、规范,有1~2处缺项,评估不够准确,与患者沟通不够自然;III级表示操作不熟练、不规范,有3处以上缺项,评估不准确,与患者沟通少。

(二)应掌握的知识点

1. 患者约束的目的

(1)对自伤、可能伤及他人以及意识不清、躁动、不能配合的患者限制其身体或肢体活动,确保患者安全,保证治疗、护理顺利进行。

(2)防止患儿过度活动,以利于诊疗操作顺利进行或者防止损伤肢体。

2. 指导要点

(1)告知患者及家属实施约束的目的、方法、持续时间,使患者和家属理解使用保护具的重要性、安全性,征得同意方可使用。

(2)告知患者和家属实施约束中,护士将随时观察约束局部皮肤有无损伤、皮肤颜色、温度、约束肢体末梢循环状况,定时松解。

(3)指导患者和家属在约束期间保证肢体处于功能位,保持适当的活动度。

3. 注意事项

（1）实施约束时,将患者肢体处于功能位,约束带松紧适宜,以能伸进一、二手指为原则。

（2）密切观察约束部位的皮肤状况。

（3）保护性约束属制动措施,使用时间不宜过长,病情稳定或者治疗结束后,应及时解除约束。需较长时间约束者,每2h松解约束带1次,活动肢体并协助患者翻身。

（4）准确记录并交接班,包括约束的原因、时间,约束带的数目,约束部位,约束部位皮肤状况,解除约束时间等。

第三十八节　痰标本采集技术

（一）操作要点与评价标准

项目	操作要点	评价要点	分值	评分等级		
				I	II	III
仪表	仪表端庄,服装整洁	符合要求	5	5	3	1
评估	1. 查看医嘱及化验单:患者床号、姓名、痰标本种类、留痰注意事项	完整、正确	5	5	3	1
	2. 了解患者身体状况:病情、诊断、治疗等	评估准确	5	5	3	1
	3. 向患者解释痰标本采集的目的、方法、采集时间及配合要点,取得合作	解释到位,交流自然	5	5	3	1
	4. 评估患者咳嗽、咳痰情况,口腔黏膜有无异常和咽部情况:如痰的颜色、量、性质、能否自行咳出,并观察患者有无口腔黏膜溃疡、糜烂,询问患者进食时有无咽部疼痛等不适感	评估准确	5	5	3	1
操作前	1. 个人准备:应用六步洗手法清洗双手;戴口罩	正确	5	5	3	1
	2. 物品准备:①依痰标本种类和患者情况选择盛痰容器、漱口液;②对不能自行排痰者应备吸痰装置及物品1套;③化验单、笔	按需备齐	5	5	3	1

项目	操作要点	评价要点	分值	评分等级		
				I	II	III
操作中	1. 携用物至患者床旁,核对床号、姓名,协助患者取合适体位	核对完整、正确,卧位舒适	5	5	3	1
	2. 指导能自行排痰患者留取痰标本:(1)常规痰标本:患者晨起未进食前用清水漱口,在数次深呼吸后用力咳出气管深处的第一口痰,盛于痰盒内,加盖。(2)痰培养:患者晨起先用漱口液漱口后,再用清水漱口,最后数次深呼吸后用力咳出气管深处的第一口痰液于无菌集痰器内,加盖。(3)24h痰标本:患者从晨起漱口后(7 锄)留取第一口痰起至次晨(7 锄)漱口后第一口痰止,将24h的全部痰液吐入广口集痰器(加一定量的清水,记录总量时应减去清水量)内,加盖。(4)无法咳痰或不合作者:连接吸痰器,戴好无菌手套,按无菌技术原则给予吸痰;将痰液吸入无菌集痰器内,然后加盖	指导正确,采集标本合乎要求、无污染	30	30	25	20
	3. 在化验单上记录采集日期、时间并签名;及时送检	记录完整、正确,送检及时	5	5	3	1
	4. 留痰后再次漱口或做口腔护理	操作正确、熟练	5	5	3	1
	5. 整理用物;协助患者取舒适卧位,整理床单位;感谢患者的配合	卧位舒适,尊重患者	5	5	3	1
操作后	1. 对物品进行分类处理:对采用吸痰操作所用物品,按吸痰技术操作后物品的处理方法进行分类处理	用物处理方法正确	5	5	3	1
	2. 洗净双手;在执行单一栏签全名和时间;在化验单上记录采集日期、时间并签名;在护理记录单上记录留取标本日期、时间、种类、方法,痰液性状、颜色、量(24h痰标本记录总量),并签名	操作熟练,记录完整、正确	5	5	3	1
理论提问			5			

【注释】评分等级:I级表示操作熟练、规范、无缺项、无污染,评估准确,与患者沟通自然,语言通俗易懂;II级表示操作欠熟练、规范,有1~2处缺项,评估欠准确,与患者沟通不够自然;III级表示操作不熟练、不规范、有3处以上缺项,评估不准确,与患者沟通少。

(二)应掌握的知识点

1. 痰标本采集的目的

根据医嘱采集患者痰标本,进行临床检验,为诊断和治疗提供依据。

2. 指导要点

(1)告知患者检查目的、采集方法、采集时间。

(2)指导患者正确留取痰标本,告知患者留取痰液前要先漱口,然后深吸气,用力咳出第一口痰,留于容器中。

(3)告知患者不可将唾液、漱口水、鼻涕等混入痰中。

3. 注意事项

(1)在采集过程中要注意根据检查目的选择正确的容器。

(2)患者做痰培养及痰找瘤细胞检查时,应及时送检。

(3)留取 24h 痰液时,要注明起止时间。

4. 常用的痰标本分为三种

(1)常规痰标本:检查痰液中的细菌、虫卵或癌细胞。

(2)痰培养标本:检查痰液中的致病菌,为选择抗生素提供依据。

(3)24h 痰标本:检查 24h 的痰量,并观察痰液的性状,协助诊断。

第三十九节　咽拭子标本采集技术

(一)操作要点与评价标准

项目	操作要点	评价要点	分值	评分等级 I	II	III
仪表	仪表端庄,服装整洁	符合要求	5	5	3	1
评估	1. 查看医嘱及化验单:患者床号、姓名、检查项目、采集时间、注意事项	完整、正确	5	5	3	1
	2. 询问、了解患者身体状况:年龄、病情、诊断、治疗等	评估准确	5	5	3	1
	3. 向患者解释咽拭子标本采集的目的、方法、采集时间及配合要点,取得合作	解释到位,交流自然	5	5	3	1
	4. 评估患者口腔黏膜有无溃疡、糜烂,进食时有无疼痛等不适	评估准确	5	5	3	1
操作前	1. 个人准备:应用六步洗手法清洗双手,戴口罩仪表端庄,服装整洁	正确	5	5	3	1
	2. 物品准备:①咽拭子培养管、酒精灯、火柴(打火机)、压舌板;②化验单、笔;③可疑呼吸道传染病者,须备防护服、防护镜;④必要时备手电筒	物品齐全,放置合理	5	5	3	1

项目	操作要点	评价要点	分值	评分等级		
				Ⅰ	Ⅱ	Ⅲ
操作中	1. 携用物至患者床旁,核对床号、姓名,协助患者取合适体位	核对正确,卧位舒适	5	5	3	1
	2. 指导患者先用清水漱口,点燃酒精灯	操作正确、熟练	5	5	3	1
	3. 取出培养管中的拭子,嘱患者张口(对合作困难者必要时应用压舌板协助张口),然后用拭子轻柔、快速地在患者两侧腭弓、咽及扁桃体处擦拭分泌物	操作正确、熟练	15	15	12	9
	4. 试管口在酒精灯火焰上部消毒,将拭子插入试管中,塞紧瓶塞	操作正确、熟练	10	10	8	6
	5. 在化验单上记录采集日期、时间并签名,及时送检	记录正确,送检及时	10	10	8	6
	6. 整理用物;协助患者取舒适卧位,感谢患者的合作	卧位舒适,尊重患者	5	5	3	1
操作后	1. 对物品进行分类处理:将压舌板放入医疗垃圾筒内;其他未用物品放回原处	用物处理方法正确	5	5	3	1
	2. 洗净双手;在执行单一栏签时间和全名;在护理记录单上记录采集日期、时间、患者反应等,并签名	操作熟练,记录完整、正确	5	5	3	1
理论提问			5			

【注释】评分等级:Ⅰ级表示操作熟练、规范、无缺项、无污染,评估准确,与患者沟通自然,语言通俗易懂;Ⅱ级表示操作欠熟练、规范,有1~2处缺项,评估不够准确,与患者沟通不够自然;Ⅲ级表示评估不准确,操作不熟练、不规范、有3处以上缺项,与患者沟通少。

(二)应掌握的知识点

1. 咽拭子标本采集的目的

取患者咽部及扁桃体分泌物做细菌培养。

2. 指导要点

告知患者检查目的、采集方法、采集时间。

3. 注意事项

(1)操作过程中,应注意瓶口消毒,保持容器无菌。

(2)最好在使用抗菌药物治疗前采集标本。

(3)作真菌培养时,须在口腔溃疡面采集分泌物。

（4）注意拭子不要触及其他部位,保证所取标本的准确性。

（5）避免在进食后 2h 内留取标本,以防呕吐。

第四十节　洗胃技术

（一）操作要点与评价标准

项目	操作要点	评价要点	分值	评分等级		
				I	II	III
仪表	仪表端庄,服装整洁	符合要求	5	5	3	1
评估	1. 了解患者中毒情况:如摄入毒物的种类、剂型、浓度、量、中毒时间途径等	评估准确、迅速	5	5	3	1
	2. 了解患者来院前的处理措施,是否曾经呕吐过及有无洗胃禁忌	评估准确、迅速	5	5	3	1
	3. 评估患者生命体征、意识状态及瞳孔的变化,口鼻腔黏膜情况、口中异味;了解患者的心理状态及合作程度,安抚患者或家属,取得合作	评估准确、迅速	5	5	3	1
操作前	1. 物品准备:(1)口服催吐法:洗胃液 10(0 ～ 20000mL(或根据病情需要)、压舌板 1 个、水温计 1 支、量杯 1 个、水桶 1 个、毛巾 1 条、围裙或油布 1 块、检验标本容器 1 个。(2)洗胃机洗胃: 　①全自动洗胃机 1 台、洗胃液 10000 ～ 20000mL(或根据病情需要)、水温计 1 支、量杯 1 个、纱布 1 块、洗胃管 1 根、牙垫 1 个、无菌弯盘 2 个、油球 2 个、无菌棉签、胶布、一次性手套 1 副、50mL 注射器 1 个、水桶 2 个、毛巾 1 条、围裙或油布 1 块、检验标本容器 1 个、必要时备开口器、舌钳。②洗胃机与洗胃液的准备:先插上电源开关,打开电源,检查洗胃机运行是否正常,再连接洗胃机各管道,将 3 根橡胶管分别与机器的药管(进液管)、胃管、污水管(出液管)相连;配好所用洗胃液,测量温度(25 ～ 38℃)	物品齐全,放置合理	5	5	3	1
	2. 个人准备:应用六步洗手法清洗双手,戴口罩	正确	5	5	3	1

项目	操作要点	评价要点	分值	评分等级		
				I	II	III
操作中	注:两种洗胃方法分开考核并计算分值		50			
	口服催吐法	1. 向清醒患者介绍,说明洗胃的必要性和步骤,取得患者合作	解释到位	5	5	3	1
		2. 将用物放于治疗车上推至患者床旁,做好查对,取下患者活动性义齿,协助患者取坐位,将围裙围至患者胸前,前面放置一水桶,协助患者快速饮洗胃液300～500ral,然后用压舌板刺激患者咽后壁或舌根部,反射性引起患者呕吐,如此反复,直到吐出的液体清亮为止	操作正确、熟练	30	30	25	20
		3. 协助患者漱口,毛巾擦净面部,卧床休息	操作正确、熟练	5	5	3	1
		4. 第一次吐出物遵医嘱送检	送检及时	5	5	3	1
		5. 记录洗胃液总量及患者吐出物的量、颜色、气味等	记录完整、正确	5	5	3	1
操作后	1. 对用物进行处理:①洗胃机的处理:将洗胃机"接水管"、"接胃管"放人盛有1:1000含氯消毒液桶内,将"排污管"放人另一桶内,然后打开洗胃机开关运转5个循环,再用清水冲洗洗胃机5次,之后撤去三条外管,使洗胃机再空转两次即可;②用物的处理:将洗胃机外管、胃管、纱布、油球置于医疗垃圾筒内,其余用物置于治疗车下层/污染区待消毒;③洗出物用1:1000含氯消毒液浸泡30min倒入厕所下水道	用物处理方法正确	10	10	8	6
	2. 洗净双手;在护理记录单上记录洗胃液的总量、名称和洗出液总量、颜色、气味等,并签全名	操作熟练,记录完整、正确	5	5	3	1
理论提问				5		

【注释】评分等级:I级表示评估准确,操作正确、熟练、无缺项,与患者解释到位、沟通自然;II级表示评估不够准确,操作欠熟练、规范,有1～2处缺项,与患者沟通不够自然;III级表示评估不准确,操作不熟练、不规范、有3处以上缺项,与患者沟通少。

(二)应掌握的知识点

1. 洗胃的目的

(1)通过实施洗胃抢救中毒患者,清除胃内容物,减少毒物吸收,利用不同的灌洗液中和解毒。

(2)减轻胃黏膜水肿,预防感染。

2. 注意事项

(1)插管时动作要轻快,切勿损伤患者食管及误入气管。

(2)患者中毒物质不明时,及时抽取胃内容物送检,应用温开水或生理盐水洗胃。

(3)幽门梗阻患者,洗胃宜在饭后 4~6h 或空腹时进行,并记录胃内潴留量,以了解梗阻情况,供补液参考。

(4)吞服强酸、强碱等腐蚀性毒物患者,切忌洗胃,以免造成胃穿孔。

(5)肝硬化伴食管静脉曲张、主动脉瘤、近期上消化道出血、消化道穿孔、消化道溃疡、食道狭窄或阻塞,不宜进行洗胃;中毒儿童不宜用清水洗胃。

(6)患者洗胃过程中出现血性液体,立即停止洗胃。

(7)洗胃液的温度以微温为宜,不宜过热或过冷;每次灌入量以 300~500mL 为宜。

(8)及时准确记录灌注液名称、液量,洗出液量及其颜色、气味等洗胃过程。

(9)保证洗胃机性能完好,处于备用状态。

(10)洗胃要迅速、及早、彻底,在服毒后 6h 内洗胃,效果最好。

3. 各种药物中毒的灌洗溶液(解毒剂)和禁忌药物

毒物种类		灌洗溶液	禁忌药物
酸性物		镁乳、蛋清水、牛奶	强酸药物
碱性物		5%醋酸、白醋、蛋清水、牛奶	强碱药物
敌敌畏		2%~4%碳酸氢钠、1%盐水、1:15000~1:20000 高锰酸钾	
1605、1059、乐果		2%~4%碳酸氢钠	高锰酸钾
敌百虫		1%盐水或清水、1:15000~1:20000 高锰酸钾	碱性药物
氰化物		1:15000~1:20000 高锰酸钾洗胃	
苯酚、煤酚		用温开水、植物油洗胃至无酚味为止,并在洗胃后多次服用牛奶、蛋清保护胃黏膜	液体石蜡
巴比妥类(安眠药)		1:15000~1:20000 高锰酸钾洗胃,硫酸钠导泻	硫酸镁
异烟肼		1:15000~1:20000 高锰酸钾洗胃、硫酸钠导泻	
灭鼠药	1. 抗凝血类	催吐、温水洗胃、硫酸钠导泻	碳酸氢钠溶液
	2. 有机氟类	0.2%~0.5%氯化钙或淡石灰水洗胃、硫酸钠导泻,饮用豆浆、蛋白水、牛奶	
	3. 磷化锌	1:15000~1:20000 高锰酸钾洗胃、0.5%硫酸铜洗胃;0.5%~1%硫酸铜溶液每次 10mL,每 5~10min 口服一次,并用压舌板刺激舌根催吐	牛奶、鸡蛋、脂肪及其他油类食物
	马铃薯、毒蕈	1%~3%鞣酸	
	河豚、生物碱	1%活性炭悬浮液	

第四十一节 膀胱冲洗技术

（一）操作要点与评价标准

项目	操作要点	评价要点	分值	I	II	III
仪表	仪表端庄,服装整洁	符合要求	5	5	3	1
评估	1. 核对医嘱及治疗卡:患者床号、姓名、冲洗溶液	核对完整、正确	5	5	3	1
	2. 了解患者目前状况(病情、治疗等)、合作程度及冲洗目的	评估准确	5	5	3	1
	3. 向患者及家属解释有关膀胱冲洗的目的、方法、注意事项和配合要点,取得患者的合作	解释到位	5	5	3	1
	4. 评估患者尿液的性状,有无尿频、尿急、尿痛、膀胱憋尿感,是否排尽尿液及尿管通畅情况	评估准确	4	4	3	1
操作前	1. 个人准备:应用六步洗手法清洗双手,戴口罩	正确	5	5	3	1
	2. 物品准备:(1)治疗车上层备治疗盘,内备:①消毒物品(2%碘酊、75%酒精、无菌棉签)1套;②无菌膀胱冲洗装置1套或输液器1个;③冲洗溶液;④弯盘1个、血管钳1把;⑤治疗卡、笔。(2)治疗车下层备:便器、便器巾。(3)必要时备导尿用物、三腔导尿管1个、输液架、屏风	物品齐全,放置合理	5	5	3	1
操作中	1. 携用物至患者床旁,再次核对床号、姓名;关好门窗,必要时用屏风遮挡患者	核对完整、正确,尊重患者隐私	5	5	3	1
	2. 留置尿管者,打开引流管(尿袋的引流管),放出尿液,排空膀胱;未留置尿管者,按导尿术插好导尿管并妥善固定,放出尿液	操作正确、熟练	5	5	3	1
	3. 启开冲洗液瓶盖中心部分,常规消毒瓶塞,将膀胱冲洗液悬挂在输液架上,打开膀胱冲洗装置,将冲洗管与冲洗液连接,排气后关闭冲洗管	操作正确、熟练	5	5	3	1
	4. 夹闭导尿管,将"Y"形管一头连接冲洗管,另外两头分别连接导尿管和引流管,连接前对各个连接部进行消毒(应用三腔导尿管时,可免用"Y"形管)	操作正确、熟练,无污染	10	10	8	6
	5. 打开冲洗管,夹闭引流管,根据医嘱调节冲洗速度;待患者有尿意或滴入冲洗溶液200~300mL后,夹闭冲洗管,打开引流管,排出冲洗液,如此反复进行	操作正确、熟练,冲洗速度适宜	8	8	6	4

项目	操作要点	评价要点	分值	评分等级		
				I	II	III
操作中	6. 在冲洗过程中,询问患者感受,观察患者的反应及引流液的性状,评估冲洗液入量和出量;若患者出现不适或有出血情况,立即停止冲洗,并与医师联系	观察及时、准确	8	8	6	4
	7. 冲洗完毕,夹闭导尿管;取下"Y"形管和冲洗管,放入弯盘;消毒导尿管口和引流管接头并连接,妥善固定,位置低于膀胱,以利尿液引流	操作正确、熟练	5	5	3	1
	8. 协助患者取舒适卧位,整理用物和床单位,对患者的配合表示感谢	卧位舒适,尊重患者	5	5	3	1
操作后	1. 对物品进行分类处理:将棉签、冲洗管放入医疗垃圾筒内;血管钳、弯盘、"Y"形管放在污染区待消毒;其他未污染物品物归原处	用物处理方法正确	5	5	3	1
	2. 清洗双手;在治疗单执行者一栏签全名;在护理记录单上记录膀胱冲洗日期、时间、冲洗液名称、冲洗量、引流量、引流液性质,冲选过程中患者的反应及给予的处理,并签名	操作熟练,记录完整、正确	5	5	3	1
理论提问			5			

【注释】评分等级:I级表示操作熟练、规范、无缺项、无污染,评估准确,与患者沟通自然,语言通俗易懂;II级表示操作欠熟练、规范,有1～2处缺项、污染,评估不够准确,与患者沟通不够自然;III级表示操作不熟练、不规范、有3处以上缺项、污染,评估不准确,与患者沟通少。

(二)应掌握的知识点

1. 膀胱冲洗的目的

(1)使尿液引流通畅。

(2)治疗某些膀胱疾病。

(3)清除膀胱内的血凝块、黏液、细菌等异物,预防膀胱感染。

(4)前列腺及膀胱手术后预防血块形成。

2. 注意事项

(1)严格执行无菌操作,防止医源性感染。

(2)冲洗时注意观察患者反应,若患者感觉不适,应减缓冲洗速度及量,必要时停止冲洗;若患者感到剧痛或引流液中有鲜血时,应停止冲洗,通知医帅处理。

(3)冲洗时,冲洗液瓶内液面距床面约60cm,以便产生一定的压力,利于液体流入。"Y"形管需低于耻骨联合,以便引流彻底。冲洗速度根据流出液的颜色进行调节,一般为60～80滴/分钟,速度不宜过快,以防患者尿意强烈,膀胱收缩,迫使冲洗液从导尿管侧溢出尿道。如果滴入药液,须在膀胱内保留 15~30min 后再引流出体外,或根据需要延长保留时间。

(4)寒冷气候,冲洗液应加温至 35℃ 左右,以防冷水刺激膀胱,引起膀胱痉挛。若为前列腺肥大摘除术后患者,用 4℃ 左右的 0.9% 氯化钠溶液冲洗。

(5)冲洗过程中注意观察引流管是否通畅、引流液的性质、量、颜色。

3. 常用冲洗溶液

包括:生理盐水、0.02% 呋喃西林溶液、3% 硼酸溶液、0.1% 新霉素溶液。

第四十二节　T型管引流护理技术

(一)操作要点与评价标准

项目	操作要点	评价要点	分值	评分等级		
				I	II	III
仪表	仪表端庄,服装整洁	符合要求	5	5	3	1
评估	1. 询问、了解患者病情:目前疾病状况、手术及治疗情况等	评估准确	3	3	2	1
	2. 向患者及家属解释操作目的、方法、配合要点,取得合作	解释到位,交流自然	5	5	3	1
	3. 评估患者 T 型管引流情况:胆汁引流的量、颜色、性质、是否通畅;确认是术后连接引流袋,还是更换引流袋	评估准确	5	5	3	1
操作前	1. 个人准备:应用六步洗手法清洗双手,戴口罩	正确	5	5	3	1
	2. 物品准备:治疗盘内备:消毒物品(2% 碘酊、75% 酒精、无菌棉签)1 套、弯盘 1 个、止血钳 1 把、引流袋 2 个、治疗巾 1 块	准备齐全,放置合理	5	5	3	1
操作中	1. 携用物至患者床旁,核对床号、姓名,向患者及家属做好解释,取得配合	核对完整、正确	5	5	3	1
	2. 术后连接引流袋:(1)协助患者摆好体位,暴露 T 型管及右腹壁,注意遮挡患者	体位正确,保护隐私	4	4	3	1
	(2)将治疗巾铺于引流管口下方,弯盘放置于方便取放处,常规消毒引流管口	操作正确、熟练	5	5	3	1
	(3)检查引流袋,并与固定于腹壁外的 T 型管连接,位置应低于 T 型管引流口平面	操作熟练,引流管放置正确	5	5	3	1
	(4)维持有效引流,引流管勿打折、弯曲、受压,嘱患者保持有效体位,即平卧时引流管应低于腋中线,站立或活动时不可高于腹部引流口平面,防止引流液逆流	引流有效,指导正确	6	6	4	2
	3. 观察胆汁颜色、性质、量,并记录	观察准确,记录正确	5	5	3	1

项目	操作要点	评价要点	分值	评分等级 I	II	III
操作中	4. 根据患者情况每天或按使用说明更换引流袋一次,具体方法是:(1)铺治疗巾于所换引流管口处的下方,用止血钳夹闭引流管近端,将新引流袋检查后挂于床边,出口处拧紧	操作正确、熟练	6	6	4	2
	(2)一手捏住引流管,一手捏住引流袋自接口处断开,将旧引流袋放于医用垃圾袋中	操作正确、熟练	5	5	3	1
	(3)消毒引流管口周围,将新的引流袋与引流管连接牢固,观察有无引流液引出,并将引流袋妥善固定于床旁	操作正确、熟练,无污染	5	5	3	1
	5. 协助患者取舒适体位,整理床单位。指导患者在身体活动过程中保护T型管放置或更换引流袋的注意事项	卧位舒适,指导正确	6	6	4	2
	6. T型管拔除后,局部伤口以凡士林纱布堵塞,1~2d会自行封闭,观察伤口渗出情况、体温变化、皮肤巩膜黄染、呕吐、腹痛、腹胀等情况。操作结束向患者道别,感谢患者的配合	操作正确、熟练,观察及时、准确	5	5	3	1
操作后	1. 分类清理用物:将棉签、引流袋放入医疗垃圾筒内;止血钳、弯盘、治疗巾放在污染区待消毒;其他未污染物品归原处	用物处理方法正确	5	5	3	1
	2. 洗净双手;在治疗单签执行时间与全名;在护理记录单上记录T型管护理日期、时间、引流液量、颜色、性质及患者的反应等,并签名	操作熟练,记录完整、正确	5	5	3	1
理论提问			5			

【注释】评分等级:I级表示操作熟练、规范、无缺项,评估准确,与患者沟通自然,语言通俗易懂;II级表示操作欠熟练、规范,有1~2处缺项,评估不够准确,与患者沟通不够自然;III级表示操作不熟练、不规范,有3处以上缺项,评估不准确,与患者沟通少。

(二)应掌握的知识点

1. T型管引流护理的目的

(1)防止患者发生胆道逆行感染。

(2)通过日常护理保证引流的有效性。

(3)观察胆汁的量、颜色、性质。

2. 指导要点

(1)告知患者放置或更换引流袋的注意事项。

(2)告知患者操作过程中的不适及配合方法。

（3）指导患者在身体活动过程中注意保护 T 型管，避免 T 型管脱出。

3. 注意事项

（1）严格执行无菌操作，保持胆道引流管通畅。

（2）妥善固定好管路，操作时防止牵拉，以防 T 型管脱落。

（3）注意观察及保护 T 型管周围皮肤，局部涂氧化锌软膏，防止胆汁浸渍引起局部皮肤破溃和感染。

4. T 型管拔管指征

（1）术后两周，患者无腹痛、发热、黄疸消退，血常规、血清、黄疸指数正常。

（2）胆汁引流量减少至 200nd，清亮。

（3）胆管造影或胆道镜证实胆管无狭窄、结石、异物，胆道通畅。

（4）夹管 1～2d。

第四十三节　造口护理技术

（一）操作要点与评价标准

项目	操作要点	评价要点	分值	评分等级		
				I	II	III
仪表	仪表端庄，服装整洁	符合要求	5	5	3	1
评估	1. 评估患者对造口心理接受程度及造口护理知识了解程度，对清醒患者解释造口护理的目的、方法、注意事项，取得患者的合作	评估准确，交流自然	8	8	6	3
	2. 评估患者造口的功能状况及患者自理程度，决定给予护理的方式	评估准确	5	5	3	1
	3. 评估造口类型及造口情况：根据情况选择造口用品。乙状结肠或小肠单端造口患者，选用普通一件式或二件式造口袋；横结肠或结肠袢式造口患者，选用底盘足够大的造口袋	评估准确	5	5	3	1
操作前	1. 个人准备：应用六步洗手法清洗双手，戴口罩	正确	5	5	3	1
	2. 物品准备：①清洁用品：治疗盘 1 个，内备旧报纸或一次性治疗巾、纱布或手纸、剪刀、治疗碗 1 个（治疗碗内盛盐水棉球或温开水）；②造口用品：造口袋 1 套（一件式或二件式）、造口测量尺；③医嘱执行单、护理记录单、笔；④必要时备皮肤保护膜、造口护肤粉、防漏膏等	物品齐全，放置合理	5	5	3	1

项目	操作要点	评价要点	分值	评分等级		
				Ⅰ	Ⅱ	Ⅲ
操作中	1. 携用物至患者床旁,查对床号、姓名;协助患者取舒适卧位,必要时用屏风遮挡;给予心理辅导,消除患者对肠造口的恐惧心理,鼓励患者认真观察,积极参与造口的护理	核对正确,保护患者隐私,沟通有效	6	6	4	2
	2. 去除旧造口袋:揭除旧造口袋时要一手按压皮肤,一手轻揭造口袋,自上而下慢慢将底盘揭除,如揭除困难,可用湿纱布浸润底盘后再揭除,观察内容物颜色、性质和量	顺序正确、熟练,观察认真	6	6	4	2
	3. 观察造口黏膜及周围皮肤情况:造口黏膜及造口周围皮肤有无红疹、皮损、溃烂等情况;观察造口底板渗漏溶解的部位与方向,检查造口周围皮肤是否平坦	观察认真	6	6	4	2
	4. 清洗造口及周围皮肤情况:用纱布或纸巾沾湿温水后(必要时用生理盐水)由外向内轻轻擦洗造口,同样方法清洗造口周围皮肤,然后用纸巾或干纱布彻底擦干皮肤	操作顺序正确、熟练	6	6	4	2
	5. 粘贴造口袋:(1)用造口测量尺度量造口的大小和形状并绘线,做记号	操作正确、熟练	6	6	4	2
	(2)沿记号裁剪造口底盘,一般比造口大 1~2mm 即可。有异常情况及时处理:如造口局部有出血或皮肤有过敏、溃破情况,可先用皮肤保护粉(溃疡粉)喷洒,再用纸巾将多余的保护粉扫除。如皮肤有凹陷或瘢痕,可用防漏膏将凹陷的皮肤或瘢痕处填平,再贴造口袋	操作正确、熟练	6	6	4	2
	(3)撕去粘胶保护纸,按照造口位置由下而上将一件式或二件式造口袋底盘紧密贴在造口周围皮肤上。关闭造口袋底部排放口	操作正确、熟练	5	5	3	1
	(4)如为二件式造口袋,贴好底盘后,对准连接环,手指沿着连接环由下而上将袋子与底盘按紧,当听到轻轻的"咔嗒"声,说明袋子与底盘已安全连接好。如果有锁扣的造口袋,安装前使锁扣处于开启状态,装上袋子后,两指捏紧锁扣,然后轻拉袋子,检查是否扣牢	操作正确、熟练	5	5	3	1
	6. 操作完毕,协助患者取舒适卧位,撤去屏风并指导患者:①向患者解释使用造口袋进行造口管理的方法,强调学会操作的必要性;②向其介绍造口特点以减轻恐惧感,引导其尽快接受造口的现实而主动参与造口自我管理。向患者道别,感谢患者的合作	指导正确,语言自然,通俗易懂	5	5	3	1

项目	操作要点	评价要点	分值	评分等级		
				I	II	III
仪表	仪表端庄,服装整洁	符合要求				
操作后	1. 对物品进行分类处理:将造口袋、旧报纸或一次性治疗巾、纱布或手纸、棉球放入医疗垃圾筒内;剪刀、治疗碗放在污染区待消毒;剩余温水、盐水倒入水池(空桶)内	用物处理方法正确	5	5	3	1
	2. 洗净双手;在护理记录单上记录造口护理日期、时间、造口袋类型、患者反应等,并签全名	操作熟练,记录完整、正确	5	5	3	1
理论提问			5			

【注释】评分等级:Ⅰ级表示评估准确,操作熟练、规范,无缺项,与患者沟通自然,语言通俗易懂;Ⅱ级表示评估欠准确,操作熟练、规范,有1~2处缺项,与患者沟通不够自然;Ⅲ级表示评估不够准确,操作欠熟练、规范,有3处以上缺项,与患者沟通少。

(二)应掌握的知识点

1. 造口护理的目的

(1)保持造口周围皮肤的清洁。

(2)帮助患者掌握护理造口的方法。

2. 指导要点

(1)向患者解释利用造口袋进行造口管理的重要性,强调患者学会操作的必要性。

(2)向患者介绍造口特点以减轻恐惧感,引导其尽快接受造口的现实而主动参与造口自我管理。

3. 注意事项

(1)护理过程中注意向患者详细讲解操作步骤。

(2)更换造口袋时应当防止袋内容物排出污染伤口。

(3)撕离造口袋时注意保护皮肤,防止皮肤损伤。

(4). 注意造口与伤口距离,防止污染伤口。

(5)贴造口袋前要保证造口周围皮肤干燥。

(6)造口袋裁剪时与实际造口方向相反,不规则造口要注意裁剪方向。

(7)造口袋底盘与造口黏膜之间保持适当空隙(1~2mm),空隙过大粪便刺激皮肤易引起皮炎,过小底盘边缘与黏膜摩擦将会导致不适甚至出血。

(8)粘贴时尽量避开皮肤凹陷、瘢痕或皱褶处,如无法避开,可用防漏膏或防漏条填平,再贴造口袋,以免造成粘贴不实,粪液沿缝隙处渗漏。如使用造口辅助用品应当在使用前认真阅读产品说明书;如使用防漏膏应当按压底盘 15～20min。

(9)教会患者观察造口周围皮肤的血运情况,并定期手扩造口,防止造口狭窄。

(10)术后早期,患者以卧位为主,造口袋的开口可向一侧床边。术后恢复期的患者,坐立的机会增加,造口袋的开口应向下对着自己的大腿。

4. 造口患者日常生活注意事项

(1)避免提重物,以防并发症的发生。

(2)若有粪石嵌塞或便秘,切勿自行使用导泻剂,须找医生检查。

(3)术后患者仍需注意保持运动,但运动时请用造口腰带约束,以增加腹部支撑力。

(4)便袋中的粪便勿积累太多,'以防袋子过重造成渗漏。

(5)清洗肠造口及周围皮肤时勿用消毒液,用清水即可。

(6)衣服穿着要宽松舒适,裤腰勿压迫肠造口。

(7)护理肠造口时,须观察造口的颜色、大小及排泄物的色、味、量有无不正常的情况。

(8)洗浴时最好用淋浴方式。

(9)定期复诊,最少每 3 个月复诊一次,有造口治疗师评估肠造口有无改变。

第四十四节　脑室引流管护理技术

(一)操作要点与评价标准

项目	操作要点	评价要点	分值	评分等级 I	II	III
仪表	仪表端庄,服装整洁	符合要求	5	5	3	1
评估	1. 了解患者病情,明确脑室引流的目的:①脑室内手术后,引流血性脑脊液,减轻脑膜刺激症状及蛛网膜粘连;②颅内压增高者,降低颅内压;③脑室造影	了解细致	5	5	3	1
	2. 评估患者瞳孔大小、对光反射、意识状态、生命体征:对清醒患者询问有无头疼、恶心等主观感受;对昏迷患者观察其瞳孔、对光反射及意识状态	评估准确	5	5	3	1
	3. 对昏迷不合作的患者要向其家属做好解释,说明脑室引流的目的以及对患者进行保护性约束的必要性,对清醒合作的患者简单介绍脑室引流的目的与配合要点,取得合作	解释到位,交流自然	10	10	8	6

项目	操作要点	评价要点	分值	评分等级		
				I	II	III
仪表	仪表端庄,服装整洁	符合要求				
操作前	1. 个人准备:应用六步洗手法清洗双手,戴口罩	正确	5	5	3	1
	2. 物品准备:①治疗盘内备:2%碘酊、75%酒精、无菌棉签、胶布、弯盘、无菌纱布、一次性治疗巾、一次性无菌引流袋1个、直血管钳1把;②必要时备约束带	物品齐全,放置合理	5	5	3	1
操作中	1. 携用物至患者床旁,核对患者床号、姓名等	核对完整、正确	5	5	3	1
	2. 协助清醒合作患者取仰卧位,对于昏迷或躁动不安的患者给予保护性约束	卧位正确,约束适宜	5	5	3	1
	3. 打开脑室引流管口处敷料,以直血管钳夹闭脑室引流管口前5~6cm处,消毒脑室引流管的开口端	操作正确、熟练	6	6	4	2
	4. 检查一次性无菌引流袋的有效期、包装有无破损;打开外包装,检查引流袋的开口是否处于关闭状态;去掉前端的保护帽,与脑室引流管的开口端连接,并以无菌纱布包裹连接处	检查完整、准确,操作正确、熟练	6	6	4	2
	5. 固定引流管于床头。(1)高度:引流管的最高处距侧脑室的距离(一般以发际做参照)为10~20cm。(2)长度:以患者左或右侧卧位时不紧绷为宜	固定高度正确,长度适宜	8	8	6	4
	6. 将一次性治疗巾垫于患者头部下方;打开脑室引流管进行引流	操作正确、熟练	6	6	4	2
	7. 指导患者或家属引流管不可受压,扭曲,以保持引流通畅;更换体位时动作幅度要小,防止将引流管牵拉、滑脱;伤口敷料要保持清洁,不可抓挠伤口,不得随意改变引流管的高度及位置	指导正确、有效	8	8	6	4
	8. 引流期间注意观察引流管是否通畅及引流液的性质、颜色、量、引流速度;观察患者的意识状态、瞳孔、生命体征;询问患者的主观感受	观察细致、准确	6	6	4	2

项目	操作要点	评价要点	分值	评分等级		
				Ⅰ	Ⅱ	Ⅲ
操作后	1. 对物品进行分类处理:将棉签、一次性治疗中投入医疗垃圾筒内引流袋外包装放人生活垃圾筒内;治疗盘、弯盘、直血管钳放在治疗车下层或污染区待消毒;其他未用物品物归原处	用物处理方法正确	5	5	3	1
	2. 洗净双手;在护理记录单上记录引流管是否通畅及引流液的性状、颜色、量、引流速度,患者的意识状态、瞳孔、生命体征等,并签全名	操作熟练,记录完整、正确	5	5	3	1
理论提问			5			

【注释】评分等级:Ⅰ级表示评估准确,操作熟练、规范、无缺项,与患者沟通自然,语言通俗易懂;Ⅱ级表示评估不够准确,操作欠熟练、规范,有1~2处缺项,与患者沟通不够自然;Ⅲ级表示评估不准确,操作不熟练、不规范,有3处以上缺项,与患者沟通少。

（二）应掌握的知识点

1. 脑室引流管护理的目的

（1）保持引流通畅。

（2）防止逆行感染。

（3）便于观察脑室引流液性状、颜色、量。

2. 注意事项

（1）患者须头枕无菌治疗巾,以保持清洁,避免感染。

（2）翻身时避免引流管牵拉、滑脱、扭曲、受压。

（3）搬动患者时先夹闭引流管,待患者安置稳定后再打开引流管。

（4）双侧脑室引流时,两侧引流管不可同时打开,应采用交替开放的办法以避免形成气颅。

（5）精神症状、意识障碍者应适当约束。

（6）引流过程中注意观察伤口敷料有无渗液、局部有无炎症反应、引流是否通畅,如有异常及时通知医师。

（7）引流时间一般为3~5d,不大于1周。

3. 观察引流管是否通畅

（1）肉眼观察在引流通畅状况下,脑室引流调节瓶内玻璃管中的液面可随患者的心跳和呼吸上下波动,波动不明显时,可嘱患者咳嗽或按压双侧颈静脉使颅内压力暂时升高,液面即可上升,解除压迫后液面随即下降,证明引流通畅。

（2）仪器监测脑室引流,连接颅内压监测仪,应测定观察监测仪上颅内压力的波长和参数,正常的波形是一个心动周期内由 3 个脉搏波组成,振幅为 0.04 ~ 0.07kPa (3 ~ 5mmHg),并随心跳与呼吸上下波动,若波形近于直线,证明引流管腔已阻塞,应及时通知医师处理。

4. 观察引流量

正常情况下脑脊液每 3 min 分泌 1 mL,每小时分泌 20mL,每日 400 ~ 500mL,引流量以不超过 500mL 为宜,如引流速度过快(其早期 > 20mL/h)或引流量过大(> 500mL/24h)时,应及时通知医师。

5. 观察引流液性状

(1)正常脑脊液无色透明,无沉淀,术后 1 ~ 2d 可略带血性,以后转为橙黄色。

(2)如大量鲜血或血性脑脊液逐渐加深为脑室内出血。

(3)如脑脊液混浊,呈毛玻璃状或有絮状物,提示颅内感染。

第四十五节　胸腔闭式引流护理技术

(一)操作要点与评价标准

项目	操作要点	评价要点	分值	评分等级		
				I	II	III
仪表	仪表端庄,服装整洁	符合要求	5	5	3	1
评估	1. 评估患者病情、生命体征:包括诊断、治疗、患者一般情况、意识状态等	评估准确	5	5	3	1
	2. 向清醒患者解释操作目的、方法、配合要点、注意事项,取得合作	解释到位,交流自然	5	5	3	1
	3. 评估胸腔引流情况:引流管是否通畅、有元气体逸出、出血量等	评估准确	5	5	3	1
操作前	1. 个人准备:应用六步洗手法清洗双手,戴口罩	正确	5	5	3	1
	2. 物品准备:治疗车上放:①胸腔闭式引流装置 1 套;②治疗盘,内备:消毒物品(2% 碘酊、75% 酒精、无菌棉签)1 套、500mL 生理盐水 1 瓶、止血钳 2 把、弯盘 1 个、胶布、启瓶器、护理记录单、笔;③一次性中单 1 个	物品齐全,放置合理	5	5	3	1
操作中	1. 携用物至患者旁,核对床号、姓名、再次评估患者,向患者及家属解释更换引流瓶的目的和方法及操作过程中的配合要点	核对完整、正确	6	6	4	2
	2. 按取用无菌溶液法将生理盐水倒人胸腔闭式引流瓶内(注水量以水柱波动 4 ~ 6cm 为宜)并用胶布在引流瓶的水平线上做好标记,注明更换日期、时间及水量	操作正确、熟练,无污染,水量准确	6	6	4	2

项目	操作要点	评价要点	分值	评分等级 I	II	III
操作中	3. 协助患者取合适卧位;将中单铺于床旁引流管下方	卧位合适,操作正确	5	5	3	1
	4. 术后连接引流瓶:①用两把止血钳双重加闭引流管;②消毒引流管连接口,并与胸腔闭式引流瓶或水封瓶连接 ※ 更换引流瓶:充分挤压引流管后双钳夹闭引流管上端,从接头处拨开将引流瓶放于车的下方,消毒引流管口,连接引流瓶	操作正确、熟练,无污染	10	10	8	6
	5. 观察引流是否通畅:打开双钳观察水封瓶内水柱波动情况,一般波动幅度在 4～6cm 表示通畅,然后用胶布固定接头处	观察细致,操作正确	6	6	4	2
	6. 将引流瓶放于安全处,保持引流瓶位置低于胸腔 60～100cm	引流瓶放置正确、安全、稳妥	6	6	4	2
	7. 再次核对患者,观察引流液的颜色、性质、量及患者的反应	核对正确,观察细致	6	6	4	2
	8. 嘱患者不要拔出引流管以保持密闭状态,告知患者注意事项	指导正确	5	5	3	1
	9. 整理用物;协助患者取舒适卧位,感谢患者的合作	卧位舒适、安全	5	5	3	1
	注:第 10～12 步拔管操作依据需要考核					
操作后	1. 对物品进行分类处理:将换下的引流瓶、中单、棉签放入医疗垃圾筒内;弯盘、止血钳放在污染区待消毒;其他未污染物品放归原处	用物处理方法正确	5	5	3	1
	2. 清洗双手。在治疗单上(医嘱单)签执行时间及全名,在护理记录单上记录日期、时间,引流管情况及引流液的颜色、性质、量,患者的反应等,并签名	操作熟练,记录完整、正确	5	5	3	1
理论提问			5			

【注释】评分等级:Ⅰ级表示操作熟练、规范,无缺项,评估准确,与患者沟通自然,语言通俗易懂;Ⅱ级表示操作欠熟练、规范,有 1～2 处缺项,评估不够准确,与患者沟通不够自然;Ⅲ级表示操作不熟练、不规范,有 3 处以上缺项,评估不准确,与患者沟通少。

(二)应掌握的知识点

1. 胸腔闭式引流护理的目的

（1）保持引流通畅,维持胸腔内压力,保持纵隔的正常位置。

（2）防止逆行感染。

（3）便于观察胸腔引流液的性状、颜色、量。

（4）促进肺膨胀。

2. 指导要点

（1）嘱患者不要拔出引流管以保持密闭状态。

（2）拔除引流管前嘱患者深吸气,然后摒住气,以免拔出引流管时管端损伤肺脏导致疼痛或造成气胸。

（3）嘱患者带管活动时,引流瓶要低于伤口位置,防止逆行感染。

3. 注意事项

（1）术后患者若血压平稳,应取半卧位以利引流。

（2）水封瓶长玻璃管没入水中 3～4cm。水封瓶应位于胸部以下,不可倒转,维持引流系统密闭,接头固定牢固。

（3）保持引流管长度适宜,翻身活动时防止受压、打折、扭曲、脱出。

（4）保持引流管通畅,注意观察引流液的量、颜色、性质,并作好记录。如引流液量增多,及时通知医师。

（5）更换引流瓶时,应用双止血钳夹闭引流管防止空气进入。注意保证引流管与引流瓶连接的牢固紧密,切勿漏气。操作时严格无菌操作。保持胸壁引流口处敷料清洁、干燥,一旦渗湿应及时更换。

（6）搬动患者时,应注意保持引流瓶低于胸膜腔。

（7）拔除引流管后 24h 内要密切观察患者有无胸闷、憋气、呼吸困难、气胸、皮下气肿等。观察局部有无渗血、渗液,如有变化,要及时报告医师处理。

4. 拔管指征

置管引流 48～72h 后,临床观察引流瓶中无气体逸出或引流液颜色变浅、24h 引流液量少于 50mL、脓液少于 10mL、胸部 X 线摄片显示肺膨胀良好无漏气、患者无呼吸困难或气促时,即可终止引流,考虑拔管。

第四十六节　轴线翻身技术

（一）操作要点与评价标准

项目	操作要点	评价要点	分值	评分等级		
				I	II	III
仪表	仪表端庄,服装整洁	符合要求	5	5	3	1

项目	操作要点	评价要点	分值	评分等级		
				I	II	III
评估	1. 了解患者病情、意识状态:是否有颅骨牵引、脊柱损伤、脊椎手术、髋关节手术,以及患者的语言沟通能力、活动能力等	评估准确	5	5	3	1
	2. 对清醒患者解释翻身目的、方法、配合要点,取得合作	解释到位,交流自然	5	5	3	1
	3. 观察患者损伤部位、伤口情况和管路情况:损伤位置及严重程度,伤口大小,各种管路是否通畅、是否妥善固定等	评估准确	5	5	3	1
	4. 评估患者受压部位皮肤情况:有无压疮或压疮分级	评估准确	5	5	3	1
操作前	1. 个人准备:修剪指甲,清洗双手,戴口罩	正确	5	5	3	1
	2. 人员准备:患者有颈椎损伤时操作者需3人,无颈椎损伤时可两人操作	配备合理	3	2	1	0.5
	3. 物品准备:软枕3个	齐全	5	3	2	1
操作中	1. 核对患者床号、姓名、诊断,告知患者及家属轴线翻身的目的和方法,告诉患者操作过程中的配合要点及注意事项	核对正确,语言交流自然、易懂	5	5	3	1
	2. 移去枕头、松开被尾,将各种引流导管、输液装置放置妥当。必要时将盖被折叠于床侧或床尾	操作正确,妥善固定各种管路	30	5	3	1
	3. 患者有颈椎损伤时:3位护士站于患者同侧,将患者平移至操作者同侧床旁,第一操作者固定患者头部,沿纵轴向上略加牵引,使头、颈随躯干一起缓慢移动,第二操作者将双手分别置于肩部、腰部,第三操作者将双手分别置于腰部、臀部,使头、颈、肩、腰、髋保持在同一水平线上,翻转时保持脊柱平直至侧卧位,翻身角度不超过600。 ※　患者无颈椎损伤时,可由两位操作者完成轴线翻身	动作轻柔,操作正确、熟练、节力	5	30	25	20
	4. 头部放好枕头,再将一软枕放于患者背部支持身体,另一软枕放于两膝之间使双膝呈自然弯曲状。观察受压部位的皮肤情况	操作正确,观察细致	5	5	3	1
	5. 盖好盖被,整理床单位,询问患者卧位是否舒适等感受,并感谢患者的合作	操作正确,卧位舒适	5	5	3	1
操作后	1. 清洗双手	正确	5	5	3	1
	2. 在护理记录单上记录翻身日期、时间、受压部位皮肤情况、患者的反应等,并签全名	记录完整、正确	5	5	3	1
理论提问			5			

【注释】评分等级：Ⅰ级表示操作熟练、规范,评估准确,与患者沟通自然,语言通俗易懂;Ⅱ级表示操作欠熟练、规范,评估不够准确,与患者沟通不自然;Ⅲ级表示操作不熟练、不规范,评估不准确,与患者沟通少。

（二）应掌握的知识点

1. 轴线翻身的目的

（1）协助颅骨牵引、脊椎损伤、脊椎手术、髋关节术后的患者在床上翻身。

（2）预防脊椎再损伤及关节脱位。

（3）预防压疮,增加患者舒适感。

2. 注意事项

（1）翻转患者时,应注意保持脊椎平直,以维持脊柱的正确生理弯度,避免由于躯干扭曲,加重脊柱骨折、脊髓损伤和关节脱位。翻身角度不可超过600,避免由于脊柱负重增大而引起关节突骨折。

（2）患者有颈椎损伤时,勿扭曲或旋转患者的头部,以免加重神经损伤引起呼吸肌麻痹而死亡。

（3）翻身时注意为患者保暖并防止坠床。

（4）准确记录翻身时间。

第四十七节　听诊胎心音技术

（一）操作要点与评价标准

项目	操作要点	评价要点	分值	评分等级		
				Ⅰ	Ⅱ	Ⅲ
仪表	仪表端庄,服装整洁	符合要求	5	5	3	1
评估	1. 了解孕妇目前状况:如孕周、胎次、胎方位、胎动情况;了解胎心电子监护结果;了解有无妊娠合并症和并发症及目前治疗情况	评估准确	10	10	8	6
	2. 评估孕妇自理能力、合作程度及耐受力,告知孕妇听胎心方法,简要介绍配合要点	解释到位,交流自然	5	5	3	1
	3. 评估孕妇局部皮肤情况:有无水肿、溃疡,有无宫缩、宫缩持续时间、间歇时间等	评估准确	5	5	3	1
操作前	1. 个人准备:应用六步洗手法清洗双手,戴口罩	正确	5	5	3	1
	2. 物品准备:①多普勒胎心仪（或胎心听筒）;②偶合剂或湿棉签;③必要时备屏风	齐全	5	5	3	1

项目	操作要点	评价要点	分值	评分等级		
				I	II	III
操作中	1. 携用物至孕妇床旁,核对孕妇姓名、床号;协助孕妇取仰卧位或半卧位,必要时屏风遮挡,告知孕妇,请其放松配合	核对完整、正确	10	10	8	6
	2. 合理暴露腹部,判断胎背位置;选择孕妇宫缩间歇期听诊,用偶合剂或湿棉签湿润听诊部位,然后用多普勒胎心仪(或胎心听筒)在其上方听诊,听到如钟表的"嘀嗒"双音后,计数1min	判断正确,操作熟练	20	20	16	12
	3. 操作过程中注意观察孕妇有无异常情况,发现异常及时处理;告知孕妇正常胎心率范围,指导孕妇自我监测胎动的方法	指导正确	15	15	12	9
	4. 听诊结束,擦净听诊部位,整理好衣服和整理床单位,协助孕妇取左侧卧位,感谢孕妇及家属的配合	卧位正确,尊重孕妇	5	5	3	1
操作后	1. 对物品进行分类处理:棉签放入医疗垃圾筒内;多普勒胎心仪(或胎心听筒)用含氯消毒液的毛巾擦拭后放回原处	用物处理方法正确	5	5	3	1
	2. 清洗双手;在护理记录单上记录听诊日期、时间、胎心次数、有无异常情况及孕妇反应等,并签全名	操作熟练,记录完整、正确	5	5	3	1
理论提问			5			

【注释】评分等级:I级表示评估准确,操作熟练、规范,与孕妇沟通自然,语言通俗易懂;II级表示评估欠准确,操作不够熟练、规范,与孕妇沟通不够自然;III级表示评估不准确,操作不熟练、不规范,与孕妇沟通少。

(二)应掌握的知识点

1. 听诊胎心音的目的

了解胎心是否正常、了解胎儿在子宫内情况。

2. 正常胎心率范围

正常胎心率范围是 120～160 次/分。

3. 听诊胎心音的注意事项

(1)环境安静,孕妇轻松配合。

(2)胎心音需与子宫杂音、腹主动脉音及脐带杂音相鉴别。

(3)若胎心音 <120 次/分,或者 >160 次/分,需立即触诊孕妇脉搏做对比鉴别,改变孕妇体位,进行胎心监护,通知医师。

4. 妊娠中晚期指导孕妇自测胎动方法

20 周后孕妇每日早、中、晚固定时间各测 1 h 胎动数,将 3 h 胎动总数乘以 4 即是 12h 胎动数。12h 胎动数大于 30 次为正常,小于 20 次为胎动过少,小于 10 次提示胎儿已缺氧。如遇每小时胎动少于3次应连续测6h。另外数胎动时还应注意胎动持续的时间,一次胎动持续3 s以上为正常。

5. 妊娠中晚期孕妇常采取的卧位及其意义

左侧卧位,目的是解除右旋子宫对下腔静脉的压迫,预防仰卧位低血压综合征。

6. 仰卧低血压综合征

孕妇在妊娠末期长时间仰卧位时,增大的子宫压迫下腔静脉,使回心血量减少,心搏出量减少,出现低血压现象。

第四十八节 产时会阴消毒技术

(一)操作要点与评价标准

项目	操作要点	评价要点	分值	评分等级		
				I	II	III
仪表	仪表端庄,服装整洁	符合要求	5	5	3	1
评估	1. 了解孕妇目前状况:孕周、胎次、产程开始及进展情况,阴道流血、流液情况	了解完整、准确	5	5	3	1
	2. 告知孕妇会阴消毒目的、方法、配合要点,取得孕妇合作	解释到位,交流自然	5	5	3	1
	3. 评估孕妇会阴清洁度及外阴皮肤情况:有无瘢痕、水肿、炎症等	评估准确	5	5	3	1
操作前	1. 个人准备:应用六步洗手法清洗双手,戴口罩	正确	5	5	3	1
	2. 物品准备:治疗车上备有:①量杯1个(内盛38—40Y:温水1000mL);②无菌镊子或持物钳4把;③无菌罐3个:一个内盛10%—20%肥皂水纱布,一个内盛无菌干棉球,一个内盛0.5%碘伏消毒液棉球或其他消毒液;④无菌接生巾、一次性垫巾;⑤便盆	物品齐全,合理放置	5	5	3	1
操作中	1. 协助孕妇取外展屈膝位或膀胱截石位,卧位合适,臀下铺一次性垫巾并放置便盆,将产床调节成床尾稍向下倾斜的位置	卧位合适,操作正确	10	l0	8	6
	2. 清洁:用镊子夹取肥皂水纱布1块,擦洗外阴,顺序为:小阴唇、大阴唇、阴阜、左右大腿内上1/3、肛周、肛门	操作正确、熟练	10	10	8	6
	3. 冲洗:为防止冲洗液流入阴道内,用消毒干棉球盖住阴道口,然后用温水由外至内缓慢冲洗皂迹,同时告知孕妇臀部不要抬起,以免冲洗水流入后背;冲洗完毕用消毒干棉球按以上顺序擦干	操作正确、熟练	10	10	8	6

项目	操作要点	评价要点	分值	评分等级		
				Ⅰ	Ⅱ	Ⅲ
操作中	4. 消毒:第一遍消毒:用无菌镊子夹取 0.5% 碘伏棉球依次擦洗小阴唇、大阴唇、阴阜、左右大腿内侧上 1/3 处、肛周、肛门;根据需要行第二遍消毒:更换无菌镊子,同法擦洗,步骤同上,消毒范围不能超过第一遍	操作正确、熟练,无污染	15	15	12	9
	5. 撤出臀下垫巾及便盆,铺好无菌接生巾,告知产妇双手不能触碰消毒区域	操作正确、熟练	5	5	3	1
操作后	1. 对物品进行分类处理:将纱布、棉球、一次性垫巾放入医疗垃圾筒内;镊子放在污染区待消毒;便盆放入含氯消毒液中浸泡消毒;其他未污染物品物归原处	用物处理方法正确	5	5	3	1
	2. 清洗双手;在护理记录单上记录操作日期、时间、所用消毒剂名称、浓度及孕妇配合情况等,并签全名	操作熟练,记录完整、正确	10	10	8	6
理论提问			5			

【注释】评分等级:Ⅰ级表示评估准确,操作熟练、规范、无缺项,与孕妇沟通自然,语言通俗易懂;Ⅱ级表示评估不够准确,操作欠熟练、规范,有 1~2 处缺项,与孕妇沟通不够自然;Ⅲ级表示评估不准确,操作不熟练、不规范,有 3 处以上缺项,与孕妇沟通少。

(二)应掌握的知识点

1. 产时会阴消毒的目的

保持孕妇分娩过程中的无菌,避免经产道逆行感染,为阴道操作、自然分娩、妇产科手术做准备。

2. 指导要点

(1)告知孕妇操作过程中臀部不要抬起,以免冲洗水流入后背。

(2)嘱孕妇如果宫缩来临时身体不要左右翻动,以免影响消毒效果。

(3)告知孕妇双手不能触碰消毒区域。

3. 注意事项

(1)消毒原则:由内向外,自上而下。

(2)操作过程中注意遮挡孕妇,给予保暖,避免着凉。

(3)进行第二遍外阴消毒时,消毒范围不能超过第一遍范围。

(4)操作中注意无菌原则。

4. 常用会阴消毒溶液

(1)0.5% 碘伏溶液。

(2)0.1% 新洁尔灭溶液(又称 0.1% 苯扎溴胺溶液)。

第四十九节　新生儿脐部护理技术

（一）操作要点与评价标准

项目	操作要点	评价要点	分值	评分等级 I	II	III
仪表	仪表端庄,服装整洁	符合要求	5	5	3	1
评估	1. 确认医嘱及治疗卡:患儿床号、姓名等	完整、正确	5	5	3	1
	2. 评估患儿家属的合作程度,告知家属脐部护理的目的、方法,取得家属配合	解释到位,交流自然	5	5	3	1
	3. 评估患儿的脐带有无红肿、渗血、渗液、异常气味	评估准确	5	5	3	1
	4. 评估患儿的准备情况:患儿沐浴后,擦干全身皮肤,评估全身状况	评估准确	5	5	3	1
操作前	1. 个人准备:应用六步洗手法清洗双手。戴口罩	正确	5	5	3	1
	2. 物品准备:①治疗盘内备:消毒物品(2%碘酊、75%酒精、无菌棉签)1套、生理盐水、无菌纱布;②治疗卡、笔;③必要时备10%硝酸银溶液、1%甲紫溶液、3%过氧化氢溶液	物品齐全、放置合理	5	5	3	1
操作中	1. 携用物至患儿床旁,核对床号、姓名等	核对完整、正确	5	5	3	1
	2. 于每日沐浴后暴露脐部,用75%酒精棉签先擦净脐带残端,然后提起脐带的结扎线,用75%酒精棉签环形擦拭脐带根部(从脐窝中心向外转圈),擦拭干净后再将提过的结扎线进行消毒	操作轻柔,正确、熟练	20	20	16	12
	3. 一般情况下不宜包裹,保持干燥使其易于脱落	操作正确、熟练	5	5	3	1
	4. 发现异常,遵医嘱给予处理:对脐部红肿有分泌物者,局部先用3%过氧化氢溶液及75%酒精洗涤,再涂以1%甲紫溶液使其干燥;脐带脱落处,如有红色肉芽组织增生,轻者用75%酒精擦拭,重者用10%硝酸银溶液点灼,并用生理盐水棉签擦洗局部;有脐轮红肿的新生儿,用75%酒精消毒后,覆盖75%酒精纱布	观察细致,操作正确、熟练	10	10	8	6
	5. 将患儿衣着整理舒适,患儿处于安全、舒适卧位	卧位安全、舒适	10	10	8	6

项目	操作要点	评价要点	分值	评分等级		
				Ⅰ	Ⅱ	Ⅲ
操作后	1. 对物品进行分类处理:将棉签、纱布投入医疗垃圾筒内;剩余生理盐水倒入水池(空桶)内;其他未污染物品物归原处	用物处理方法正确	5	5	3	1
	2. 清洗双手;在治疗单(医嘱单)签执行时间与全名;在护理记录单上记录脐部护理的日期、时间、脐部周围皮肤的状况,并签名	操作熟练,记录完整、正确	5	5	3	1
理论提问			5			

【注释】评分等级:Ⅰ级表示操作熟练、规范,无缺项;Ⅱ级表示操作熟练、规范,有1～2处缺项;Ⅲ级表示操作欠熟练、规范,有3处以上缺项。

(二)应掌握的知识点

1. 新生儿脐部护理的目的

保持脐部清洁,预防新生儿脐炎的发生。

2. 注意事项

(1)脐部护理时,应严密观察脐带有无红肿、有无特殊气味及脓性分泌物,发现异常及时报告医师。

(2)脐带未脱落前,勿强行剥落,结扎线如有脱落应重新结扎。

(3)脐带应每日护理1次,直至脱落。

(4)新生儿使用尿布时,注意勿让其超越脐部,以免尿粪污染脐部。脐带一旦被水浸湿或被尿液污染,马上用干棉球擦干,然后用碘酊及酒精棉签消毒。

(5)使用硝酸银溶液时,注意勿接触正常皮肤组织,以免引起烧灼伤。

第五十节 早产儿暖箱应用技术

(一)操作要点与评价标准

项目	操作要点	评价要点	分值	评分等级		
				Ⅰ	Ⅱ	Ⅲ
仪表	仪表端庄,服装整洁	符合要求	5	5	3	1
评估	1. 确认医嘱:患儿床号、姓名等	核对完整、正确	5	5	3	1
	2. 评估患儿家属的合作程度,告知家属应用暖箱的目的、方法,取得患儿家属的配合	解释到位,交流自然	5	5	3	1
	3. 评估患儿的孕周、出生体重、日龄、生命体征、有无并发症等	评估准确	5	5	3	1
	4. 评估患儿的准备情况:患儿穿单衣,裹尿布;皮肤、黏膜有无破损、水肿等情况	评估准确	5	5	3	1

项目	操作要点	评价要点	分值	评分等级		
				I	II	III
操作前	1. 个人准备:应用六步洗手法清洗双手;戴口罩	正确	5	5	3	1
	2. 物品准备:①婴儿暖箱 1 台;②棉垫 1 块、灭菌蒸馏水适量、新生儿单衣 1 套、尿布数块;③医嘱执行单、笔	物品齐全、放置合理	5	5	3	1
	3. 暖箱的准备:①暖箱需先用消毒液擦拭消毒;②接通暖箱电源,检查暖箱各项配件、仪表是否正常	操作正确、熟练	5	5	3	1
操作中	1. 暖箱应用前核对患儿床号、姓名	核对完整、正确	5	5	3	1
	2. 铺好箱内床,准备箱内患儿用品,患儿所需更换的单衣和尿布放入箱内一起预热	操作正确、熟练	5	5	3	1
	3. 在加水杯内加蒸馏水至水位管上端指示线处	水量准确	3	5	2	1
	4. 接通电源,打开电源开关,加热指示灯亮	操作正确、熟练	2	3	1	0
	5. 根据患儿体重设定暖箱温度:一般①体重在 1501～2000g 者,暖箱温度设定在 30～32℃;②体重在 1001～1500g 者,暖箱温度设定在 32～34℃;③体重＜1000g 者,暖箱温度宜定在 34～36℃。当暖箱内温度达到设定温度时,恒温指示灯亮	温度设定正确,操作正确、熟练	10	2	8	6
	6. 调节暖箱湿度:相对湿度保持在 55%～65% 之间	湿度调节适宜	5	10	3	1
	7. 待暖箱温度、湿度达到设定值后,再继续稳定 20min,然后为患儿穿上预热好的单衣和尿布放入暖箱	操作正确、熟练	5	5	3	1
	8. 各项治疗、护理尽量在暖箱内集中进行,避免过多搬动刺激患儿,如需将患儿抱出暖箱做治疗护理时,应注意保暖	操作正确、熟练	5	5	3	1
	9. 密切观察患儿生命体征变化,注意面色、呼吸、心率、体温等,并做好记录;密切观察箱温和使用情况,严格交接班,发现问题及时妥善处理	观察、记录认真、细致	5	5	3	1
操作后	1. 对物品进行分类处理:将暖箱先用含氯消毒液擦拭,然后再用清水擦拭一遍,再用紫外线照射 30min 后,表面覆遮盖物备用;一次性尿布放入医疗垃圾筒内;棉织品放入污染区待消毒;水箱内的蒸馏水倒入水池(空桶)内	用物处理方法正确	5	5	3	1
	2. 洗净双手;在治疗单(医嘱单)签执行时间与全名;在护理记录单上记录入箱日期、时间、生命体征,并签名。停用暖箱时,在护理记录单上记录停用暖箱的日期、时间、出箱时患儿的生命体征等,并签名	操作熟练,记录完整、正确	5	5	3	1
理论提问			5			

【注释】评分等级:I 级表示评估准确,操作熟练、规范,与患儿家属沟通自然,语言通俗易懂;II 级表示评估不够准确,操作欠熟练、规范,有 1～2 处缺项,与患儿家属

沟通不够自然；Ⅲ级表示评估不准确,操作不熟练、不规范,有 3 处以上缺项,与患儿家属沟通少。

（二）应掌握的知识点

1. 早产儿暖箱应用的目的

（1）为患儿提供适宜的温度和湿度环境,保持体温稳定。

（2）提高早产儿的成活率。

2. 注意事项

（1）严格交接班。

（2）暖箱应避免阳光直射,冬季避开热源及冷空气对流处。

（3）使用暖箱时室温不宜过低,以免暖箱大量散热。

（4）使用中注意观察暖箱各仪表显示是否正常,出现报警要及时查找原因并予处理,必要时切断电源,请专业人员进行维修。

（5）在使用中严格执行操作规程,以保证安全。

（6）长期使用暖箱的患儿,每周更换一次暖箱并进行彻底消毒。使用过程中定期进行细菌学监测。

（7）严禁骤然提高暖箱温度,以免患儿体温突然上升造成不良后果。

（8）患儿出箱前应逐渐调节箱温,以使患儿逐步适应周围环境。

3. 患儿入箱后的护理

（1）密切观察患儿面色、呼吸、心率、体温变化,随患儿体温变化调节暖箱温度。

（2）各种操作集中进行;需暂时出暖箱接受治疗检查时要注意保暖。

（3）放入暖箱的新生儿最初 2h 内应每隔 30～60min 测体温 1 次,同时注意四肢温热情况;体温升至正常后可每 4h 测体温 1 次。

（4）每日应在固定时间测量患儿体重 1 次。

（5）对出生体重 <1000g 的早产儿,箱内一切用物(布类)均需要高压灭菌消毒。

（6）水箱内蒸馏水应每日更换 1 次,暖箱应每周消毒 1 次。

（7）注意查看暖箱使用情况,做好交接班。

4. 患儿出箱前的准备

（1）逐渐降低暖箱温度,最后切断电源。

（2）在室温 24～26℃情况下,患儿于不加热的暖箱中能维持正常体温且吃奶正常,即可出箱。

（3）准备出箱时,应为患儿穿好衣服、盖好被子。

第五十一节　光照疗法技术

（一）操作要点与评价标准

项目	操作要点	评价要点	分值	评分等级 I	II	III
仪表	仪表端庄,服装整洁	符合要求	5	5	3	1
评估	1. 确认医嘱及治疗卡:患儿床号、姓名等	认真	5	5	3	1
	2. 评估患儿家属的合作程度,向家属解释操作目的、方法,取得家属的配合	解释到位,语言通俗易懂	5	5	3	1
	3. 评估患儿的诊断、体重、日龄、黄疸的程度和范围、胆红素检查结果、生命体征、精神反应、出入量等资料	评估准确	5	5	3	1
	4. 评估患儿的准备情况:患儿入箱前需进行皮肤清洁,勿在皮肤上涂粉和油类,剪短指甲	评估准确	5	5	3	1
操作前	1. 个人准备:应用六步洗手法清洗双手;戴口罩、墨镜	正确	5	5	3	1
	2. 物品准备:①单面或双面光疗箱1台;②遮光眼罩、尿布或一次性尿布数块、长条黑布数块等;③必要时备医嘱执行单、笔	物品按需备齐	5	5	3	1
	3. 光疗箱的准备:清洁光疗箱,特别注意清除灯管及反射板的灰尘,检查线路及光管亮度是否正常	操作正确、熟练	5	5	3	1
操作中	1. 核对患儿床号、姓名;将光疗箱内水箱加水至2/3,接通电源,启亮蓝光灯管,调节箱内温度30~32℃(早产儿32~36℃)、相对湿度55%~65%;灯管与皮肤距离33~50cm	操作正确、熟练	10	10	8	6
	2. 入箱:将患儿全身裸露,佩带护眼罩,用长条黑布包尿布遮盖会阴部,特别是男婴生殖器。放入已预热好的光疗箱中,记录开始照射时间及灯管开启时间	患儿卧位安全、舒适	10	10	8	6
	3. 光疗:应使患儿皮肤均匀受光,若使用单面光疗箱2h更换体位1次,可以仰卧、侧卧、俯卧交替更换;俯卧照射时有专人巡视	操作正确、熟练	5	5	3	1
	4. 在患儿光疗期间随时监测体温和箱温的变化,每2~4h测体温1次,使体温保持在36~37℃为宜,根据体温调节箱温;若光疗时患儿体温上升超过38.5℃时,要暂停光疗	操作正确、熟练	10	10	8	6
	5. 光疗过程中注意观察,如患儿出现烦躁、嗜睡、高热、皮疹、呕吐、拒乳、腹泻及脱水等症状时,及时与医师取得联系,妥善处理	观察细致	5	5	3	1
	6. 出箱护理:切断电源,摘掉眼罩,将患儿衣着整理舒适,测体重	操作正确、熟练	5	5	3	1

项目	操作要点	评价要点	分值	评分等级		
				I	II	III
操作后	1. 对物品进行分类处理:将光疗箱用含氯消毒液擦试,然后用清水擦拭一遍,再用紫外线照射30min,表面置遮盖物备用;一次性尿布、遮光眼罩、胶布、黑布放人医疗垃圾筒内;所用棉织品送洗衣房清洗消毒;水箱内的蒸馏水倒入水池(空桶)内	用物处理方法正确	5	5	3	1
	2. 清洗双手;在治疗单(医嘱单)签执行时间与全名;在护理记录单上记录开始照射时间、出箱时间、灯管使用时间以及患儿精神反应、呼吸、脉搏、皮肤完整性、四肢张力有无变化,黄疸进展程度等,并签名	操作熟练,记录完整、正确	5	5	3	1
理论提问			5			

【注释】评分等级:I级表示操作熟练、规范,与患儿家属沟通自然,语言通俗易懂;II级表示操作欠熟练、规范,有1~2处缺项,与患儿家属沟通欠自然;III级表示操作不熟练、规范,有3处以上缺项,与患儿家属沟通少。

(二)应掌握的知识点

1. 光照疗法的目的

应用光照疗法,治疗新生儿高胆红素血症,降低血清胆红素浓度。

2. 注意事项

(1)严格交接班。

(2)患儿光疗时随时观察患儿眼罩、会阴遮盖物有无脱落,注意皮肤有无破损。

(3)注意患儿洗浴后不要擦抹爽身粉或油剂,防止降低光疗效果。

(4)患儿光疗时,如体温高于38.5℃,应暂时停止光疗。

(5)光疗不良反应有发热、腹泻、皮疹、维生素B2缺乏、低血钙、贫血、青铜症等,注意监护。

(6)灯管使用300h后光能量输出减弱20%,900h后减弱35%,因此灯管使用1000h必须更换。

(7)保持灯管及反射板的清洁,每日擦拭,防止灰尘影响光照强度。夏季为避免箱温过高,光疗箱最好放于空调病室内。

第五十二节　患者人/出院护理技术

(一)操作要点与评价标准

项目	操作要点	评价要点	分值	评分等级 I	II	III
仪表	仪表端庄,服装整洁	符合要求	5	5	3	1
操作前	清洗双手	正确	5	5	3	1
入院护理要点	※ 入院、出院护理操作分开考核并计算分值		70			
	1. 物品准备:①体重计;②治疗盘内备已消毒的体温计、弯盘、纱布3块(一块放入弯盘垫体温计,一块擦体温计消毒液,一块擦腋下汗);③血压计、听诊器;④入院登记本、入院病历、床头卡等;⑤记录单、笔、有秒针的表	物品齐全,放置合理	5	5	3	1
	2. 备好床单位,根据病情备好急救物品和药品	操作正确、熟练	5	5	3	1
	3. 向患者或家属进行自我介绍,妥善安置患者于病床	操作正确、熟练	5	5	3	1
	4. 填写患者入院相关资料	填写齐全、正确	10	10	8	6
	5. 通知医师接诊	通知及时	5	5	3	1
	6. 测量患者生命体征并记录:体温、脉搏、呼吸、血压、体重,必要时测量身高	测量、记录正确	10	10	8	6
	7. 完成入院指导:向患者介绍主管医师、护士、病区护士长;介绍病区环境、作息时间及探视制度	解释到位,交流自然	5	5	3	1
	8. 遵医嘱实施相关治疗及护理	及时、正确	10	10	8	6
	9. 完成患者清洁护理	操作正确、熟练	5	5	3	1
	10. 完成入院护理评估:了解患者入院原因、目前的疾病情况、治疗经过、主要症状等;评估患者意识状态、皮肤、饮食、睡眠、大小便等一般情况,询问患者有无过敏史,确定护理问题	评估及时、准确	10	10	8	6
出院护理要点	1. 确认出院日期,完成出院护理记录	正确、及时	10	10	8	6
	2. 诚恳征求患者或家属住院期间的意见和建议,以便改进工作	解释到位,交流自然	10	10	8	6
	3. 完成出院健康指导:针对患者病情、康复程度制定康复计划,包括出院后注意事项、用药指导、饮食及功能锻炼等;告知患者复诊时间与地点,办理出院手续的时间、地点	解释到位,交流自然	15	15	12	9
	4. 终止和注销各种治疗和护理,做好出院登记	操作、记录正确、熟练	10	10	8	6

项目	操作要点	评价要点	分值	评分等级		
				I	II	III
操作后	1. 对物品进行分类处理: (1)入院处理:将纱布放入医疗垃圾筒内;体温计浸泡于消毒液中;弯盘放在污染区待消毒;血压计、听诊器胸件用酒精纱布擦拭后备用。(2)出院处理:将病床按常规清洁、消毒处理	用物处理方法正确	5	5	3	1
	2. 洗净双手;按照入院或出院患者登记与记录要求执行	操作熟练,记录完整、正确	10	10	8	6
理论提问			5			

【注释】评分等级:I级表示操作熟练、规范、无缺项,与患者沟通自然,语言通俗易懂;II级表示操作熟练、规范、有1~2处缺项,与患者沟通不够自然;III级表示操作欠熟练、规范,有3处以上缺项,与患者沟通少。

(二)应掌握的知识点

1. 入院护理的目的

(1)协助患者了解和熟悉环境,使患者尽快熟悉和适应医院生活,消除紧张、焦虑等不良心理情绪。

(2)满足患者的各种合理需求,以调动患者配合治疗护理的积极性。

(3)做好健康教育,满足患者对疾病知识的需求。

2. 入院患者的观察要点

(1)了解患者入院原因,并观察患者目前的疾病情况。

(2)评估患者皮肤、意识状态、饮食、睡眠及大小便情况。

(3)询问患者有无过敏史。

3. 入院患者的指导要点

(1)向患者介绍主管医师、护士、病区护士长。

(2)介绍病区环境、作息时间及探视制度。

4. 出院护理的目的

(1)对患者进行出院指导,协助其尽快适应原工作和生活,并能遵照医嘱继续按时接受治疗或定期复诊。

(2)指导患者办理出院手续。

(3)清洁、整理床单位。

5. 出院患者的观察要点

评估患者疾病恢复状况,做好记录。

6. 出院患者的指导要点

(1)完成出院健康指导。

(2)针对患者病情及康复程度制定康复计划,包括出院后注意事项、带药指导、饮食及功能锻炼等。

(3)告知患者复诊时间及地点。

(孙玉 米兰 时芬 王敏 冯慧 杜飞 孙寻玥 高玲花 刘璐)